修人文以润术

炼良医以泽众

儿科医学人文
教学案例集

Pediatric Medical
Humanities Casebook

主编 季庆英

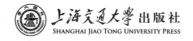
上海交通大学出版社
SHANGHAI JIAO TONG UNIVERSITY PRESS

内容提要

本书的案例来源于医疗,反哺于医疗。丰富的案例是儿科医务人员在临床工作中的实践经验与人文反思,旨在让儿科医务人员理解医学与人文相辅相成,将医学与人文有机结合并运用在实际工作中,以达到"修人文以润术,炼良医以泽众"的目的。

本书分为人文素养、人文实践、人文技能、人文管理四个篇章,涵盖了儿科大医的医路历程、全人健康视角下的儿童健康、特殊情境下医患沟通技巧、人文视角下的医院管理等四大板块的内容,既有理论指导,又有丰富的真实案例,可供儿科医学生、儿科医务工作者与医学爱好者参考学习,具有较强的实践指导作用。

图书在版编目(CIP)数据

儿科医学人文教学案例集/ 季庆英主编. —上海:
上海交通大学出版社,2024.1
 ISBN 978 - 7 - 313 - 29618 - 4

Ⅰ. ①儿… Ⅱ. ①季… Ⅲ. ①儿科学—人文科学—教案(教育)—汇编 Ⅳ. ①R72 - 05

中国国家版本馆 CIP 数据核字(2023)第 191248 号

儿科医学人文教学案例集
ERKE YIXUE RENWEN JIAOXUE ANLIJI

主 编:季庆英
出版发行:上海交通大学出版社　　　　　　　　地　　址:上海市番禺路 951 号
邮政编码:200030　　　　　　　　　　　　　　　电　　话:021 - 64071208
印　　制:常熟市文化印刷有限公司　　　　　　经　　销:全国新华书店
开　　本:787 mm×1092 mm　1/16　　　　　　印　　张:24.5
字　　数:409 千字
版　　次:2024 年 1 月第 1 版　　　　　　　　印　　次:2024 年 1 月第 1 次印刷
书　　号:ISBN 978 - 7 - 313 - 29618 - 4
定　　价:78.00 元

编委会名单

序

当我看到《儿科医学人文教学案例集》书稿时，记忆似乎回到1993年。那年我考入上海第二医科大学（现上海交通大学医学院），在开学典礼上，我被时任上海第二医科大学校长王一飞教授的开学致辞深深吸引。他充满激情的演讲、对病患的体恤和对医学事业的热情深深地感染了我，也让我对即将在这所历史悠久、文化底蕴深厚的医科大学开始医学人生之路充满期待。上海交通大学医学院是国内最早建立儿科系的高等院校之一，有着一批享誉海内外的儿科大家。在这里学习，让我们不仅有机会领略这些儿科大家学识的渊博，更能近距离感悟他们"一切以儿童为中心"的职业精神。

虽然当时医疗技术有限，医疗条件也不够好，但医患之间暖暖的温情却从未缺失。儿科前辈们治学的严谨和对患者的温柔影响着周围每一个医学生：听诊前捂暖听诊器，检查后细心为患儿整理好衣物、床铺，有的老师一边为患儿制订诊疗方案，一边惦记着如何为患儿家庭省下医疗费用，有时甚至会悄悄地为病患垫付医疗费……老师们嘴里从不说这些，但他们的一举一动让我们感受到哪里都是爱。作为医学生，我感动于那种炽热又内敛的情感。在就读研究生期间，我的导师沈晓明教授引导我开展儿童健康研究，他告诉我"儿科医生心里要装着每一个孩子，评判我们临床和科研工作的唯一标准，就是你的工作是否真正促进了孩子的健康，帮助了千千万万的家庭！"在上海交通大学医学院11年的求学生涯中，我一直感慨着能够有幸遇到这些极具人文情怀的儿科大家，也在思考是否有可能用文字记录下来，让这些最宝贵的财富和精神传承下去。

特别高兴，在国家儿童医学中心、上海交通大学医学院附属上海儿童医学中心党委书记季庆英的带领下，这本《儿科医学人文教学案例集》即将面世，书中所收录的全部都是来自儿科临床真实的案例。这是理论教材中所没有的真实经验，是医生们所要面临的真实问题、应对方案，以及人文反思，能够帮助医学生更深入地了解临床、了解这份职业的价值所在。

医生，是一份伟大的职业！要有妙手回春的科学技术，更要有大医精诚的人文底蕴。拥有人文思维，将严谨的医学科学与温暖的人文艺术相融合，不仅是与患者及其家庭建立和谐医患关系的基础，更能让每位医者获得在医学道路上披荆斩棘的力量和温暖自己及他人的光源。

愿与所有儿科医学从业者分享！

上海交通大学党委副书记
上海交通大学医学院党委书记
江帆
二○二四年元月

前　言

　　医学是由医生来实现的专业，培养合格的医生成为当今非常重要的话题。随着社会进步，医学赋予的角色日益丰满。医学知识极速扩增，医疗技术突飞猛进，医学研究不断解开生命奥秘，这给医生增添了救死扶伤的力量，人们提高生命质量的机会也与日俱增。现代健康理念认为，生命质量提升不仅仅是不生病、没痛苦，更是健康与快乐并存。"现代健康"被赋予了人际互动、环境适应、个人成长等更丰富的内涵。社会对医学充满了期待，也意味着对医生角色的要求也与时俱进。

　　《弗莱克斯纳报告》中提到，无论医学如何发展，医学人才都需要"广博的自然科学、社会科学和人文素养基础"。

　　人们把医院定义为救死扶伤的场所，是医学实现拯救生命的方舟，是医生实现治病救人梦想的摇篮，也是离苦难、病痛最近的避难所，更是人在脆弱、敏感的时候感知关爱、温暖和尊严的港湾。因此，医学生的蜕变需要医学人文的滋养。一名怀揣梦想的医学生要实现成为合格医生的蜕变，不仅要有扎实的专业知识，更需要不断吸收"人文"知识。人文是人类文化中的先进部分和核心部分。医学人文关怀是医生对患者的关怀、患者对医生的理解、社会对医患双方的关爱与包容等方面的统一体。它更注重的是人与人之间在彼此信任的基础上赋能对方，以达成共识与相互奔赴。

　　儿科医生是个"特殊"的职业，需学会赋能。"儿科"有人叫它"哑科"，儿科医生面对的不仅是生理上的疾病，还有患者的有限表达、整个家庭的焦虑或期待等。因此，儿科医生需要更多的技能与耐力、智慧与耐心。当我们看到罹患重病的患者绝望、无助、愤怒和焦虑，面对患者家属的疑惑、内疚、不舍、手足无措的时候，我们深感他们需要抚慰、解释和支持。然而，当我们面对许多疾病仍然难以攻克或控制的时候，医生也会有很多悲伤、愤怒、内疚与受挫。于是乎医生常常觉得身心疲惫。此时，我们深刻明白，医生在拥有治病救人的精湛技术的同时，还需具备人文能力，如表达关怀、同理的能力，解释、沟通、宣教的能力，接受、化解矛盾和自我成长的能力，等等。

儿科医生必须具备特殊的视角，从患者的诉求中看到隐藏的需求。我院的儿科前辈们，他们诠释了多种角色——医疗者、沟通者、合作者、管理者、教育者。他们既有高超的医术，又拥有人文之心；他们尊重患者、坚守职业操守，让患者如沐春风，成为患者的依靠。我曾经听到一位患儿父亲说，"当听到孩子被诊断为白血病时，我整个人就像在黑夜里的茫茫大海中游泳，无助、绝望、恐惧、望不到边，医生自信、清晰、温暖的话就像一盏灯，给我们希望，他轻抚孩子的模样就像救星，医生的每一字、每一句深刻在我心里，我记一辈子！"

儿童医院人来人往，演绎着人间幸福欢乐，也讲述着人世的悲欢离合。儿科医生已成为家长和孩子最信任和最依赖的人。他们满怀着赤子之心，散发着人性之光，为孩子抵挡万难。我被他们所感动，我想把这种精神传承并传播。因此，我发起编写了《儿科医学人文教学案例集》。这本书分为四个篇章，涵盖了儿科大医的医路历程、全人健康视角下的儿童健康、特殊情境下医患沟通技巧、人文视角下的医院管理等四大板块。既有理论指导，又有丰富的真实案例，充分展示医生们将专业技术与人文视角相结合，在现实工作中面对伦理选择、医患沟通、合作治疗、管理思考等问题时的经验与思考，为儿科医学从业者提供有价值的参考。也希望通过这本书，让更多未来的儿科医生能在踏入临床之前，就感受、了解选择医学之路所要锻造的品质、承受的考验，为最终成为"百姓良医"打好坚实的基础。

最后，我要诚挚地感谢上海交通大学医学院党委书记江帆教授对此书的指导。感谢上海交通大学医学院附属上海儿童医学中心刘锦纷教授、王治平医生、王莹医生、蒋丽蓉医生，上海交通大学医学院附属新华医院、附属第六人民医院、附属儿童医院的医学同道们对此书的支持。感谢所有医学人文教学团队的教师们坚持所信，提灯而行，照亮自己，润泽生命！

上海交通大学医学院附属
上海儿童医学中心党委书记
季庆英
二〇二四年元月

目　录

第一篇

人文素养

第一章
心怀大志，炼就良医

大医赤子心

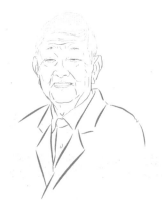

父母把孩子交给你，你就是他们的爸妈，你能不爱他们吗？

丁文祥

中国小儿心胸外科创始人，主任医师，教授，博士生导师，国务院政府特殊津贴专家。1947 年至 1954 年就读于震旦大学医疗系，曾任上海第二医科大学儿科系主任、上海儿科医学研究所所长、附属新华医院院长，创建上海儿童医学中心并任首任院长。曾任中华医学会理事、中华心胸外科学会副理事长、中国生物医学工程学会副理事长。丁文祥教授最早在我国开展婴幼儿、新生儿先天性心脏病手术，建立了婴幼儿深低温停循环技术。自主设计并研制国产小儿人工心肺机、膜式氧合器及婴幼儿心脏手术器械，填补了我国小儿先天性心脏病外科治疗中所缺少的医疗设备，并在全国儿童医院推广应用。主编《小儿心脏外科学》《现代小儿心脏外科学》《小儿心脏外科重症监护手册》《小儿体外循环学》等专著，获国家科技进步奖 2 项，曾荣获中宣部和卫生部（现国家卫生健康委员会）联合授予的"最美医生"、中央文明办和国家卫生健康委员会联合授予的"中国好医生"、上海市劳动模范、上海市首届"医德之光"等诸多荣誉称号，获得世界儿科和先天性心脏病外科"终身成就奖"，是获此殊荣的亚洲第一人。

结缘医学，学医并不只是为了糊口

丁文祥出生于安徽一个不知名的小县城。以研究种子为生的父亲虽然一生清贫，但十分重视孩子的教育问题。在父亲心目中，学医能使孩子在县城里谋得体面的职业，过上小康的日子。因此尽管丁文祥起初并不热衷医学，却也受父亲的影响选择了上海震旦大学。

进入大学后，丁文祥越来越感到：做医生不仅仅是为了回家乡替人看病糊口，还要去医学领域里发现、破解、突破。在上海这个五光十色的"十里洋场"，不少同学们都开着"洋车"、喝着咖啡，相形之下，贫苦出生的丁文祥一身"土气"，他只能采取"勤能补拙"的策略。

每天早晨 5 点，丁文祥就在教室门口，等着管理教务的神父来开门。神父见他如此用功，便为他申请了奖学金。中华人民共和国成立后，在党的培育下，他顺利地完成了学业。

毕业后，丁文祥以优异的成绩留校，师承造诣高深的外科专家傅培彬[①]教授。傅培彬曾严肃地问丁文祥："你想要干番事业吗？"

丁文祥不假思索地回答："当然想！"

"那你答应我两件事，"傅老师语重心长地叮嘱，"一要晚结婚，二要晚生孩子。要留出精力，去搞研究。"后来，丁文祥实践了对老师的承诺，30 多岁才结婚，并艰难说服了父母亲，最终他们夫妻只生育了一个女儿。不过，在丁文祥眼里，他接诊的患儿都如同他的孩子一般。丁文祥说："经过我手的孩子最终健康出院，我比他们的父母还要高兴。"

白手起家，独创中国小儿心脏外科

丁文祥最初的创业机遇在 20 世纪 50 年代。那时，中国没有独立的小儿外科，没有临床经验，也没有中文教科书。丁文祥看到科主任佘亚雄[②]教授手中只

---

① 　**傅培彬**(1912—1989)：著名外科学家，医学博士，中国当代外科学奠基人之一。
② 　**佘亚雄**(1917—1995)：著名儿科学家，中国小儿外科奠基人之一。

有一本由美国波士顿儿童医院编写的英文版《小儿外科学》。向佘老师借来一字一句地读完后，他对小儿外科病症之复杂感触良多："许多疾病如果不能在婴幼儿时期就得到治疗，将来可能对孩子的生长发育产生不可逆转的负面影响。"自此，他立志做一名儿外科医生，并致力于将儿外科细分。

可是环顾四周，丁文祥发现，中国整个的西医基础都十分薄弱。"那个年代，即便是成人外科也大多只做腹腔手术，小儿外科的手术范围就更狭窄了，通常只能做阑尾炎、腹股沟疝和骨折之类的小手术。我感觉自己就像是站在一座基础不稳的'吊脚楼'上。"

而更遗憾的是，当时，国外小儿心脏外科研究已经启动，但在国内，几乎没有医生愿为这座"吊脚楼"服务。丁文祥说："大家都觉得小儿科真是太'小儿科'了，不愿意去做。可越没人做，我们和国际上的差距就拉得越大。"

那时，中国大部分先天性心脏病孩子都难以得到救治，他们有的靠药物暂时维持着生命，有的连诊断都来不及就离开了人世。那时的医生只能一遍又一遍地向家长说着"抱歉！我们无能为力！"

"一句'无能为力'就断送了孩子的生命吗？"丁文祥心中燃起一团火，一定要把小儿心胸外科做起来！

万事开头难。丁文祥的第一步跨得非常艰难。

早期的心脏手术不打开心脏，有的手术从背后进入。丁文祥翻阅外来文献后发现，国外手术也有从前胸进入，以减少手术时间。但这一改，留下了一个让他终生难忘的死亡病例——那是一个5岁的哈尔滨女孩，被诊断为动脉导管未闭。丁文祥采用了前胸进入的手术方式，但术中意外划破导管，大出血，经努力抢救未成，患儿当场死亡。面对伤心欲绝的患儿父母，他只能一直赔罪。

虽然时隔30多年，但一说到这件事，丁文祥的眼睛还是再次湿润了。"当时我特别痛心！我的心真的很痛！连着几晚都没睡着，精神状态也很差。"

"第二天，傅培彬老师找我去谈话。"丁文祥回忆说，"老师的第一句话是：'你可以失败，但不能一蹶不振。人家造飞机试飞，不知道摔过多少次，但摔下来还是得飞。所以，你必须要继续干，直到成功，你才对得起你的病人！'"

老师的话给丁文祥以勇气。回到实验室、动物房，丁文祥一次次地攻关。他的学生、中国知名小儿心胸外科专家徐志伟记得，那几年，自己跟着丁老师起早摸黑，用着最为简陋的科研设备，接受着蚊叮虫咬，在动物实验室经历过无数次失败和挫折，终于取得突破。进入临床后，他们又日夜奋斗在病房，术后也陪伴在患儿床边,彻夜不眠,密切观察。整个医护团队没有人计较工作时间,反而争取加班留在医院守护病人。就这样,中国的小儿心脏外科开始起步。多年积累的经验让丁文祥仅靠听诊器就能准确判断患儿心脏缺口的大小,和开胸后的实测值非常接近。这招曾让前来进修的医生和参观的外宾叹为观止。

中国儿科一代宗师高镜朗[①]教授曾对丁文祥说:"你搞心脏外科,了却了我的一个心愿。"

医工结合,临床医生开辟另类战场

丁文祥不仅在中国最先创立了小儿心脏外科,而且自行设计了小儿心脏外科的医疗器械和人工心肺机。至今,他设计的手术器械仍在无影灯下发挥着神奇的作用。

丁文祥笑着说:"从小,我读书就是不喜欢文史,喜欢工科。课余的时候,我就是爱钻研学习化工、电子和机械类的知识。"丁文祥的这种动手能力在最初的"创业期"发挥了重要作用。

那时,丁文祥发现,心脏手术的成功率与手术器械密切相关。孩子们的心脏需要非常精细的工具,但当时却找不到专门适用婴幼儿的器械,成人用的手术器械"像卡车一样笨重"。在得到医院的批准后,心急如焚的丁文祥找到了上海手术器械厂,希望能合作生产婴幼儿专用器械。

"那个年代不讲钱,厂党委书记很热情,专门派了一个攻关技术组给我们。"就这样,丁文祥每周下两次工厂,把脑海中的设计方案告诉技师,再根据手术要求的手感和力量,指导他们去选材。等试造出样品后,再由丁文祥带回医院,做动物实验,对原先的方案进行调整。

一来二去,专用的解剖刀、剪刀和钳子终于有模有样了。再之后,首套国产专用小儿心脏病手术的器械诞生了,一共24件。其中有一件小儿主动脉部分血流阻断钳专为动脉导管手术时使用,大大提高了导管手术的安全性。当时,这套器械在全国儿童医院内广泛使用,效果好,价格便宜——比如,国产的钳子每把

[①] **高镜朗**(1892—1983):著名儿科学家、医学教育家、国家一级教授。中国儿科学奠基人之一,上海医学院创始人之一,中华医学会儿科学会发起人之一。

售价 600～700 元,而进口的高达 6 000～7 000 元。

除了手术器械这种"冷兵器"外,丁文祥对小儿人工心肺机这类"高科技"的研究也是硕果累累。

在先天性心肺畸形手术中,医生需要在心肺无血流的情况下进行修补,此时,人工心肺机的作用至关重要,在手术中,它将接通血管,替代心脏和肺发挥功能。

1973 年 11 月,丁文祥就开始与上海电表厂合作,设计了我国第一台小儿心肺机。进入 20 世纪 80 年代,丁文祥对心肺机的研究也进入了新阶段。在上海市科委的支持下,他主持研究的第三代国产体外膜肺氧合器取得成功,能为患儿在术中和术后危险期模拟肺功能,提供氧气。该项研究不仅获得了 1985 年上海市科技进步奖二等奖,而且在全国得到推广使用。

艰苦创业,得到国外人士的赞赏

丁文祥研发的"宝贝"不仅震惊了前来参观的外国人士,更为他带来了又一次创业机遇。

1983 年,美国世界健康基金会总裁威廉・华尔许①先生到新华医院参观,丁文祥骄傲地向他们展示了自己设计的手术器械和设备。华尔许当即表示要请丁文祥吃饭。随从偷偷告诉丁文祥:"华尔许先生请吃饭,就表示要合作了。"

果然,在当天的晚饭中,华尔许提出,要与丁文祥签 3 年合同,帮助新华医院开展小儿先天性心脏病的外科治疗项目,为医院装备心脏手术室、重症监护室,并由美国波士顿儿童医院负责技术支援及医护人员的培训等。

但丁文祥与波士顿儿童医院的第一轮合作并不成功。"那个美国人总是把头昂得高高的,看不起中国医生,我们是合作办医,又不是乞讨。"好胜的丁文祥不愿委曲求全。

在第二轮合作中,波士顿儿童医院派出了生于澳大利亚的理查德・乔纳斯②医生当联络人。丁文祥与他格外默契,双方医生、护士、麻醉师往来频繁,新

---

① 威廉・华尔许:世界健康基金会总裁、医学博士。
② 理查德・乔纳斯:小儿心胸外科专家,时任美国波士顿儿童医院心胸外科医生。

华医院的小儿心外科以前所未有的速度发展起来了。

1986年的那天，丁文祥会永远记得。那天，他开车送当时的世界健康基金会副总裁约翰·华尔许去虹桥机场。路上，约翰突然问："丁教授，我们再进一步合作吧，你想想还能合作什么？"丁文祥脱口而出："那就再合办一家儿童医院吧！""好呀！"就这样，两个人在小车内寥寥数语，成就了日后全国首家中外合作儿童医院——上海儿童医学中心。1998年，儿中心正式落成。

如今，在每年的小儿心脏手术数量上儿中心已位居世界第一，年均手术量逾3 700例，复杂先天性心脏病及1岁以内先天性心脏病手术量占比超过60%；最小年龄为出生2小时，创下国内最低体重、最小年龄的双项手术纪录；手术总成功率大于98%，小儿心脏外科已经成为上海医学界的"名牌"和"名片"。

谈起这段"创业史"，丁文祥说："机遇是转瞬即逝的，如果无法抓紧眼前的机遇，我们会错失许多发展的可能。今天的医生、院长们不仅应该闷头看病，更应该抬头看天，放眼看世界，为创造中国更好的医疗环境赢得机遇。"

以德为本，医生就是患儿的父母

医学上的创新充满着风险，这种风险的代价很可能就是患者的生命。在丁文祥看来，只有一个"有德"的医生才具备创新的前提和基础，这种"德"指的不仅是职业道德，更多的是为人的德行。

"德为医之本"，是丁文祥对学生们立下的规矩。如今，他学生的学生也开始招收学生，可谓"四代同堂"。每周五上午，在上海儿童医学中心心脏中心大楼的顶楼，有一个雷打不动的晨会，"徒子徒孙"们必定到齐，仔细听丁老讲课。晨会上，丁老不仅讲医术，更讲医德。

丁老总是对学生们说，医生应该在任何条件下都能行医，这不仅是基本素养，更直接体现了他的医德。

现在，95岁的丁老仍然会出现在医院里。他坚持参加每周的科室大交班，参与疑难病例的讨论。空闲时，他常去各病房遛个弯儿，看看病人，听听哭声，尽可能早发现一些问题。他告诉年轻的医护人员："父母把孩子交给了你，你就是他的爹妈！如果这样想，你能不爱他们吗？"

（施嘉奇　夏　琳）

"玉兰花"的绽放

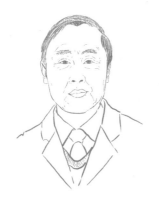

儿童的症状可能是隐蔽的,病情变化是细微的,所以儿科医生一定要把病人的事放大。

陈树宝

中国小儿心血管内科专家,主任医师,教授,博士生导师,国务院政府特殊津贴专家。1962年毕业于上海第二医学院儿科系。曾任上海第二医科大学附属新华医院副院长、党委书记,上海第二医科大学附属上海儿童医学中心院长。曾任上海小儿先天性心脏病研究所副所长,中华医学会儿科学分会常委;上海医学会儿科学会副主任委员,《中华儿科杂志》编委,《中国当代儿科杂志》编委。从医执教50余年,在小儿先天性心脏病诊治方面,特别在应用超声心动图技术诊断先天性心脏病方面具有丰富经验,对超声心动图评估先天性心脏病的病理形态、心脏功能及血流动力学等方面有深入研究。获科技成果奖13项,包括国家科技进步奖、国家教委科技进步奖、国家卫生健康委员会及上海市科技进步奖等。

学医，是自己的决定

初中的时候，陈树宝的父亲因关节炎及肺结核曾两次住院，陈树宝经常去医院探望，所以在他很小的时候就对医院、医生有了印象。父亲也会自己看一些中医的书，找一些土方来进行调理，还是小学生的陈树宝就对治病调理有了深刻的印象。

1952年，陈树宝初中毕业就选择了报考上海市卫生学校医士专业。学校是从解放军华东卫生人员训练所改制而来的，办有医士班、护士班、放射技师班，也有中医进修班等。"我要学医，治病救人！"陈树宝当时立下决心，"这完全是我个人的决定，幸好我的父母也很支持我。"

18岁毕业后，陈树宝被分配到上海市第一劳工医院，也就是现在的静安区中心医院。"当时我被分配在儿科，我很高兴，很喜欢和孩子相处。"陈树宝说。

经过一年的实际工作，陈树宝意识到现有的知识结构无法满足临床需要，1957年，在征得科室及医院同意后，陈树宝参加了当年的夏季高考。出于对儿科的热爱，以及在儿科领域已经有了两年的工作经验，陈树宝在填写志愿的时候义无反顾地写上了上海第二医学院（简称"二医大"）的儿科系。

"很幸运，我被二医大录取了。那年我已经20岁，是班里年纪较大的学生。"陈树宝回忆道，"二医大儿科系的头两年是在校本部学习基础知识，两年后就到临床。因此，我在1959年到新华医院进入临床学习。当时新华医院就一幢楼，外墙砖是红的。儿科大楼正起步建造，我记得除了临床学习外，我们还要参加劳动。"

严谨，是医学带给我财富

在新华医院学习工作的日子里，陈树宝对老一辈儿科专家一丝不苟的工作作风印象深刻，同时也影响了他未来的医学之路。"无论是低年资，还是高年资医生，哪怕是主任，对病人、对工作都非常认真，学风很严谨。像郭迪①老

---

① 郭　　迪（1911—2012）：著名儿科学家、医学教育家、国家二级教授，中国儿童保健学和发育生物学奠基人之一。

师、齐家仪①老师、冯树模②老师、顾友梅③老师等在查房、教学、写书、写文章时的作风都是很严谨的。开始三年我都住在医院,不是在门诊就是在病房。这有个好处,白天工作,晚上还能去病房看一下病人。"陈树宝说。

在浓厚的学术氛围中,陈树宝养成了一个特殊的习惯:在每天回家的路上,他都要回忆一遍所有今天看过的病人,回忆自己在诊断处理上有没有欠缺的地方。如果有疏漏,他就会立刻再回到医院处理。"那时病人的门诊病历都留在医院挂号室,如果你想到哪位病人该查的没有查,你可以去翻病历,找到联系方式再通知病人。"陈树宝说,"晚上值班时我经常在病房巡视,一般睡觉都在 11 点后,中间还要起来去看看病人。早上 5 点以前就起床,第一件事就是去病房看看病人的情况。有时我也帮助护士做一些采血工作等,这样能与病人更加亲近一些,了解他们的感受。那时我们的心都放在病人身上,这是一种传统,我的老师和上级医生都是这样做的,我们也要这么学,这一点对我积累临床经验非常重要!"

有人说"小儿科医生胆子小"。陈树宝对这句话有另一种理解:"我觉得这不是胆子小,是严谨。我们要把病人的事放大,孩子的病情不像成人很容易被发现,儿童的症状可能是隐蔽的,即使是再小的事,也可以变成大问题。孩子自己是不会讲的,这就要你自己去发现。所以我对我的学生以及年轻的医生也是这样要求的,不能等着护士来跟你汇报,因为护士有他们的工作,有他们的观察范围,医护之间要分工,也要合作,但不能相互代替。"

医学是要不断积累和巩固的,积累专业知识不仅要在临床工作中吸取经验,更要多参与专业学术研究。20 世纪 70 年代初,科室安排陈树宝参加编写《儿科手册》和全国儿科学教材。《儿科手册》是应出版社的邀约集全科之力编写的。科室为此成立了编写小组,由郭迪教授负责。当时陈树宝仅是主治医师,但他非常珍惜这次学习的机会。"当时没有电脑,也没有网络和搜索功能,编写查证的工作量巨大,过程是非常辛苦的。但我有机会近距离向老师们学习,这个经历不仅让我非常系统地学习了儿科专业知识,更学到老师们严谨治学态度,影响了我的一生。"如今回忆起来,陈树宝仍满怀感恩。

---

① **齐家仪**(1918—2003):著名儿科学家,医学教育家。曾任上海新华医院院长、上海第二医科大学儿科系主任。
② **冯树模**(1912—2008):著名儿科学家,新生儿和围产医学专家。曾任上海第二医学院儿科系临床儿科教研室主任、上海新华医院儿内科主任。
③ **顾友梅**(1921—1999):著名儿科学家,中国小儿传染病学创始人之一。

机会,总留给有准备的人

1978 年中国改革开放后,各领域对外交流活跃起来。要想参与国际交流就必须掌握国际语言,这就对英文有要求了。陈树宝虽然也是从小学就开始学习英文,但长久以来没有实践的机会,英语只停留在看书和文献上,听和说的能力还不能应对与国际同行的直接交流。1980 年,已经 40 多岁的他毅然参加医学院组织的短期脱产英文班。对于此次培训,陈树宝有非常明确的目标:训练听力和口语交流能力。

正是有了充分的准备,1982 年,当教育部国外访问学者的选拔考试通知一经发出,陈树宝立即报名。"如果录取的话,就有机会到海外学习,很幸运我被录取了。"陈树宝说。

1984—1986 年,陈树宝在英国进行专业深造,两年的海外学习经历让已到中年的陈树宝再次燃起了对医学探索的热情。

在出国之前,陈树宝在心血管内科已经有 10 年工作经验,基本掌握了心血管的临床基础和心导管技术。20 世纪 80 年代初,心脏超声在国际上刚开始流行,这项技术是心血管疾病的重要诊断技术,但当时国内医院几乎没有。所以他出国学习的重点是心脏超声,特别是有关先天性心脏病形态学的基础知识。

经过两年学习,陈树宝回国后马上着手建立了心脏超声专业,并从美国进口了第一台心脏超声仪,陈树宝的干劲冒上来了。"当时我努力工作,上午检查病人,下午把每个病人的超声图像资料再看一遍,没问题的就出报告,如果发现有欠缺,就再到病房接病人回来复查。经过心超检查的病人去做手术时,我必定跟着去看,如果时间冲突没去现场看的,我一定要看他们的手术记录,观察手术结果与超声所看到的是否一致。就这样,我每年做 1 000 多例病人,以此来快速提高技术。"陈树宝回忆道,"我很庆幸,改革开放能让我有机会去国外学习国家需要的专业,更好地为祖国人民服务。"

使命,服务好我们的人民

20 世纪 70 年代末,随着改革开放的浪潮,美国世界健康基金会进入中国。

外国专家惊叹于当时新华医院小儿心血管专业团队白手起家,在缺少专业仪器设备的情况下,自主研发了适用于婴幼儿心血管疾病的手术器械和专业设备。在提高技术的同时,更为国内其他地区培养了一批小儿心血管的专业人才。美国世界健康基金会决定与新华医院合作,开展小儿心血管培训项目,双方都对六年的合作成果感到高兴和满意,在这个基础上,世界健康基金会提出双方需要加强合作,于是就产生了建立一家新型儿童医院的想法,这就为上海儿童医学中心的建立埋下了理想的种子。

上海儿童医学中心项目于1989年立项,1998年正式建成,成为世界健康基金会成立以来最大的国际项目,也是上海市政府第一次出资建造一家现代化儿童专科医院,中美双方都是抱着极大的诚意来对待这个项目。

新华医院领导班子对筹建管理团队非常重视,任命当时已是新华医院院领导的陈树宝作为上海儿童医学中心院长负责筹建工作。建设被称为"中外合作"的上海儿童医学中心是史无前例的任务,但所有同志都认为能参与这个任务是很光荣的。

"长达十年的建设过程,不仅是中西方理念不断碰撞与融合的过程,也是双方人员不断探索,最后成为最亲密的合作伙伴的过程。更难得的是,在当时国家经济还不是很富裕的情况下,上海市政府为了儿中心这个项目投入了大笔的经费,所以每位工作人员都非常珍惜,很重视每一分钱的使用。"陈树宝骄傲地说。

1998年6月1日,当上海儿童医学中心开门接诊的时候,陈树宝的心情就像一个母亲经历了十月怀胎,看到自己的孩子呱呱落地那一刻那么激动。他曾无数次幻想,要用怎样的形式让上海儿童医学中心与社会见面。"儿中心是个国家项目,也是改革开放后的一项成果。我们要借开张这个特殊的契机向国家、向人民汇报,我们儿中心项目胜利建成了,同时也要向国家保证我们会将医院运行好,服务好人民群众。"

最后,时任上海儿童医学中心院长的他决定用升旗仪式来表达整个团队对国家、对社会、对孩子的感情。"6月1日开张当天早晨,我们所有的员工聚集在医院喷水池前,举行了庄严的升旗仪式,我激动地发表了讲话。我想1998年6月1日那一天的升旗仪式会印刻在我们每个人心中,成为永久的记忆。开张当天我们还举办儿童健康节,全院医护人员和受邀参加的新华医院、复旦大学附属儿科医院、上海市儿童医院、瑞金医院、仁济医院、上海市第九人民医院等市级医院的儿科专家共同为全市儿童提供了义诊。儿中心是在市政府及社会各界的支持和帮助下建成的，我们要怀着感恩之心，回馈社会，服务社会！"陈树宝激动地说。

（陈树宝口述　夏琳整理于 2020 年）

小儿科里的大医之情

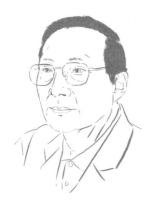

医术不是用来丰满腰包的工具,是为提高全人类的生命质量服务的。

苏肇伉

中国小儿心胸外科专家,主任医师,教授,博士生导师,国务院政府特殊津贴专家。曾任上海市小儿先天性心脏病研究所副所长、上海交通大学医学院附属上海儿童医学中心心胸外科主任,兼任上海胸心外科学会副主任委员、上海生物医学工程学会理事、三个期刊源医学杂志副总编辑和常务编委。从医近50年,擅长婴幼儿先天性心脏病的外科治疗,至今主刀手术4 000余例。主编和参编学术专著10部,发表论文100篇。主持和参与26项国家级和上海市重点科研项目。在小儿先天性心脏病外科的临床和基础研究工作取得了一系列成果,荣获17项国家级、部委级和市级科技奖,两次获得国家科技进步二等奖。曾获得全国五一劳动奖章、全国百名优秀医生、全国卫生系统先进工作者、第二届中国医师奖、上海市劳动模范、上海市十佳医师等荣誉称号。

一家爱国，办校从医

中国第一家儿童医院、中国第一家电子企业、上海早期新式中学——民立中学，难以想象，这些镌刻在历史上的"第一"，都跟上海的苏家相关。

在苏肇伉的记忆里，他的祖辈虽然从商但始终爱国。为了实现祖辈的遗愿，苏家后辈"白手起家"，四处筹备办起了学校。最后落实到办学点时，全家上下二十口人一致同意搬出老宅，腾出来创办学校。"为民而立"，就是民立中学的由来。1905年，苏家又出资成立民立幼童学校。1906年，创办了民立女子中学。对苏家而言，办学可不是富裕之后的投资。为补足办学费用，苏肇伉的祖父苏本炎先后出资白银20万两，而苏家小孩布衣徒步，过得非常节俭。

苏肇伉教授生于抗日战争初期，为铭记山河破旧的屈辱和矢志保家卫国的信念，家人为其取名"肇伉"，"伉"为"抗"的谐音，意即"开始抗日"。这种寄托着革命精神的坚定信念始终贯穿着他的一生。如果说，理想当一名出色的外科医生只是少年时对医学人生的美妙憧憬，那六十年坚持不懈、刻苦努力，在医学领域里锐意进取、无私奉献，则出于对医学事业实实在在的辛勤付出和执着追求，出于那份对救死扶伤的满腔热情。

毕生从医，振兴中国心脏外科是苏肇伉教授一生的追求。他几十年如一日，在小儿先天性心脏病领域孜孜不倦、刻苦钻研，以其渊博的学识、精湛的医术攀越了一个个婴幼儿复杂先天性心脏病的医学高峰。他参与创建我国第一个小儿先天性心脏病外科，是我国婴幼儿复杂先天性心脏病外科的开拓者之一。他主刀手术4 000例，参与手术6 000余例。站在手术台旁，风平浪静时，他一步一步，刀法稳健，飞针走线，如水银泻地，一气呵成，堪称一本活的教科书；突遇险情，患者生命垂危时，猝然临之而不惊，抓住要害，指挥若定，挽狂澜于既倒、扶大厦之将倾。手术无论大小长短，当离开手术室时，他总是对助手和护士点头微笑，轻轻地道一声"谢谢"，人格魅力，尽在不言中。

他以高尚的医德和高超的医学技术先后为无数患有先天性心脏病的儿童解除了病痛，挽救了他们的生命。为攻克婴幼儿、新生儿复杂先天性心脏病手术的难关，他主持和参与26项国家级和上海市的重大科研项目，开展深低温停循环体外循环技术和深低温低流量灌注技术，体外循环心、肺、脑和血液保护技术和体外循环超滤技术的研究,在小儿心胸外科的临床及应用基础科学的研究工作中取得了令人瞩目的成果,先后获得 17 项国家级、部委级和市级科技进步奖项,为发展我国小儿先天性心脏病外科事业做出突出贡献。

选择这个专业,就在专业上体现先进性

作为党员的苏肇伉教授说既然选择了医生这个职业,就要在本专业上体现先进性。苏肇伉忠诚于事业,刻苦钻研,取得了卓著的成绩。

20 世纪 70 年代,在开展婴幼儿先天性心脏病手术初期,术后各种并发症的发生率与病死率均较高。在临床实践中,苏肇伉教授发现,这除了与手术技术有关外,体外循环的装备和体外循环技术的不够完善也是问题的关键所在。为此他对体外循环的生理和病理进行了长期的探索和研究。早在 1974 年,他不仅参与和协助我国著名的小儿先天性心脏病专家丁文祥教授开发研制了适宜于婴幼儿体外循环的国产人工心肺机和膜式氧合器,还借鉴国外经验,开展了深低温停循环体外循环技术和深低温低流量灌注技术的创新研究,1984 年第一次将婴幼儿深低温停循环体外循环技术应用于临床。这一研究成果先后获得了上海市科技进步奖一等奖和国家科技进步奖二等奖,并在全国 19 个省市 35 家医院推广,使这项创新技术得到了广泛应用。这不仅救治了众多患儿的生命,而且填补了国内这一领域的技术空白。

据流行病学调查,先天性心脏病患儿在出生一年内约 50% 处于危急状态,在新生儿阶段就有可能出现危及生命的征象。如完全性大动脉错位,30% 的患儿在出生后 1 个月内死亡,90% 在 1 岁内死亡。针对婴幼儿危重病人的高风险性,要求在明确诊断后立即或尽早进行手术,拖延时间将会失去治疗机会而导致患儿死亡。1996 年,苏肇伉教授打破常规,在国内率先提出了新生儿和婴幼儿危重先天性心脏病急诊手术的创新思路,并进行了一系列的配套研究,完整地建立了新生儿、婴幼儿急诊手术的规范和运作机制。这一创新成果先后获得上海市临床医疗成果一等奖、上海市科技进步奖一等奖和 2005 年国家科技进步奖二等奖。

苏肇伉教授搜集了先天性心脏病治疗数据,整理创建了一个较完整的先天性心脏病外科数据库。2003 年,他引进了一套国外先进的先天性心脏病外科治

疗数据库软件。这为统一疾病命名、多中心统计、人才交流以及先进技术的应用提供了必不可少的支持，为今后组建全国范围的小儿先天性心脏病诊治协作网奠定了坚实的基础。

何以为医？治病救人，倾囊相授

问及苏肇伉教授，什么样的医生才能算好医生呢？他说，作为一名称得上"合格"的医生，第一，要有过硬的技术，并对技术有所总结；第二，要积极地向年轻医师传授技术；第三，要为后辈树立一个仁心仁术的医生形象。人的一生是有限的，医术不是用来丰满腰包的工具，医学技术是为提高全人类生命质量服务的。作为一名合格的医生，应毫不吝啬自身技术，对后辈倾囊相授，医学的目的只有一个，那就是治病救人。

有一位来自外地农村的患儿，家中三代单传，孩子患有严重的心脏病。苏教授亲自为这位患儿做了手术，家长几次找到苏教授表达谢意，都未能如愿。他对患儿家长说："救死扶伤，解除病儿痛苦是一个医生应尽的职责，你们不要有什么顾虑。对待病儿，我会根据病情需要，一视同仁地进行治疗和用药。"尽管这样，病孩家长还是在出院离开那一刻，托人转交了一份礼物以表谢意，但事后苏教授还是通过邮局将这些礼物寄了回去。

还有来自香港的一对祖父母，带着出生仅8个月、患有室间隔缺损伴重度肺动脉高压的孙子慕名前来求医。病儿痊愈出院时，两位老人执意要面谢苏教授。苏教授为了不伤老人的心，双手接过礼物，随即带两位老人来到其孙儿病房内。对他们说，今天你们祖孙三代来到我们病房实属难得，明天是孩子康复出院的好日子，又是他的周岁生日，爷爷的这份礼物就作为送给他的生日礼物吧！听罢苏教授的这番话，老人激动万分地说出了一句"祖国好，祖国的医生更好！"

苏肇伉教授始终把目光瞄准世界先进的前沿，把目标锁定在学科可持续发展上。他深知要实现这一目标，不是几个人的努力而是几代人的艰苦奋斗、开拓创新。为此，他十分注重学科梯队的建设，着力培养青年医学人才，积极为他们的全面发展搭建平台。他为人师表，甘为人梯，不但鼓励和支持年轻医师报考硕士研究生、博士研究生，而且根据他们各自的特点，合理安排工作，利用国内培养和国外进修的多种渠道培养和提拔青年医生，提高他们的学历层次和专业水平。

他制订了每周一次的读书报告会,让研究生汇报课题设计思路、方法及进展情况。安排高年医师做专题讲座,让大家尽快了解国内外最新技术和方法,结合科室实际应用于临床。他还将自己丰富的临床经验和手术技巧毫不保留地传授给年轻医生,年轻医生都为能得到苏教授的精心指导而倍感荣幸。

苏肇伉很喜欢手术室里的安静,享受着手术器械传递的声音。他总是说,这种安静的神圣感代表职业的崇高与伟大,个人的任何荣辱得失与之相比都显得渺小与微不足道。

苏教授曾说:"医生也是普通人,是人就会受情绪影响。但拥有高尚医学修养的医务人员即使在逆境中,也绝不会对人的问题疏忽大意,否则就不配在生命的前线工作!"他也常说:"成果永远是过去的成绩,当回顾成果时它已经落后了。荣誉只是对过去的肯定,只有在光荣的集体中才能有先进的个人代表。"

(夏　琳　唐闻佳)

"小儿科"麦田里的守望者

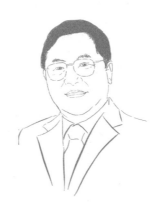

用我的一颗真心，守护千万颗童心。

刘锦纷

中国小儿心胸外科专家，主任医师，教授，博士生导师，国务院政府特殊津贴专家。曾任上海交通大学医学院附属新华医院副院长，上海交通大学医学院附属上海儿童医学中心院长，上海市小儿先天性心脏病研究所所长；现任上海市小儿先天性心脏病研究所名誉所长。承担国家自然科学基金、973计划子课题、卫生部公益性行业科研专项、上海市科委重点项目等重大研究项目。曾荣获上海市先进工作者、上海医学发展杰出贡献奖、宋庆龄樟树奖、上海市科技进步奖一等奖、上海市新长征突击手等荣誉称号。

唐山地震中成长起来的医学青年

我的母亲和舅舅都是医生,从小的耳濡目染使我对医学充满憧憬。作为医疗系儿科方向的毕业生,三年的学习又培养了我对儿科的兴趣与感情。1975年大学毕业后我获得留校机会并被分配到上海第二医科大学附属新华医院小儿外科。

1976年7月28日,里氏7.8级的大地震将整个唐山市化为一片废墟,千百万人的命运因此改变,其中也包括远在上海的我。作为上海第二批医疗队的成员之一,还是住院医师的我随队来到唐山郊区的丰润县,开始了令我毕生难忘的一年的工作与生活。这一年间,我和"战友们"经历了大大小小的余震,克服了难以想象的艰苦条件,竭尽全力帮助受灾的唐山人民,并在丰润县建起了"抗震医院"。

在唐山的日子里有苦有甜。苦的是震后的每一天,我都感受着生命的无常与脆弱,同时也与时不时的余震和当地恶劣的环境相抗争。甜的是,这一年中参与了大大小小的各种手术,不分成人还是儿童,在实践中积累了丰富的临床经验,使我迅速成长起来。

那段时间,我学会了治病也要治心。记得那会儿余震不断,当地伤员对地震非常敏感,只要有一点点摇晃,或东西掉在地上了,就会非常紧张。所以,每当余震发生,哪怕是晚上再小的余震,我们都会第一时间从宿舍跑到病房,去安抚病人,去查看简易病房是否安全。长久以往,医患之间建立了深厚的感情。病人们非常相信我们,总是给我们送苹果(唐山苹果特别多),我们每天苹果 TID(一日三次),每个人的帐篷边都挂满了苹果。那一个个大苹果是老乡们的爱心啊!

唐山之行让我默默立下誓言:这辈子,我只做医生!

1996年我受邀参加唐山地震20周年纪念活动。时隔20年,我再次见到了当年救治的小患儿,现在已经长大成人,比我高大强壮了。他提着一篮大苹果激动地向我跑来,抱住我大喊:"我就认得你!刘医生,是你救了我!"我当时也无比激动,热泪盈眶。

"搞技术就应该从无到有,从有到优!"

中国的小儿外科学诞生于二十世纪四五十年代,而小儿先天性心脏病的外科治疗则在此之后才得以起步。从唐山回上海后,我加入了小儿心胸外科的团队。那时正值中国小儿心脏专业需要新生力量的时候,新华医院小儿心胸外科正式组建不过两年,床位也很有限,正处于成长与求索的过程之中。我非常有幸成为中国小儿心脏外科学科创始人丁文祥教授的学生,传承了他的衣钵——"搞技术就应该从无到有,从有到优!"

跟随着丁教授学习,我成长得很快。不仅临床知识体系不断成熟,手术技能突飞猛进,更让我从老师的身上看到了作为一名医生最重要的品质——对待病人尽心尽力。我记得,有一次我跟着丁教授在手术室里待了整整9天。20世纪70年代还没有重症监护室,病人做完手术后是由外科医生自己看护的。我们就把术后病人安置在手术室旁边的一个房间里,亲自监测病人的体征,看排尿量等,夜里也轮流值班。整整9天,直到这个孩子脱离危险。还有一次,患儿在术中渗血不止,亟需输血,但当时血库里正好没有。丁老师说自己是O型血,撸起袖子就献出自己的血。献血后医院给了他一些奖励,他并没有给自己买保健品,而是用这些钱给科里买了一本《心脏外科学》,希望大家好好学习,能更好地应对手术中发生的"意外"。老师的一言一行直到今天还影响着我,我和我的学生如今仍延续着这些"习惯",比如白天做好手术,晚上必定要亲自去看,即便因为工作原因不能去,也必定会每天打电话问问孩子的情况。

改革开放后,我有了出国学习的机会,先后赴美国、英国、以色列等国学习先进的小儿先天性心脏病手术技术。我时刻记得老师的嘱咐:"家长把孩子交给你,你要用最好的技术来挽救他。"回国后,我特别注重手术方案的优化和改进。经过潜心钻研和反复论证,我和团队一起对小儿肺动脉闭锁、肺血管发育不良进行了肺动脉的重建,同时丰富和改良了"1½心室纠治术""单心室类先天性心脏病做'半 Fontan'姑息手术"等小儿心脏外科界的顶尖技术。在国内首创了"一期经胸正中切口手术纠治室间隔缺损伴主动脉缩窄""非体外循环下的腔肺吻合术"等高难度手术技术,填补该领域内的数项空白。行医50年,我已完成手术5 000余例,手术成功率高达98%以上。

将儿科的内涵延展至胎儿

随着产前技术的快速发展,大部分的心脏先天缺陷可以在产前畸形排查中被发现。基于目前先进的超声和磁共振技术，严重的心脏出生缺陷检出率可以高达95％以上。伴随而来的社会问题在于，父母如何科学地做出决定。是去还是留？这个艰难的生命抉择不能推给没有医学知识的家长。作为生命守护者，我们应该要有所行动。

2010年，我获得了卫生部公益性行业科研专项资助，用于从事"先天性心脏病的产前筛查和早期综合治疗"方面的研究。该研究旨在通过整合上海市和江浙地区的卫生医疗资源，融合多学科优势，有效配以行政管理和诊治技术，针对先天性心脏病诊疗中存在的科学问题和现实问题，探索和制订一套符合当前我国实际情况的新策略和新模式。

历经近八年的跨区域合作研究，2017年初，由我们团队发起的"中国心脏出生缺陷一体化诊疗协作组"正式成立，涵盖上海儿童医学中心、浙江大学医学院附属儿童医院、中国医学科学院阜外医院、四川大学华西第二医院、广东省人民医院、广州市妇女儿童医学中心等众多产前诊断中心和小儿心脏外科中心。与此同时，《中国胎儿心脏缺陷诊断规范、临床评估及多学科管理专家共识》正式发布，填补了国内胎儿医学缺乏预后和多学科管理评分的空白，为全国每年近30万的可疑心脏缺陷胎儿诊疗提供科学性指导。目前协作组已启动实质性运作，根据胎儿病情需要提供无缝对接和一体化会诊及转诊医疗服务，将有效降低我国5岁以下儿童的非意外死亡率，提升人口素质。

数字化技术推动儿童先天性心脏病诊疗发展

先天性心脏病是常见的出生缺陷，是胎儿时期心脏大血管发育异常导致的畸形。据统计，每100个出生的宝宝中，就可能有1个患有先天性心脏病。患有先天性心脏病的宝宝常常在婴儿期就出现严重的缺氧或者肺充血症状，需要及时诊治。其中，有30％～40％的先天性心脏病患儿解剖结构复杂，个体差异大，外科手术极具挑战性，只能依靠医生的临床经验，及时应对术中发生的各种"意外"，有时就像"摸着石头过河"，风险极大！

我时常在想，做婴幼儿心脏手术，一定要打有准备之仗。随着科学技术日新月异，计算模拟、3D打印、虚拟现实等技术在临床诊疗中逐步应用。自2006年起，我积极推动计算机模拟仿真、3D打印临床应用与转化、虚拟手术计算机辅助设计、数字化医学及虚拟现实等一批先进技术在临床和教学中的转化与应用,促进虚拟仿真临床和教学工作的开展,使儿童先天性心脏病外科手术创新和专科医师手术技能培训焕发新活力,促进儿童先天性心脏病个体化、精准化诊疗的进步和发展。

计算模拟是一项利用计算机强大的运算能力模拟真实世界状态的技术。它可以模拟先天性心脏病患儿心脏与血管内的血流运动,并通过三维可视化技术展示,有助于医生更好地了解异常血流运动。更重要的是,如果结合了计算机辅助设计技术,可在术前进行手术方案虚拟设计,定量预测评估不同手术方案结果,帮助医生找到最合理的手术方案,为最终手术实施提供依据。

3D打印是将计算机内数字化模型实体化制造出来的技术。3D打印个性化设计的植入体、手术器械已在医学领域广泛应用。在儿童先天性心脏病诊疗中,3D打印技术可以打印患儿的个体化心脏模型,立体直观地展示心脏血管的复杂解剖结构,精准定位病灶,让医生更好地规划手术方案、缩短手术时间、降低手术风险。3D打印个性化心脏模式,还能在医患沟通中起到非常积极的作用,帮助患儿家长更直观地了解心脏结构,理解治疗方案,避免了因信息不对称引发的医患矛盾。迄今,我们已为近百位复杂先天性心脏病患儿提供了心脏3D打印服务,实现了个体化手术规划与治疗,为实施高难度手术提供了新的解决方案。

数字技术应用于教学,既能让学生身临其境地实践学习,又能最大限度地保护患者权益。通过虚拟现实技术,可以实现创建和体验虚拟环境,一些不能实际演练的复杂先天性心脏病外科手术培训,在虚拟现实技术的帮助下成为可能。医生可以在虚拟建立的手术室里对数字化心脏模型实施手术方案,预演手术流程,熟悉手术步骤,从而减少实际手术损伤,提高手术成功率。同时,这项技术也为诊疗技术创新和青年医师培训提供了良好的演练与操作环境。目前,我们已开发儿童先天性心脏病专用虚拟手术室与手术仿真培训软件,多次邀请市民与医生共同体验神奇的数字医学和未来科技,体现了"从临床出发,服务于患者"的医学人文精神。

在医院里,无论你是医生、护士还是科研技术人员,或者是后勤保障人员,只要是为了解救孩子而来,那你就是天使!儿童健康事业是一片金灿灿的麦地,而我们则是她的守望者!

（刘锦纷）

我是医生，生而为医

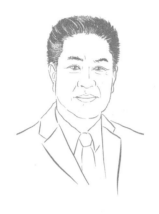

把最好的留给孩子，他们是希望所在。

孙 锟

中国小儿心血管学科专家，主任医师，教授，博士生导师，国务院政府特殊津贴专家。现任上海交通大学医学院附属新华医院院长，新华儿童医院院长，上海交通大学医学院儿科学院院长。国家教委重点学科儿科学学科带头人，上海交通大学医学院"211工程"三期重点学科"儿科学"建设项目首席科学家，上海市教委小儿心血管重点学科学科带头人。兼任中华医学会儿科分会候任主任委员、亚太小儿心血管学会主席、亚太儿科学会常委等学术任职。长期从事儿科心血管疾病病因学、影像学诊断、介入治疗及围产期及婴幼儿先天性心脏病诊治等方面的研究，是国际宫内儿科学第一人。他带领团队完成从胎儿期、儿童期至成人期的先天性心脏病诊治和研究的全生命周期医学体系建设。先后荣获教育部科技进步奖、中华医学科技奖、上海市科学技术进步奖、银蛇奖等奖项；获国之名医·卓越贡献奖、2022年度十大医学杰出贡献专家、中国儿科医师奖、宋庆龄儿科医学奖、上海市十大杰出青年等荣誉称号。

"生而为医",是孙锟最为笃信的人生信仰。他从小就致力于成为一名医生,选择儿科后,从未离开过看病诊疗的第一线。他说:"救孩子,就是救一个家。我就是要做好医生,救孩子。"

接下爷爷的衣钵

孙锟的医学信仰受之于祖父。祖父对他的影响,已化为孙锟的一言一行。

他爷爷是当地一位有名的医生。在浙江临海著名的紫阳古街上,开有中医院和西医眼科诊所。孙锟的父亲是独子,祖父希望父亲承接医生的衣钵,可父亲不肯。直到孙子孙锟的出生,让祖父看到了希望。祖父激动地告诉孙锟的父亲:"从现在起,我每个月都要存5元钱,这个钱天塌下来也不能用,因为以后要给孙锟上医学院用。"

在那个年代,祖父每个月的收入只有数十元,5元钱并不是一个小数目。"我小时候,祖父对我很严,因为他知道要把医学传给我了。我英语好,就跟祖父有关。"有一次,祖父将一个平时不让任何人碰的收音机送给孙锟,但他有个条件,必须定时收听英语广播讲座。正是如此,孙锟很小就打下了英语的语言基础。

"我很崇拜我的祖父。"让孙锟记忆深刻的是,祖父把自己开的中医院公私合营,成为当地在中华人民共和国成立后的第一家中医院,政府请祖父出任院长,祖父拒绝,坚持只做医生。

促使孙锟立志成为一名好医生的,是祖父的离世。1976年的一个夏天,老人突发胸闷,不幸离世。家人曾打电话向就近的医院求救,没想到医生带错了急救用的针。"我一直在想,如果家人懂急救,如果医生尽责一些、医术高一些……当时,我就有一股强烈的冲动,发誓要做个好医生!"孙锟说。

担任中国医师协会儿科分会会长时,孙锟教授极力呼吁加强对基层医生的培养,除了对职业的强烈使命感外,还有一丝作为家属内心的隐痛。

成绩源于摸黑的那五年

高考的志愿大多填了医学院,孙锟最终进入了温州医学院就读。儿科是温州医学院最好的学科,所以他成了儿科医生。本科毕业后,成绩优异的孙锟想到儿科最好的地方继续学习,就考入了上海第二医科大学读硕士,自此进入上海交通大学医学院附属新华医院。

新华医院创建于1958年,高镜朗先生是创办者之一,他是新中国的儿科泰斗,与诸福棠并称"南高北诸"。孙锟曾听前辈说,1949年以后,毛主席想请高镜朗出任第一任卫生部(2018年更名为国家卫生健康委员会)部长,但高镜朗先生拒绝了,因为他只想做一名临床医生。孙锟说:"高先生的这种性格,和我的祖父一样。"

孙锟的专业是小儿心血管科,那时的小儿心血管科大概有两个方向,一个是小儿心脏超声,另一个是心脏导管。一般情况下,医学生毕业的时候只有一个专业方向。而孙锟是个特例,他掌握了超声和导管两大技能。留院工作不久,孙锟就向导师——我国小儿心血管专家陈树宝教授提出,想做一个医工合作的项目,即如何用超声切面诊断复杂的小儿先天性心脏病。

过去诊断先天性心脏病,主要靠两种传统方法,即心导管造影术和二维超声心动图技术。心导管造影术是一种有创诊断,会使已处于危重状态的患儿雪上加霜。而当年,二维超声心动图的图像视野狭窄,需要诊断医生有极高的三维空间想象力,高度依赖于医生的经验。

孙锟将攻克这一难题视为己任,他与复旦大学医工合作,开启长达5年的"摸黑生活"。摸黑,指的是超声,为了不影响诊断,超声室必须长年拉着窗帘。"有时候真的不知道白天黑夜。"在医院里,孙锟几乎不和其他人接触,日复一日地做着课题。研究结束时,他提出了用超声切五个剖面即可诊断复杂先天性心脏病的结论,俗称五剖切面。这一诊断方法成果填补了国际空白,使先天性心脏病的术前诊断获得突破性进展,对降低婴幼儿心脏手术死亡率有着重大意义。

我国著名小儿心胸外科专家丁文祥教授曾说过:"按惯例,在手术前做完心脏彩超检查,还要做创伤性心导管检查。但如果有孙锟签字的心脏彩超报告,就可以直接上台手术了!"

"内外科结合、镶嵌治疗"的理念

孙锟有很多头衔,如书记、院长、教授,但他最喜欢的称呼是医生。

"如何评价医生,最重要的标准是,是否心里真正把你所服务的对象的利益放在首位。所谓'患者利益'包括最理想的诊治效果、合理的费用,以及患儿及其家属在就医过程中的良好感受。这不是一句空洞的口号,而应该体现在我们执业中的每个环节。"孙锟说。

孙锟的患者来自全国各地。不少人在就诊前会先登录他开设在网上的站点,咨询相关事宜。虽然身兼数职,但孙锟坚持每天上网,回复留言,针对网友上传的检查报告给出专业建议,还指导家属如何预约专家号。此外,他还写了很多关于先天性心脏病的科普文章。

对于目前我国先天性心脏病诊治现状,孙锟还有很多担忧:"由于种种原因,目前国内小儿心血管内科与外科均分开设立,各自为政,对一些常见的先天性心脏病,患儿看了小儿心胸外科门诊,治疗方案往往是开胸手术;看了小儿心内科门诊,往往是进行介入治疗,缺乏一个能够给患儿提供最佳治疗方案的机制。另外,我们既往更关注先天性心脏病出生后的诊治,对先天性心脏病产前诊断的关注不够,绝大部分的产前筛查均由普通产科超声医生进行,缺乏与专业小儿心脏科医生的联动会诊,更无法给怀有先天性心脏病胎儿的孕妇提供处理抉择及生后预后的准确咨询与指导。直接后果是先天性心脏病产前筛查阳性率及诊断准确率不高,患有先天性心脏病胎儿的孕妇无所适从。"

为了解决这些问题,孙锟带领团队在新华医院成立了国内首家"围产期及婴幼儿先天性心脏病诊治中心"。在这个诊治中心里,小儿心内科专家和小儿心胸外科医生同在一个科室,对每个患儿共同查房,共同讨论个性化的最佳治疗方案,同时进行本院及其他产科医院转诊的怀疑有先天性心脏病的胎儿,在产前即设计出生后的治疗方案,并在新华医院产科出生后即进行必要的早期治疗,对于预后不良的复杂先天性心脏病给予明确的处理抉择指导。

根据"内外科结合、镶嵌治疗"的理念,新华医院儿科心脏中心成为上海各妇产科医院的胎儿超声心动图转诊中心,是先天性心脏病介入治疗并发症最少的儿童心脏中心之一。

补齐"拼图",不辱使命

2018 年 7 月,孙锟再次开创了自己医学人生的一个里程碑。

新华医院多个学科共同完成了亚洲首例单中心独立完成的胎儿先天性重度主动脉瓣狭窄宫内球囊扩张手术。医生们为一名怀孕 31 周的母亲实施了宫内治疗,7 周后,孩子顺利分娩,这个本来已经濒临生命危险的宝宝不仅顺利出生,而且短期内无须再行干预——重度先天性心脏病变成了轻度先天性心脏病。至此,新华医院正式完成从胎儿期、儿童期至成人期的先天性心脏病诊治和研究的全生命周期医学体系建设,也给类似患儿家庭送去新生机。不仅如此,他还推动其他儿科亚专科与产科融合发展,开展从受精卵到出生后 1 000 天的诊治及研究,经过团队的共同努力,他开创了宫内儿科学,开展生命早期千天计划,推动更多的人关注胎儿及儿童健康,并期望最终能提高成年期的健康水平。

为摘下这顶"皇冠",补齐小儿心脏的最后一块"拼图",新华医院积蓄了 30 多年。而这些学科发展的核心动力是"Fetus as a patient"——胎儿也是病人。这是所有渴望孩子的家庭所需,这是渴望孩子健康成长的社会所求。医学技术,是医学人文的实践者,我们对家庭之爱,对儿童之幸福,体现在学科建设与发展的各个方面。

孙锟说:"我不喜欢人家说儿科医生在'坚守'。儿科医生有着属于自己的快乐。孩子,亦或是胎儿,都是生命,享有生的权利。治疗成功,孩子们天真烂漫的笑容,是世间最美好的事物,你怎能不心生感动。做医生,并不是有些人想象的追求的是钱,而是为了荣誉而战。"

把最好的留给孩子,一切为了孩子,儿童的健康是我们身为儿科医师终身奋斗的信仰。因为我们照护的是人类 20% 的人口,却是全世界 100% 的希望所在!

(施嘉奇)

帮助小心脏实现大心愿

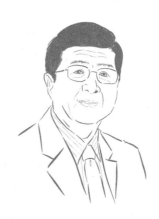

外科医生不能只做简单的开刀机器。

徐志伟

中国小儿心胸外科专家，主任医师，教授，博士生导师。曾任上海儿童医学中心心脏中心主任、心胸外科主任，并兼任中华医学会心胸外科学会常务委员、中华医学会上海心胸外科学会副主任委员、中国医师协会心血管外科医师分会常务委员、中国医师协会心血管外科医师分会先心病学术委员会主任委员等。他率先在国内开展大血管错位等多种婴幼儿先天性心脏病外科治疗方案，首创气管狭窄纠治术等，使我国儿童先天性心脏病外科治疗水平比肩国际。多次获得各级各类医学科技奖，入选上海市领军人才、首批上海市卫生局"百人计划"，荣获上海市劳动模范、上海市卫生系统首届"十佳"医生称号、中国医师协会心血管外科医师奖（金刀奖）等。

命运，阴差阳错的选择

20 世纪 60 年代是一个特殊的年代。由于哥哥先于我分配在上海工作，作为六七届初中毕业生的我不得不告别生我养我的上海，前往位于佳木斯的黑龙江生产建设兵团插队落户，并被分配到工程连。我挑过水泥、搬过砖头、扛过包……什么脏活、重活、粗活都干过。那时虽然很艰苦，但也锤炼了我日后在医学道路上探索的毅力和韧性。由于我喜欢摆弄无线电，读书时就自己动手组装收音机、接电线、修理家用电器，这种精细的手工活我都做得下来。一年后，我被"伯乐"相中，调往了团部服务连修理半导体。

1973 年发生了两大事。一是我被建设兵团推荐回上海上大学。按兴趣，理工科对我的路子，我报名了复旦大学的无线电专业。谁知道，命运和我开了个玩笑，那年复旦开班只招女生。我莫名其妙地被招进了上海第二医学院儿科系。在此之前，我从没有想过要当医生，何况是儿科医生，然而挡不住回乡的诱惑，我还是走进了上海第二医学院。现在回想起来，我应该感谢当年复旦大学阴差阳错的招生计划，让我走上了医学之路，成为孩子们生命健康的守护者。第二件大事，是我加入了中国共产党，现在我仍记得入党时的决心——为人民服务。无论在哪里、干哪行，都要实现为人民服务的心愿。

我特别珍惜学习的机会，既然命运让我成为一名医生，那我就要成为一名合格的医生。做儿科，首先要喜欢孩子。可才 20 多岁的我没有结婚，没有孩子，谈不上喜欢孩子。在实习期间，我整天在病房里和孩子在一起。由于当时儿童病房家长是不能陪护的，所以孩子在病房里的生活起居都由医护人员来照顾。换尿布、喂饭、哄睡……还没有当爸爸的我已经练就了纯熟的育儿手艺，其他人搞不定的"碰哭精"，我一抱就安静了。也正是这样长时间与孩子们相处，让我越来越了解孩子的习性，知道什么样的哭是撒娇闹脾气，什么样的哭是真的难受。看到有的孩子遭受疾病痛苦的样子，我的心里难受得很。我意识到，我喜欢孩子！

回国，救中国孩子的命

大学毕业后，我决定做一名儿外科医生。在 20 世纪 70 年代以前，先天性心脏病是无法进行外科治疗的。有的孩子来不及诊断就死亡了,有的孩子确诊后却没有有效的治疗措施,只能看着孩子慢慢地消耗着生命,作为医生,我的内心很是不安。

正巧那时丁文祥教授创建小儿心胸外科,探索儿童先天性心脏病的外科治疗。喜欢外科的我果断报考了丁教授的研究生。我清楚记得,丁教授对我说:"以前我们只能对家长说抱歉,但现在我们要克服那个'不治之症',不再说抱歉!"老师的话给我很大的鼓励:要拿下最难的技术,救孩子的命、家庭的命!

在读研究生期间,我跟随丁文祥教授与苏肇伉教授,开展我国新生儿、婴幼儿复杂先天性心脏病外科治疗的研究。当我看到仅仅经历一次手术,患儿发绀的嘴唇即转为红润,凸起的指甲也渐趋平滑,生命的呼唤令我就此不能罢手。原来医学是这样吸引人,一头钻进去,你就会爱上它。

1986年,作为科室首位出国进修人员,我前往加拿大著名的多伦多儿童医院学习。在国外的一年里,我每天7点前到病房,跟随导师查房,早餐后就进入手术室,一直到最后一台手术结束,往往已是天黑。如果夜里碰到急诊手术,必须马上到位,这在国内是从来没有的。在国外的每一天都繁忙且充实,但我更是幸运的,因为我可以亲自上手术台学习各种先进的婴幼儿先天性心脏病手术技术。一年"不眠不休"的临床实践使我在短时间内掌握了多种技巧。学习期满后,多伦多儿童医院的主任向我抛出了"橄榄枝",希望我留下来做体外循环。但我不敢忘记丁教授叮嘱我的话:"你是第一个科室派出国学习的人,一定要学好技术,按时回国,做出好榜样!"这不仅是老师对我的叮嘱,也是我的决心:365天不敢松懈,就是要学成技术来挽救中国儿童的生命。

回到国内,我立即将所学所看应用到心胸外科的发展中。印象很深的是,当时晚上时常有先天性心脏病患儿发病送来医院,但我们并没有开展先天性心脏病急诊手术,有的患儿因得不到及时抢救而死亡。出国学习后我意识到,不少急危重症患儿必须要立即处理才能挽救生命。借鉴国外学习的经验,我决定开展急诊手术。记得第一例患儿是法络四联征缺氧发作,我连夜联系了麻醉师、体外循环医生、手术护士等医护人员,大家摸黑从家里赶来医院,下半夜手术才正式开始。第一例急诊手术的成功给我很大鼓励,后来我们又不断尝试,积累了丰富的临床经验。90年代后,由苏肇伉教授领衔的研究课题提出新生儿和婴幼儿危重先天性心脏病急诊手术的创新思路,建立起急诊手术规范和运作机制,获得了国家科技进步奖二等奖。

攻坚，创新不止突破极限

80 年代后期，随着丁文祥教授团队与世界健康基金会的深入合作，波士顿儿童医院乔纳斯医生团队带来了国际上最先进的心脏手术技术。而我们中国医生擅长学习，吃苦耐劳，从观摩到实践，从简单到复杂，国内心胸外科手术技术在短期内突飞猛进。

2002 年的一天，一个出生仅 11 个小时的新生儿被送来医院。孩子全身发紫，呼吸极弱，经会诊明确诊断为大血管错位。大血管错位是复杂先天性心脏病手术中极具代表性的一种，必须尽快手术，将长反的两根大血管接回原位，否则多数患儿活不过 1 岁。然而，婴儿心脏小如鸽蛋，嫩如豆腐，冠状动脉的血管极细，手术难度可想而知，并且国内还从未实施过如此低龄的新生儿心脏复杂手术。但救命要紧，这么多年的临床经验积累不就是为了危急关头救人一命嘛！我走进手术室，戴上放大镜，小心翼翼地分离，换位连接大血管，再缝合极细的冠状动脉，3 小时后手术成功，我们创下复杂先天性心脏病国内最小手术年龄纪录。2006 年 1 月，又有一名出生仅 6 小时的重症先天性心脏病大血管错位的患儿转来。此时的我已然非常镇定，依然是连夜手术，依然 3 小时，孩子转危为安，同时也刷新了国内大血管错位的最小手术年龄纪录。2008 年 12 月，一名 12 个月大女婴被送到我的面前，孩子的心脏结构完全相反，是罕见的纠正性大动脉错位。没有半点犹豫，我总结经验，再次运用最新技术为患儿成功做了手术根治，并创下术中心脏停搏 148 分钟的新纪录。

一次次的成功经验给予我不断攀登的勇气和动力。2000 年，新华医院心胸外科整体搬迁至上海儿童医学中心，给予我们更大的发展空间。我们又在国内率先开展大动脉转位术纠治右心室双出口、双调转术治疗纠正型大动脉错位、快速二期大动脉转位术等技术，填补多项国内空白；完成 1.9 kg Taussig-Bing 畸形的 Switch 手术，创下当时国内该类手术的最小手术年龄和最低体重纪录。心脏手术，错综复杂无定律可循。我们唯有多看、多做、多积累，才能应变处置各种疑难杂症。

外科医生不能做简单的开刀机器，更要具备细致的观察能力和宽广的创新思维。从 2001 年起，我开始探索气管狭窄的纠治手术。那是一个先天性心脏病手术后的孩子，反复拔管失败，无法自主呼吸。经过仔细观察后发现，原来患儿气管狭窄，如果不纠治，孩子永远无法脱离呼吸机。好在患儿气管狭窄处较短，我将狭窄处切掉后两端缝合，术后孩子顺利康复。这名患儿治疗成功后，我便关注起先天性心脏病术后并发气管狭窄的孩子。

2009 年一名年仅 1 岁患有复杂性先天性心脏病伴有气管狭窄的婴儿出现在我面前。患儿有一根长度约 6 厘米，直径仅 2 毫米的严重狭窄气管，缺氧严重，手术是唯一出路。但 6 厘米的长度无法用传统的剪切法，经过反复研究，我决定改良 Slide 滑片法气管成型技术，采用立体裁剪重塑气管，令其气管横截面积扩大至少一倍以上。术后 3 天，患儿顺利度过水肿高峰，一周后成功脱离呼吸机自主呼吸。这些年来，我们不断改良手术方式，改进缝合方法，采用悬吊技术，用自体心包膜覆盖气管表面防止细菌感染，改善血液供应等，使气管狭窄手术成功率达 99％以上。2023 年《儿童先天性气管狭窄外科治疗中国专家共识》在《中华胸心血管外科杂志》正式发表公布，标志着我国儿童先天性气管狭窄的外科治疗从经验医学向规范诊疗迈出了关键一步。

胆大心细，"好医生"有秘诀

从 20 多岁的实习医生开始，到现在已是两鬓斑白，被人称为"老专家"。50 多年里，我大概做了 4 000 多例手术。"胆大心细"是我的法宝：既要有勇于挑战禁区以技术突围的胆识，又要有细致入微的观察力和体恤他人的共情力。我曾发现，除了技术限制以外，不少病人会因为无法承担治疗费而放弃治疗。我就开始思考一种更为便捷、经济、高效的诊疗方式，在国内率先提出了心血管一站式诊疗新模式。这一模式使患者缩短 10～30 天的住院时间，医疗费也将降低 2 500～8 000 元。以此为成功经验，10 个月后，我带领团队再次在国内率先推出 4 种简单先天性心脏病临床路径，以规范的流程和精湛的技术确保患者在最短的时间里完成检查和治疗直至康复。只要 7 天，患有室间隔缺损、房间隔缺损、动脉导管未闭、肺动脉狭窄等 4 种简单先天性心脏病的患儿就能重塑一颗健康之心，这让无数患儿家长望眼欲穿。

对待医学，始终要保持一颗真诚的心。何谓"真诚"？对病情认真，对病人爱护，对家长坦率。这便是我医学之路的总结，希望与您共勉。

（徐志伟）

一切为了孩子

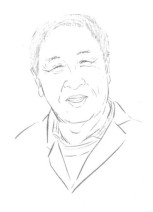

医生的价值不仅是治愈疾病，更是成为病人的依靠。

应大明

中国儿科血液/肿瘤和临床免疫专家，主任医师，教授，博士生导师。在中国率先进行了同种异体骨髓移植治疗重症再生障碍性贫血获得成功，为国内开展这项新的治疗起了带头作用。他带领团队率先在国内应用强烈联合化疗，使小儿急性淋巴细胞白血病的生存率从原来的10%提高到70%以上。他率先提倡小儿恶性实体肿瘤多学科综合治疗，创立了中国抗癌协会儿童肿瘤专业委员会。2018年3月15日，应大明教授与世长辞。

我国同种异体骨髓移植的先行者

应大明教授的父亲应云卫①先生曾任江南电影制片厂厂长,是我国杰出的戏曲、话剧和电影导演,夏衍②曾为之题词"戏剧魂"。抗战时期,应大明教授的父母在重庆参加革命工作,家中除了 2 个孩子跟随父母外,剩下的 5 个孩子包括应大明均留在上海。虽然出生在一个艺术家庭,但由于战争的分隔,应大明却没有走上艺术道路。"困难年代生活艰苦,最小的弟弟因贫、病离世,他的离世给我很大的触动,我想把这样的小孩救活,这也是我学医并且选择儿科的一个原因。"应教授说。

1954 年,应大明毕业于上海第二医科大学医疗系。毕业后师从于我国西医儿科的开山鼻祖高镜朗教授,参与了新中国西医儿科的兴建。1979—1980 年,应大明赴法国巴黎进修临床免疫和造血干细胞移植。

在 20 世纪 60 年代,国内外对白血病和重症再生障碍性贫血的治疗几乎是束手无策,病死率高达 90%以上,称得上是"不治之症"。不少血液病学专家都在设想用移植正常人的骨髓来进行治疗,然而,除了偶尔在双胞胎之间移植得到一些效果外,绝大多数以失败告终。直到 20 世纪 70 年代,国外发现,人群间除红细胞 ABO 血型的差异以外,还存在白细胞之间的差异。在此基础上建立起人类白细胞抗原(HLA)系统。只有 HLA 配型相合,人与人之间的(即所谓的同种异体)骨髓移植才能得到成功的保障。当时在欧美各国,同种异体骨髓移植治疗白血病和重症再生障碍性贫血取得了飞速的发展,挽救了不少原来无法治疗的患者。

"那个年代,国内的医学科学技术与国外相差很大,要求与国外交流的呼声日益增长,同时很多的困境也摆在我们的面前。"应大明说。

直到 50 岁,应大明才等来了珍贵的出国培训机会。1979 年,卫生部发布由 WHO 安排的培训计划,其中就有赴法国巴黎国家输血中心(CNTS)进修学习 HLA 配型的项目。这对于研究小儿血液病中最为严重危害小儿生命的急性白

---

① **应云卫**(1904—1967):应大明教授父亲,中国著名导演、编剧、演员。
② **夏　衍**(1900—1995):中国著名文学、电影、戏剧作家和社会活动家,中国左翼电影运动的开拓者、组织者和领导者之一。

血病和重症再生障碍性贫血的应大明来说真是千载难逢的学习机会。

巴黎是座繁华美丽又充满着浪漫色彩的大都市,但这一切都不是应大明感兴趣的事。"我是带着解决骨髓移植 HLA 配型的难题来巴黎学习的。"应大明说:"原计划我应当在法国国家输血中心进修 HLA 配型半年,并没有骨髓移植的临床进修项目。但考虑到今后 HLA 配型工作应当交由中心血站进行,而如今我已来到法国巴黎,这个有着良好的骨髓移植经验的地方,无论如何要争取机会亲自看一看,学一学人家是如何开展骨髓移植工作的,了解一下我们在国内所遇到的一些临床问题,法国医生又是如何解决的。因此,我在经过 3 个月学习初步掌握 HLA 配型技术后,就向法方提出要参观学习临床骨髓移植医疗技术。法方同意了我的要求,并把我安排到了巴黎著名的巴黎第七大学圣路易医院去学习骨髓移植技术。"

在巴黎第七大学圣路易医院,应大明在短短的 2 个多月时间内较完整地了解了骨髓移植的设备要求、具体治疗过程,得益匪浅。"虽然将这项技术带回了国内,但是要想开展骨髓移植工作不是一件容易的事。万事开头难,那时候连骨髓移植的关键设备——'无菌舱'也是我们自主创新建造的。"应大明说。

第一次出国,条件非常艰苦。应大明在巴黎待了 7 个月,为了省下 14 法郎,连巴黎地标埃菲尔铁塔也没去过。他一心只想多学些东西,生活上绝对清苦。在回国时他居然省下了 12 000 法郎,尽最大的能力为单位购置了一批回国后开展新技术必需的器材和试剂。

条件逐渐成熟。1980 年 3 月的一天,一位来自崇明岛、被诊断为重症再生障碍性贫血的男孩,成为这项技术最初的受益者。以往这类病人只能靠输血过日子,很少能治愈,最后多因出血或感染死亡,病死率高达 90% 以上。经与家人 HLA 配型检查,患儿与他姐姐配型相合。应大明决定为这孩子进行国内首例同种异体骨髓移植治疗,并获得成功。

在当时国内根本无方法治疗再生障碍性贫血的情况下,这无疑是一次轰动,由此国内首例骨髓移植成功被社会公认。

在同种异体骨髓移植成功的基础上,应大明又与成人血液科的明道化医生、任梅玉医生合作,运用同基因骨髓移植,经过 HLA 配型相合,为一对孪生姐妹做了骨髓移植,以治疗再生障碍性贫血,也获得成功。

应大明意识到个人的能力是有限的,要使患有白血病、再生障碍性贫血患儿有治疗的机会,骨髓移植技术必须推广。1985 年,为了上海地区同种异体造血干细胞移植工作的开展,他与华山医院、长海医院一起组织起上海骨髓移植协作组,推进了上海地区骨髓移植工作的开展,随后又协助红十字学会组建了上海中华骨髓库。

1981 年,应大明在国内率先进行了同种异体骨髓移植并获得成功,为国内这项新治疗技术的运用开了先河。1982 年,他马不停蹄率先在国内儿科临床上应用抗胸腺球蛋白免疫抑制治疗方法治疗重症再生障碍性贫血,并取得了良好的疗效,使原来挣扎在死亡线上的重症患儿得到新生,从而为患有重症再生障碍性贫血的孩子开辟了一条非常有希望的免疫抑制治疗途径。目前应用各种免疫抑制剂治疗重症再生障碍性贫血已成为一种非常有效的治疗方法,治愈率已可达到 70%~80%。

提倡小儿恶性实体肿瘤各科综合治疗

除了儿童白血病外,应大明对小儿恶性实体肿瘤亦有贡献。他在国内率先大力提倡多学科合作综合治疗,使淋巴瘤、神经母细胞瘤等恶性肿瘤患者的生存率有显著提高。

1984 年,在他的建议下,儿内血液科与儿外科合作,应用自身骨髓移植配合大剂量化疗治疗脑瘤、神经母细胞瘤、淋巴瘤患者。原来不少患脑瘤的患儿手术十分成功,但术后复发率极高,几乎 100%无一幸免,无法摆脱死亡厄运。当时国外已有报道治疗这类肿瘤的最佳方案是内科与外科联合治疗。

1992 年,应大明受到了国外血液肿瘤治疗趋势发展的启发,结合自己与儿外科合作治疗小儿恶性肿瘤的经验,在国内倡议组建中国抗癌协会下的儿童专业委员会,把国内从事小儿白血病和小儿恶性肿瘤的各方面力量组织起来,坚持以"综合治疗"来挽救患儿。成立 20 余年来,在全国同行的努力下,对国内小儿肿瘤的治疗起到了明显的效应,约有 50%以上的儿童实体瘤患儿得以长期存活。

开展儿童罕见病诊断

早在 1998 年,上海儿童医学中心疑难杂症门诊在国内最先开展了多学科联合诊疗模式(MDT),由郭迪、冯树模、吴圣楣[①]、黄荣魁[②]、应大明等老一辈儿科医生组成的专家团共同为疑难杂症患儿看诊。近20多年来,上海儿童医学中心始终延续着这份坚持,以具备雄厚临床实力的儿科各亚专业为强大后盾,由一批拥有丰富临床经验的知名专家教授领衔,组成了从临床到实验室的协作团队,对患儿开展多学科联合诊疗。共诊治病例4 000余人次,其中疑难罕见病例近1 400人,涉及360种罕见疾病,覆盖儿科血液、遗传代谢、内分泌、心血管、神经、肾脏、呼吸、消化等各亚专业。该门诊真正实现了从实验室到临床,从文献到实践的无缝衔接。

2000年,应大明退休后回聘,担任上海儿童医学中心、上海市儿科医学研究所和小儿肿瘤专业委员会顾问工作。每周三上午,他仍坚持到上海儿童医学中心疑难杂症门诊室坐诊。在看诊时,应大明总是拿着一本《SMITH人类先天性畸形图谱:分类、判定标准与遗传咨询》,这本书里详细介绍了各种各样的缺陷引起的疑难杂症。"医学就是一个不断学习的过程,虽然我已经老了,但还是有不懂的地方,不懂就去翻书,书上都有说明,它对我还是非常有帮助的。"他还自费购买了一台照相机,拍下患者的外表体征。坚持多年,应大明收集了各类疑难病例,并自费花1 000多元进行编辑。"这样可以提供一些有参考的信息,供大家检索,也让大家的工作更有效。"

2012年,上海儿童医学中心与波士顿儿童医院合作成立分子诊断联合实验室,通过采用现代遗传学实验技术(高通量测序和基因芯片等),对300多种罕见病的基因开展检测,初步明确了这些疾病中国人群的基因突变谱,为减少误诊、优化治疗方案和早期预防提供了强有力的支撑。

"现在除了查文献外,还可以通过基因检测的手段来诊断一部分的疾病。目前只有不到1%的罕见病有有效治疗方法,因而给患儿家庭造成了巨大痛苦,但我们还是希望能够给家长一个明确的答复,这对于他们来说也是一个安慰。并且通过基因检测的手段,我们也会建议部分有罕见病患儿的父母做一次基因检测,以确定是否适合再次怀孕,或者通过产前诊断的方式确定胎儿是否有致病基因,以免再生下有缺陷的孩子。"应大明说。

---

① **吴圣楣**(1933—):著名新生儿科专家。曾任上海新华医院常务副院长、上海市儿科医学研究所所长、《临床儿科杂志》主编。
② **黄荣魁**(1934—):著名小儿内科专家。曾任上海新华医院党委书记、上海第二医学院副院长、上海市人民政府教卫办副主任。

2015 年,上海儿童医学中心罕见病诊治中心成立。2017 年 2 月,中国首本以临床实例为主的罕见病专著《可治性罕见病》问世,与此同时,国家儿童医学中心(上海)落户上海儿童医学中心,其中的定位之一就是聚焦儿童罕见病。

一切为了孩子,这是应大明一生的承诺。他穷尽一生,不仅在医学专业上不断追求,更时刻关心着医患环境。早在 2012 年,已是耄耋之年的他曾亲手写下六页建议书,为医患和谐出谋划策。他说,"尊医爱患"是医患间最原始的情感。医患沟通是互动的、双向的,病人也会因为社会背景、文化素养的不同而在医生面前有不同的表现。只有相互理解,双方才能真诚地配合。虽然在当下社会受到种种因素影响,医患关系正面临着挑战,但我们相信,医患之间的目标是一致的,在这一目标下,医患双方共同努力、友好参与,"看病难"这一问题在不远的将来将不再是问题!

(夏 琳 施 敏)

让儿童白血病可以治愈

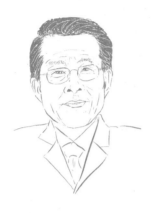

病人面对的社会问题，都是指导医生制订治疗方案的重要依据。

顾龙君

中国小儿血液肿瘤专家，主任医师，教授，博士生导师，国务院政府特殊津贴专家。1965 年毕业于上海第二医学院儿科系，他是儿童白血病个体化治疗的先驱者，并推动建立中国儿童大病（白血病）社会经济保障体系；主持多项国家级、卫生部及上海市级科研课题，多次荣获卫生部和上海市科技进步奖二、三等奖，在国际和国内发表论著 300 余篇。曾荣获"中国儿科终身成就医师"奖。

20世纪70年代初,儿童白血病在国内几乎没有治愈的可能,每天看到痛苦的病人和无奈的父母,顾龙君医生便下定决心要为攻克白血病而努力奋斗。从1973年在导师谢竞雄[1]教授的带领下参与筹建新华医院儿科血液病专业,一路发展至今,1998年儿童血液肿瘤科东迁浦东上海儿童医学中心,从最初的32张病床4个骨髓移植仓,逐步发展到有了亚洲最大的儿童血液肿瘤诊治中心,并建设成卫生部儿童血液/肿瘤重点实验室。如今,我们已可以自豪地说,在我们国家,儿童白血病大部分是可以治愈的。

从小就想当医生治病救人

为什么会选择做医生?

童年时,顾龙君医生几乎没有感受过父爱。因为在他不到2岁的时候,父亲就突然病故了。据母亲描述,父亲可能死于白血病。当顾龙君开始读书时,就萌生了将来要当一名医生的念头。

年少时,顾龙君跟着母亲还有祖父母一起生活在杨浦区。平时他喜欢听音乐,所以业余时间一旦有机会就去文化广场看演出、听音乐会。为了节约车费,他常常从杨浦的家中走到文化广场,省下的车钱就去福州路书店买书。当时,每当路过上海第二医学院,顾龙君都会停下脚步,在校门口张望一番,辗转徘徊多时,心想着将来要进这个学校读书,以后就能做个医生,治病救人。

1959年,顾龙君如愿考入上海第二医学院儿科系,王振义[2]教授是他的老师之一。王振义教授当时是病理生理教研室的主任,又是瑞金医院大内科的主治医生,他上课非常生动,使顾龙君对这门课特别感兴趣,也与王教授结下了深厚的师生之情。

在王振义教授的推荐和鼓励下,成绩优异的顾龙君选择留在王教授的夫人——小儿血液病专家谢竞雄教授门下,当一名儿科医生。成为一名医生是顾龙君从小到大的心愿,大学毕业后他真的留在新华医院,梦想成真。

---

[1] **谢竞雄**(1921—2012):著名儿童血液学专家,创建国内首个儿童血液专业组。王振义院士夫人。

[2] **王振义**(1924—):中国工程院院士、著名医学家、教育家、血液学专家,中国血栓与止血专业开创者之一,开创了白血病和肿瘤的诱导分化疗法。在国际上首创用国产反式维甲酸治疗急性早幼粒细胞白血病。

让白血病不再是绝症

进入医院学习后，顾龙君看到当时不少白血病患儿，走着进来，但没多久就被"抬着"出去了。在当时那样的医疗条件下，要诊断清楚白血病已经不容易了。即便明确诊断，也几乎没有有效的治疗手段。那时，国际上儿童急性淋巴细胞白血病的五年生存率已达 50% 左右，而我国的治愈率几乎为零，只有个别患儿能活下来。

看着正值花龄的孩子们被病魔夺去了生命，顾龙君医生心里说不出的难受。他责怪自己没能把孩子治好，那些受病痛折磨的孩子成为顾龙君心头的伤疤，时常隐隐作痛。作为儿童血液科医生，他暗暗立下目标——治愈白血病，让这些孩子们长大成人。

经过不断地总结临床经验，顾龙君医生和同事们渐渐达成一个共识，对于白血病患儿，不能无规则地治疗，而是要形成有规律的、系统的治疗方案。

1972 年，医疗团队参考国外经验，试着在一位小患儿身上使用联合化疗治疗方案。接受治疗后，孩子的体温开始下降，白细胞渐渐恢复正常生长，并由此摆脱了"死神"，一直健康生活至今。这是国内首个治愈儿童急性白血病的案例。一年后的 1973 年，他们又按这个联合化疗方案让五个孩子重获新生。随着联合化疗方案逐步作为规范方案并推广至全国，各地开始依据方案规范系统地治疗儿童白血病，患儿们的存活率也稳步上升了。每五年左右改进一方案，让白血病治疗方案进一步规范化并逐步优化。

1980 年前后，在联合化疗方案的基础上，顾龙君医生又吸取了国外最新研究并采用的中大剂量甲氨蝶呤治疗儿童急性淋巴细胞白血病的理念。经过大剂量甲氨蝶呤的药代动力学研究，在联合化疗方案的基础上，采用中大剂量甲氨蝶呤作为联合化疗方案的一部分用于治疗儿童急性淋巴细胞白血病。这一做法在当时看来很"冒险"，因为大剂量甲氨蝶呤的毒性很大，若不掌握好解毒方法很容易引起死亡。

当时顾龙君医生在方案中设定的使用剂量比当时常规用量高出 50～100 倍，在实施治疗之初曾引起国内学界一片哗然。但他没有退缩，他坚持他的想法是基于科学，并参照国外的先进经验，亲自做了大剂量甲氨蝶呤的药代动力学研究后形成的，其核心是要掌握好用药时序和减毒的每一个环节。最终，该方案获得了业界广泛认可，在实际运用中取得了良好的成效，并在国内广泛推广应用。

"基本上，我们每五六年都会更新一版治疗方案，在谢老师的指导下每次修订新方案都由我起草。"顾龙君医生回忆道。1988 年，他负责修订的"急淋白血病新华——88 方案"被推广到了全国 20 多家医院，该方案的五年无病生存率提升至 70％以上。如果说这一版方案注重的是"早期连续强烈化疗"，目的是想让孩子能够活下来，到了第二阶段的"99 方案"时，顾龙君重新调整为"早期连续适度化疗"，减轻强度，减少治疗相关的毒性，以避免很多并发症及后遗症，让患儿活得更好，提高生存质量。到了 2005 年的"05 版方案"，治疗目标已不仅是让孩子活下来，活得好，更考虑到卫生经济学，要让患儿家庭尽量能够承受相应的诊疗费用，因此这版方案的定位就是"高效、低毒、廉价"。

在上海儿童医学中心儿童白血病诊治逐步进展的过程中，医疗团队在国内率先建立白血病免疫分型、MICM（形态学、免疫学、细胞遗传学和分子生物学）分型，并在此基础上划分不同的危险程度，按不同危险程度予以分层治疗，使治疗方案更为优化。

1992 年起在陈竺[①]院士的支持下，由顾龙君领衔率先在国内开始研究白血病微量残留病（MRD），并于 20 世纪末逐步进入临床应用，1998 年底进入上海儿童医学中心做进一步深入研究，2000 年起正式作为治疗过程中判断治疗效应和治疗结果的客观指标，并逐步推广到全国，这是白血病治疗获得重大进步的关键环节。

在上述研究和临床实践的基础上，顾龙君在 2000 年提出"儿童白血病个体化治疗"的理念，即以治疗方案为基础，临床和生物学客观参数以及治疗过程中的效应为依据，实现"治疗个体化"方案。在这些工作的基础上，2015—2020 年，上海儿童医学中心组织全国 20 家地区治疗中心组成协作组。经过 5 年的努力，7 000 多名儿童急性淋巴细胞白血病患儿五年无事件生存率达 80％，五年总生存率达到 90％。

至今这个团队已治愈的白血病患儿已超过 2 000 多例。综合国内外文献资料并阐述上海儿童医学中心血液肿瘤科团队 40 多年的临床及其相关的基础研

---

① **陈　竺**(1953—　)：中国科学院院士。中国著名医学家、血液学专家。曾任第十三届全国人大常委会副委员长，中国卫生部部长，现任中国红十字会会长。

究的经验和论著，2017 年，由顾龙君教授主编、王振义院士主审、陈竺院士作序推荐、100 多万字的专著——《儿童白血病》由人民卫生出版社出版。

要治得好，更要"治得起"

曾经，对于白血病患儿家庭来说，如果没有可靠的经济收入保障，病人就不能完成长期系统治疗。动辄几十万元的治疗费用对这些家庭而言无异于天文数字。经济上不堪承受甚至破产，会让很多家庭放弃甚或中途放弃对患儿的治疗。所以，顾龙君一直认为，治疗白血病不仅仅是医学的问题，也是一个社会问题。

1990 年，顾龙君医生曾召集住院治疗的 12 位白血病患儿家长商讨，他建议家长们联名写一封信给上海市政府，希望市领导能帮助解决白血病患儿的巨额医疗费用问题。时任上海市市长朱镕基[①]读了信后深受感动，当场拍板：保障儿童健康是大事，一定要把这项社会保障工作办好！随即委托当时主管教育卫生工作的谢丽娟[②]副市长一定要把儿童大病诊治这项社会保障工作做好。

在谢副市长的带领下，经过一段时间的调研，上海市卫生局、上海市红十字会还邀请保险公司参与建立了"上海市儿童大病住院保险"。1991 年 9 月 11 日，"上海市儿童大病保险"项目正式出台。当时每位参保儿童每年只付出 6 元，就可以报销大病治疗所负担费用的 80%～95%。经过五年的运转，该方案在 1996 年改为"上海市中小学、婴幼儿住院医疗互助基金"，并延续至今。

上海这个保障体系建立后，挽救了一大批本地白血病患儿的生命，上海地区再没有一个患儿因经济原因放弃治疗，绝大多数患儿都能通过这一保障完成所需要的有效治疗。后来，这一体系还带动全国其他城市和地区相继建立了相应的保障体系，可谓功德无量。

2010 年，卫生部出台了 8 类重病大病的医疗保障机制的"新农合"计划，其中就有儿童白血病的新农合机制，患白血病的患儿家庭可从政府获得 90% 诊疗费用的经济保障。其应用的临床路径就是以"SCMC－ALL－2005"方案为蓝本制订的。"让儿童白血病从'治不好'变为'治得好'，从'治不起'变为'治得起'，

---

① **朱镕基**(1928—)：曾任中华人民共和国国务院总理，上海市委书记、市长。
② **谢丽娟**(1936—)：儿科专家，毕业于上海第二医学院。曾任上海市副市长、上海市政协副主席、上海市红十字会会长。

我想这就是我们中国特色的创举。"顾龙君医生骄傲地说。

医生的幸福感

如今,80多岁的顾龙君每周仍然有几天会在医院查房,到门诊看诊,他很喜欢和病人交流。他回忆道,以前下班的时间是17:00,但是他经常在18:30才离开病房。做完工作后,他常常到病房里转转,与孩子或是家长聊天,问问他们的感受,跟他们聊一聊有什么困难。"在查房时,你可以寻找并发现很多问题。不仅是医学专业领域的,还有病人面对的很多社会问题,这些都是指导医生制订治疗方案的重要依据。"顾龙君医生说。

在带教23名硕博士和博士后过程中,顾龙君与他们共同逐步创建血液/肿瘤临床实验室,为白血病临床基础研究及其诊治的创新成果打下坚实基础,这也是此后成立卫生部儿童血液/肿瘤重点实验室的雏形。

他常跟学生们说,一定要坚持做临床科研,在工作8小时以外,做点探索。如果只看国外的研究成果,就只能跟在别人的后面,永远不会有创新。作为医生,每天要想办法给自己的大脑"储蓄"一点新知识,"酝酿"一些新想法,在这个过程中,会发现并产生一些创新的可能,然后通过自己的努力,去解决一些以前没法解决的问题。顾龙君教授先后共领衔了7个国家自然科学基金项目的课题并获得多个奖项。

行医60多年,顾龙君诊治了数以千计的白血病患儿。他们中,有的已经长大成人,结婚生子,拥有美满的生活;有的到国外留学后回国,成为国家的人才,建设祖国;有的成为创业者、工程师、建设者,为建设社会主义强国贡献力量……他们都做得非常好。而最让顾龙君欣慰的是,这么多年的医患之情,在白血病治疗的艰难过程中,大家相互理解、相互支持,早就让他们变成了最亲密的"家人"。

"我时常会收到喜糖、喜蛋。我曾经的病人告诉我,她已经当妈妈了。还有外地的病人会寄当地特色的水果给我。他们告诉我,现在的生活非常幸福。当听到这些消息时,我很开心,吃在嘴里的喜糖、水果也变得特别甜蜜。我想这就是悬壶济世,造福人民的幸福感吧!"顾龙君医生面带笑容地说。

(夏 琳)

一切为了儿童健康

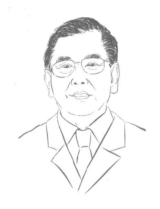

儿科医生不仅要解决当下的问题，
更要为孩子想得更多一些。

施诚仁

中国著名小儿外科专家，主任医师，教授，博士生导师，国务院政府特殊津贴专家。曾任上海市儿外科畸形诊治临床医学中心首任主任，上海交通大学医学院附属新华医院小儿外科、附属上海儿童医学中心小儿外科主任，上海医学会小儿外科学会主任委员、中华医学会小儿外科学会副主任委员、中国抗癌协会小儿肿瘤学会主任委员。获国家教委科技进步奖二等奖、卫生部科技成果三等奖、上海市科技进步奖二、三等奖及上海市卫生局科技成果二等奖等多项奖励；曾担任国家自然科学基金、上海市科委、上海市卫生局 9 项科研课题主要负责人；在国内外杂志上发表论文 300 余篇，获 2019 年第三届"国之大医·特别致敬"称号。

构建中国小儿外科学术体系

1944 年，施诚仁出生于上海。他天资聪颖，6 岁不到上小学，初中毕业时由于成绩优异，获得了直升大学预科的机会。当时有 9 所大学可以选择，在父亲的支持下，他将上海第二医学院作为首选。15 岁的他戴着红领巾进入上海第二医学院预科班学习，成为班里最小的学生。1960 年直升本科医疗系六年制。1966 年，他以优异成绩毕业，被分配到贵州省 301 医院外科工作。

学医时，施诚仁读完 Gross 主编《小儿外科学》的中文翻译本后，就喜欢上了小儿外科。他开始广泛搜集文献，如饥似渴地学着。他说："小儿外科病种复杂，儿童生理解剖特殊。就拿输液来说，儿童多输一点都不行。新生儿体温调节能力很弱，有中心体温、环境体温等，非常复杂。但是，当时小儿外科在普外科中不受重视。有些地方医疗条件差，很多不正规的盲目治疗，甚至采用民间偏方，总体水平非常落后。从那时起，施诚仁就立志从事小儿外科，希望改变中国小儿外科落后的现状。"

1973 年，施诚仁有机会到北京市儿童医院小儿外科进修一年，张金哲[1]院士成为他在小儿外科领域的启蒙者。1978 年，他又考入上海第二医学院小儿外科医学硕士，师从佘亚雄[2]教授。张金哲、佘亚雄两位教授都是我国小儿外科泰斗级人物，两人一南一北开创了小儿外科，能得到两位大师的教导，施诚仁在小儿外科上的造诣突飞猛进。

1984 年，他在导师的推荐下，到瑞士伯尔尼大学儿童医院进修一年，得到了世界小儿外科学会主席贝泰克斯教授的指点。除了参与外科临床手术外，还专门研究儿童食管 pH 24 小时监测及动力学诊断评估、儿童病理性胃食管反流。在他的努力争取下，他将先进的仪器带回祖国，并率先开展此类疾病的研究，填补了国内空白。瑞士一年的学习令他大开眼界，见识到了国际最先进的小儿外科水平。

回国后，他一直在新华医院小儿外科工作。他说："正常出生的 100 个新生

---

[1] 张金哲（1920—2022）：中国工程院院士，著名小儿外科学专家。

[2] 佘亚雄（1917—1995）：著名儿科学家，中国小儿外科奠基人之一。

儿里有一个是畸形。比如疝气、多指、小耳朵,以及新生儿的各种产伤等,这些都需要进行外科干预。"2002年,在新华医院与世界健康基金会一起筹建上海儿童医学中心时,施诚仁又加入了丁文祥等老一代小儿外科专家建立的上海市重点学科——上海小儿外科畸形诊治中心,并担任首任主任。从此,小儿外科畸形诊治成为新华医院和上海儿童医学中心的特色。

导师佘亚雄去世前曾嘱托施诚仁,要把中国小儿外科发扬光大,帮他完成未能完成的心愿,出版《新生儿外科学》。他没有辜负导师的厚望,2002年,施诚仁主编的《新生儿外科学》出版发行,奠定了中国新生儿外科学的理论体系。施诚仁教授特别注重理论的整理,笔耕不辍,著作颇丰,他先后主编了《名院特色治疗技术丛书——小儿外科学》《儿童肿瘤外科学》《小儿肿瘤学》《小儿外科学》(第四版)、《新生儿外科学》(第二版)等著作,发扬光大了我国小儿外科的学术体系。而他参编的小儿外科学书籍则超过20本之多,涉及小儿肿瘤学、急诊急救学、胸心外科手术学、小儿胃动力性疾病和出生缺陷早期干预等领域。

经典小儿外科治疗方案

施诚仁教授对于中国小儿外科学的贡献,不仅在于理论体系的建立,他丰富的临床实践也开创了许多中国小儿外科领域的第一,尤其在连体儿畸形分离手术、巨结肠、新生儿腹壁缺损、儿童实体肿瘤等方面最为突出。

联体儿畸形是严重的新生儿缺陷,全球发生率在1/10万~1/5万,主要表现为两个胎儿出生时连体畸形,可以是头部、脐部、臀部等处联结,外科分离术是唯一手段。自1984年参与第一例至今,施诚仁教授已成功做了多例联体儿分离术。处理这类复杂畸形不但要有正确的理论与实践经验,更重要的是能总结一套评估方法。施诚仁的相关经验在《欧洲小儿外科杂志》《中华小儿外科杂志》等国内外杂志发表。

回忆起第一例联体儿分离手术时,施诚仁教授说:"我国第一例联体儿分离手术是在20世纪80年代,佘亚雄教授主刀,我是助手。这对联体儿是胸腹联合,合并心脏畸形。术前我们就设计,怎样保住一个,另一个怎么补? 手术后,两人恢复很好,现在仍然健在。"施诚仁在后来的临床中,曾碰到另一个高难度的联体儿分离手术。这例联体儿是胸腹联合,分离后胸部缺口非常大,怎么修补这个巨大缺损？施诚仁想了一个好办法,特制了一个护板,用记忆钛合金钢丝做骨架,外包医用硅胶塑形,护板修复缺损后,自身皮肉就慢慢地愈合,最后护板可以拿掉。

施诚仁对先天性巨结肠的研究长达 30 余年,是国内治疗先天性巨结肠的顶级专家。他在国内首先提出综合辅助诊断方法并开展有关肠神经系统发育的研究与临床实施,他的先天性巨结肠手术量数以百计,有丰富的治疗经验,成功率＞90％。在经典案例中,有一个 2 岁男性患儿,便秘 18 个月,X 线片等检查提示典型先天性巨结肠,施诚仁为其实施经肛门 I 期拖出术,切除病变肠管 30 cm。术后一直追踪随访 10 年,男孩发育正常,排便正常。

儿童实体肿瘤种类多样,发病率最高的是白血病,其次是脑肿瘤、腹部肿瘤、肝母细胞瘤、神经母细胞瘤、畸胎瘤、骨肿瘤、视网膜母细胞瘤等。施诚仁在儿童实体肿瘤方面有着丰富经验,他连任三届中国抗癌协会小儿肿瘤专业委员会主任委员,推动了我国儿童实体肿瘤的治疗发展。施教授积极推进 MDT 模式治疗规范化,推荐参照美国儿童肿瘤组织和欧洲小儿肿瘤协会的经验。为了帮助患儿家庭,他成立首届患儿家长俱乐部,指导家长如何在家中为患儿做护理,减轻家长精神压力。他编辑出版《小儿肿瘤科普教育》,免费提供给家长学习。为了减轻家长的经济负担,小儿外科畸形诊治中心与上海儿童慈善基金会合作设立专项基金,为儿童实体肿瘤患儿提供资助。

在临床实践基础上,施诚仁教授发明了一系列医疗器械。他设计了医用硅橡胶为支架的肛门塞,减少肛门直肠手术后并发症,获得专利;他对女孩先天性无肛提出保护会阴体,对肛瘘手术保护括约肌等观点进行了手术改良。他总说,孩子在不断地生长,他们的路还很长,儿科医生不仅要解决当时的问题,更要为孩子的未来多想一点。

开创产房外科新模式

很多新生儿先天畸形,在产前超声诊断时就能确诊,能不能在婴儿出生后第一时间手术？施诚仁大胆设想,把手术台搬到产房,等分娩结束立即为新生儿进行手术,开创了新生儿外科畸形早期干预的新模式——产房外科。施诚仁说:"产房外科应用于新生儿某些先天性畸形疾病诊治有很好的效果,产房外科的建立,可以将患有先天性畸形的新生儿在出生后第一时间进行手术治疗,避免了因延误治疗而增加的手术难度。"

很多先天畸形的新生儿得益于这一新型诊治模式。一名新生儿在胎儿期就被诊断出巨大脐膨出(腹壁巨大缺损,直径 7 cm×7 cm,腹腔狭小,肝肠处于腹腔外),这种患儿出生后脐膨出表面的羊膜很快会因患儿哭吵、吞咽气体、消化道胀气或护理活动等造成破损感染,往往来不及治疗或在转运途中死亡,即使在儿外科也会因肠道空气而难以将脏器纳入腹内,甚至不能将腹壁皮肤覆盖在羊膜上,导致手术失败。按以往传统需分两次手术纠治,施诚仁则大胆将产房外科模式用于脐膨出的治疗。为了不延误患儿手术,在手术小组的精心准备下,患儿在剖宫产后的第二声哭声即被置于设在产房内的儿外科手术床上,给予保暖、呼吸支持,挤压膨出的肝、脾、肠组织,扩大腹腔并防止肠胃腔充气的影响,脏器得到复位,很快成功完成Ⅰ期脐膨出修补术。

施诚仁说:"产房外科的优点是零转运,无感染发生,胃肠道气体少,Ⅰ期关闭,将来手术瘢痕也少,且解决了家长的精神负担,实现了抱着一个健康宝宝出院的心愿。同时,还可收集脐带血,或采集羊水、胎盘等作为干细胞治疗的源备库,为孩子今后的自治和互助提供一份保障。"

医学离不开人文

眼前这个儒雅、清瘦的学者,一生淡泊名利,最大的目标就是保障儿童的健康。对于年轻后辈,他时刻提点:从医是人生的修炼。

"医生的人品、素养非常重要,既然选择了从医,就要很好地为大家服务。"78岁的施诚仁教授说。虽然早已退休,但他仍然闲不住,还在学习最新文献,与青年医生一起讨论疑难病例,指导帮助下级医生撰写论文。他也喜欢与学生们一起查房,手术时在旁边指导,畅述自己的心得。

施诚仁强调医学人文的重要性,他回忆起自己当年做小医生时的情形:"整日泡在病房观察病人,亲手为病人量血压、换尿布、喂奶,只有这样才知道病人吃得好不好,排便怎么样。要关心病人,时刻记得医疗的对象是人。那时我们检查大部分都是用手摸,现在影像学进步了,很多年轻医生都不注重查体了,这样肯定是不行的。"

回顾近六十年的从医生涯，施诚仁最大的感悟是：一名医生，一定要有正确的思想引导——做医生就是治病救人。所以医生要贴近临床多实践，实事求是搞科研，重视基础理论和操作。纵使现代科技再发达，都不能替代医生直接对病人望、触、叩、听，因为靠手触摸不仅是外科医生一个最基本的手段，也是医生和病人沟通的一个最重要的途径。

（屠　俊　夏　琳）

源于热爱

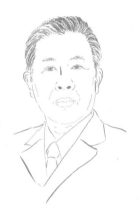

外科医生要洁身自好,避免不良习
惯,六七十岁手也不会抖。

陈其民

中国儿外科领域权威专家,曾任上海交通大学医学院附属上海儿童医学中
心大外科主任,主任医师,教授。中华人民共和国司法部医疗鉴定委员,上海市
儿童先天畸形诊治中心资深专家。主刀多例联体儿手术,在国内率先开展小儿
肝移植技术,获国家科技进步奖二等奖。

眼前的这位教授,语速快,思维比语速更快,脑子里全是最新的概念。每年全国大会同行们聚在一起,都期待着他的发言——老陈这次又要说点啥新玩意儿? 做了一辈子儿科医生,陈其民基本将儿外科所有的亚学科都学精了。

哪有什么天才,一切源于热爱

有一种人天生就是外科医生。

陈其民,恐怕天生就是要成为外科医生的人。这一点,连他自己也不否认。

1975 年陈其民中学毕业后就去农村插队,后来高考恢复了,他就成了第一届考生。因为陈其民的祖父辈是学医的,他的第一志愿也是学医。作为上海考生,陈其民选择了上海第二医学院(现上海交通大学医学院)。"当时上海第二医学院的儿科在全国排名第一,要学就学医学院最好的专业!"凭借着这样一股志气,陈其民选择了儿科。

从上海第二医学院儿科专业毕业后,成绩优秀的陈其民被分配到上海新华医院。真正进入临床后才知道什么叫儿科。"儿科是一个很大的科,分很多专业。我是一个男生,身体好、动作快,上大学时还是校一级运动员。按这个条件很适合学外科,所以我就如愿当了一名儿外科医生。"陈其民说。

在新华医院,陈其民跟随着当时儿外科的大家——佘亚雄教授学习。在老师身上,陈其民看到了老一代中国医生的精神。"以前学医的家里的条件都比较好。他们早年出国留学,有非常好的国际视野和先进的人文理念。比如以前我们只想把病看好,不太关心病人本身,也不关注自己的身心健康,但老师们就很重视。甚至在做动物实验的时候,对实验动物也非常尊重和爱护。你可以感受到在他们的一言一行中都有一种'爱心'在里面,这种品质对我们的影响非常大!"

二十世纪七八十年代缺少医生,儿科医生更缺。作为"新兵"的陈其民每天都很忙。"我们住院医生真正是住在医院里的。一年到头不回家,偶尔回去拿一点换洗衣服和生活用品。那时的生活很简单,白天在门诊看诊,在病房看病人、做手术。晚上回医院宿舍总结一天的工作。"就这样五六年,年轻的陈其民打下了扎实的外科基础。"那时没有先进的影像技术,没有CT,没有磁共振。那医生靠什么诊断? 就靠你的一双手和丰富的临床经验。用最基本的摸、扣、嗅、听的方法就能解决很多常见的问题。看得多了，就把作为外科医生最重要的胆子练大了。"陈其民说。

陈其民不光胆子大，似乎还对做手术有些"走火入魔"了。

"我自己的手术做完了，就去别的手术台帮忙。有的大手术，人手已经挺多了，我还要凑进去说，我帮你们拉钩子也行。"热爱手术到这个程度，直到他已经到了退休年龄，仍然戒不了"刀瘾"，时常跑回医院看看有什么疑难杂症可以让他一展"神功"。

外科医生的"黄金期"必须奉献给孩子

医生的成长周期特别长。30 岁左右必须在一线积累临床经验，40 岁后才是外科医生的"黄金期"，这时有了"底气"，才有信心挑战高难度。

陈其民将自己的从业经历划分为几个"十年"。第一个十年，是打基础的阶段，要做各种各样的手术，积累丰富的临床经验。第二个十年，前一个阶段做儿童上腹部的手术——食管、胃；后一个阶段做下腹部——直肠、肛门。第三个十年，他把主要精力都贡献给了儿童肝移植事业，做到了连续十年全球领先，拿到国家科技进步奖。第四个十年，可能那时已经退休了，但医生是终身职业，人体太深奥了，医学永无止境，只要心不老就可以拓展新的领域。

联体儿畸形是出生缺陷中极为罕见的一种，全球发生率为 1/10 万～1/5 万。陈其民在联体儿分离方面有着丰富的经验，从 1982 年参加第一例联体儿分离手术至今，已经参与过 8 台联体儿分离手术，第一例分离的徐家小弟已经 40 多岁了。

2004 年 7 月，陈其民主刀对一对十月龄联体儿实施"分离"手术。这对联体姐妹俩是来自河南的孤儿，经一系列检查确诊，"面对面"的两个人从胸骨上段至脐部胸腹相连，拥有各自单独的心脏，但胸腹腔相通，一个肝脏共用。两姐妹术前总体重为 13.7 千克。

陈其民说，由于姐妹俩系弃儿，经由福利机构、爱心人士等多方联系，才得以最终送到上海做手术，实际上已错过了"出生后不超过 5 个月"的最佳手术时间。由此，肝脏"一分为二"后巨大断面的止血处理、胸廓成型、超大面积手术创面的修复、"伞状"膈肌切开后的呼吸系统并发症，以及 10 个月来两个孩子"互相熟悉"的生活状态一旦被打破会带来的生理和心理的各种问题,都将是此次联体儿分离手术必须慎重考量、逐一解决的关键所在。

拥有丰富经验的医疗团队在手术之前就对术后可能发生的情况逐一讨论,并设计了完整的肋骨胸骨再造及"补皮"方案。手术两天后婴儿恢复了自主呼吸,分离后的姐妹俩迎来全新的人生。

陈其民最擅长的还是儿童实体肿瘤切除,并创造了很多纪录。2010 年 4 月 20 日,陈其民主刀为一个体重 6.7 千克的 2 岁患儿切除了一个重达 5.16 千克的巨大肝肿瘤。患儿 16 个月时肚子开始迅速膨胀,经检查是肝部肿瘤,随着日子的推移,肝部肿瘤越来越大,与其自身体重比例接近 1∶1。虽然辉辉患的是肝部良性错构瘤,但是巨大的肿瘤占据了他的整个腹部,并压迫着其他脏器。胸前的肋骨已经被肿瘤顶得外翻,再不治疗将对呼吸、消化、循环系统产生极大影响,威胁生命,手术迫在眉睫。

"设计手术方案要考虑很多因素,并不只是切除肿瘤。"陈其民解释。手术中最大的风险就是出血。由于肝部血管丰富,术中出血量比其他手术要多得多。同时,肿瘤周围血管由于受到长期挤压完全变形,只能凭经验在术中判断,掌握分寸。稍有不慎就会大出血,患儿极有可能在术中死亡。其次,巨大的肿瘤一旦被切除,全身的压力就改变,术中曾出现血压极速下降的险况。所幸,凭借丰富的经验和周密的设计,手术经历 5 小时后顺利完成,切除的肿瘤大如篮球。术后患儿恢复良好,仅仅 2 天就度过术后危险期。

在陈其民的职业生涯中,还有很多这种险象环生的案例。他切除的最大肿瘤重达 10 千克,与 1 岁多孩子的体重相当;年龄最小的患儿是一个出生仅 3 天的婴儿,为其切除颅内肿瘤;他还为一个出生 4 天的婴儿切除占据三分之一体重的寄生胎。最艰难的一次手术是为一个孩子切除腹部神经母细胞瘤,从早晨 8 点开始手术,做到了第二天上午 10 点,耗时 26 小时。"手术前父母非常纠结,但我有信心可以给孩子一个未来。现在这个孩子已经上了大学。"陈其民说。

"有人问什么东西最漂亮?那当然是小孩的眼睛最漂亮啦!"说起孩子,陈其民眼中发光。"因为小孩子只知道你是医生伯伯,你是护士阿姨,他不知道你是不是博士,是不是国外留学回来的,是不是大专家、大教授……他只知道你是来给他救治病痛的。他们的眼神很纯真,你真心对他们,他们就毫无保留地真心回报你。你就会感到一种成就感、幸福感,不做儿科医生很难体会。"

为了那个珍贵的眼神,陈其民一生都在钻研儿科诊疗技术,并使劲儿延长自己作为外科医生的"黄金期"。他告诫年轻医生,首先是热爱,热爱这个专业,你就永远处于"黄金期";其次,医生要洁身自好,避免不良的习惯,就算到了六七十岁,你的状态仍然在线,手也不会抖。

外科医生不仅是"猛男",也是"暖男"

陈其民生得高大。近 70 岁仍然英姿挺拔,步履铿锵。"都说外科医生生猛、干脆,但内心里也要是个暖男。"他笑着说。

对儿科医生来说,我们服务的对象是小朋友。孩子是一个家庭的中心,他有父母亲,有爷爷、奶奶、外公、外婆。如果一个小孩子生了比较重的病,一家老小都非常焦虑。医生是这个家庭面临困难时最先面对的那个人,医生的一言一行对整个家庭都有影响,甚至对这个病人治疗最后的转归都有影响。

首先你要了解一些孩子的心理。小孩从几个月到十几岁,不同年龄段有不同的心理状态,而且他们敏感、冲动、多变。要跟小朋友交朋友,用他们的语言和习惯与他们沟通。陈其民的胸前一直挂着一个玩具,每次问诊前,他都先用小玩具与孩子"套近乎"。面对青春期的孩子,就要尊重他们,不能把他们当不懂事的小屁孩,要听听他们心里的想法。在给予治疗方案时,也要尊重他们的意见。

"虽然我是外科医生,但我很乐意给我的学生们讲医患沟通的课,讲我自己碰到的真实案例,希望年轻人能够领悟沟通中的学问,能够成为一名更好的医生。"陈其民说。

(夏　琳)

走出诊室的儿科医生

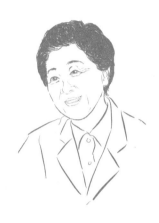

儿童健康不仅是体格正常生长,还与认知、运动、语言、行为、社交等密切相关。

金星明

中国发育行为儿科专家,主任医师,教授,博士生导师。曾任上海儿童医学中心发育行为儿科主任,上海市环境医学与儿童健康重点实验室副主任,中华儿科学会第一任发育行为儿科学组组长,中国残疾人康复协会智力残疾康复专业委员会副主任委员,上海儿科学会发育行为儿科学组长。

走进金星明的办公室,仿佛来到了儿童乐园一般,各种玩偶、贴纸把冰冷的医院办公室布置得更像是一个儿童游玩室。金星明爱笑,因为她从孩子身上收获了一颗不老的"童心"。

正是有这样一颗童心,激励着金星明不断创新,在常人已经退休的年龄又辟新径,率先在国内开展语言障碍的研究,建立国内语言发育筛查本土化量表,确定我国儿童最早出现的 50 个词语,并应用于临床语言发育迟缓儿童的评估和治疗。

关注儿童发育行为

金星明师从我国儿童保健事业开拓者、第二代儿科著名专家郭迪教授,参与了自 1980 年后中国儿童保健事业发展的大事件。

1986 年至 1990 年,金星明和她的师兄弟在东南沿海地区对 8 000 多名 0～6 岁的健康儿童进行体格及社会心理发育的调查,率先在国内绘制了既有体重又有社会心理发育测查项目的《儿童生长发育保健卡》,这份来自中国的保健卡得到了国际权威专家的高度评价。如今这张保健卡又加上了时代的元素,进一步修订后准备走进万千家庭,指导家长如何正确养育孩子。

此后,金星明又将多种儿童行为发育和心理测验应用于临床,借助这些工具率先开设临床学习困难门诊和行为问题门诊、语言障碍门诊……一系列开创性的工作,为中国发育和行为儿科学的建立打下了基础。

在金星明眼中,为医之人必须具备完整的人格和坚持真理的勇气。从不惑之年开始接触儿童保健学的金星明,一直秉承一个理念——儿童健康,不仅是体格正常生长,与运动、认知、语言、社交、行为等也有关联。

金星明回忆,以往很长一段时间里,多数儿科工作者囿于单纯的生物医学观念,对儿童的心理和行为异常视而不见。直到自己的老师郭迪教授打破了这样的刻板概念,提出偏重治疗,忽视保健和预防,不利于孩子的全面健康成长。

"当人们只关心孩子吃得好不好、长得高不高的时候,我们将眼光落在了儿童的发育行为,研究孩子说得好不好、学得好不好、行为好不好。"经过多年的努力,2011 年,金星明终于在我国建立了儿童发育行为专业。

儿童行为和社会心理发育统称为儿童发育和行为,主要包括生长发育监测、运动发育、语言发育、认知发育、人格发育和社会交往等潜能的逐渐发展,儿童的行为发育与躯体的健康相互交织,又相互影响。

自从这个专业成立后,金星明着眼于全国发育行为儿科学发展之大局,活跃在学术的舞台上,写文章,开大会,走出去,2012年率领全国发育行为学组的专家到美国威斯康星医学院进行强化培训,获得很多先进的理念,活学活用在儿科临床中。同时,注重与相关专业的沟通,加强与国际间的交流,使得中国发育行为儿科自诞生之日便拥有较高的起点。

生长、营养、心理三者相辅相成。她说:"做儿科医生是最幸福的。因为只要看到一个个白白胖胖的小宝宝,你就能感到旺盛的生命力,他会激发你的工作热情,当孩子摆脱病痛,蹦蹦跳跳地站在你面前时,你就会有一种莫大的愉悦和幸福。"

多动症综合干预

金星明看病不仅是看病,更要看人,包括儿童和家人。在那些久治不愈的病儿中,不乏因厌学而咳嗽,因紧张而抽动的孩子,而她给出的最有效的药方,就是教会家长如何正确帮助孩子在心理上健康成长。

这种看病方式,也让金星明在发育行为儿科建立之初十分注重就诊模式和医患沟通技巧。

根据流行病学调查统计,中国学龄儿童多动症患病率为6.4%,这意味着中国有近2 000万儿童患有多动症。金星明坦言,"社会认知度低,大众关注度不够,专职医师的匮乏和治疗不规范,使患病儿童得不到科学的治疗。"为此,金星明在2019年主编了《注意缺陷多动障碍标准化门诊建设和规范化管理》一书。

儿童多动症又称注意缺陷多动障碍,主要症状为注意缺陷、活动过度、冲动、认知障碍和学习困难。如果得不到及时规范的治疗,60%~70%的患儿症状将持续到成年。很多多动症患儿最初到医院就诊时,大都被认为是学习不好或调皮捣蛋,而不认为这是一种病。

"儿童多动症的治疗要进行综合干预。"金星明表示,"所谓'综合'包括三个方面:第一,药物治疗,它是基础的治疗。实验表明,药物治疗加上行为管理两种方法结合,临床疗效将近70%。第二,行为治疗,对未上学的年幼儿童来说,行为治疗是主导治疗。其中,4~6岁倡导行为治疗为先,6~11岁药物治疗加上行为治疗,而11~18岁行为治疗退后,药物治疗为先,再加上心理治疗。第三,医教结合,医生要向学校宣传多动症的知识,让更多的教师理解多动症的学生,并采取相应的矫正方法,如运动训练、执行功能训练等。"

在金星明看来,儿童多动症的治疗是否采用药物,效果大相径庭,但家长对于兴奋剂类的药物存在偏见,往往会因为不想用药而耽误了治疗。对此,金星明坚持开展多动症父母小组活动,专门为患儿家长答疑解惑,还安排成功案例的家长来分享心得,这样的活动坚持了十余年。

"对儿童多动症的治疗,医生责无旁贷。同时,社会各界也要给予患儿更多的关怀,特别是家长的理念改变后将更有利于孩子的治疗,对于儿童多动症的治疗,规范诊治是核心,药物治疗是基础,而医教结合是方向。"金星明说。

设计语言发育筛查

在儿童发育与行为中,语言障碍是一个严重的问题,国外报道,学前儿童的发生率为10%～15%,学龄儿童约为7%,但在我国尚未引起足够的重视。如果没有得到及时治疗,这部分人群日后可能成为各种情绪和行为障碍的高危人群。金星明率先在国内开展儿童语言的研究和临床。

"以往,好多1岁半到2岁不讲话的孩子都被归类为智力低下、孤独症,但其实我们冤枉了这些有语言障碍的孩子。"金星明坦言,在儿童语言发育障碍的诊断、评估和干预方法上,我国与欧美发达国家间存在显著的差距,解决该问题的瓶颈是建立正规的语言评估体系。

在这样的动力推动下,金星明团队设计了0～3岁儿童语言调查问卷,对上海市10个区8000名0～3岁婴幼儿的语言发育状况进行流行病学横断面调查,随后经计算机统计学处理制订上海市0～3岁婴幼儿语言发育常模,并进行效度和信度的考核,国内首个语言发育筛查本土量化表由此诞生。

建孤独症医教结合模式

孤独症是近年来社会关注的一个儿科疾病,国内外报道发病率有上升的趋势。目前医疗干预资源有限,而这障碍又是一个"慢病",家庭中出现这样一个孩子,常使家长十分苦恼。

金星明在临床上建立了孤独症的专家联合门诊,她指导年轻医生一道开展上海市4~12岁儿童的孤独症流行病学调查。近两年,她还与浦东新区4所特殊教育学校从事孤独症儿童教学的教师进行每月一次的医教结合教案分析,指导特教老师根据医学评估后个体儿童的发育年龄,而不是生理年龄,制订教学目标,使家长亲眼看到和感受到孤独症儿童的进步。目前浦东新区每个孤独症儿童都经过了医学评估,因此,教育目标更有针对性。

从2012年起上海市政府号召关注特殊儿童入学的健康检查,在上海市卫生局和教育局的联合下,金星明担任了市级专家组组长,连续两年为上海市200~300名特殊儿童入学进行健康评估工作,并提出了干预措施。

在医教结合的道路上,金星明把精力放在临床上,同时不忘学术理论。2013年,由新华医院创刊的《教育生物学杂志》正是近十年医教结合的产物,金星明在前期杂志的筹建和创刊上付出了大量的心血。迄今为止,这是我国乃至全球的第一份以教育生物学命名的杂志,涉及医学和教育两大领域共同感兴趣的主题,使得医教结合理论联系实践,向更深、更高的层次发展。

已经迈入古稀之年的金星明依然时刻关心着儿童发育行为学科的发展,不但主编了高等医学院校的医学生、规培医生和专科医生三本进阶式的《发育与行为儿科学》,还出版了《发育与行为儿科手册》。她从医、执教、著书立说,把保护儿童健康作为自己毕生心魂相守的事业。

(屠 俊)

跨前一步，为了"健康中国"的未来

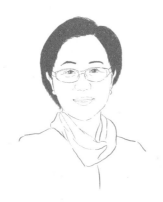

我们服务的是占世界人口20%的儿童，但他们是100%的未来。

江 帆

中国发育行为儿科专家，中共十九大代表，第十四届"银蛇奖"一等奖获得者。上海交通大学党委副书记，上海交通大学医学院党委书记，主任医师，教授，博士生导师，教育部环境与儿童健康重点实验室副主任，上海市青联副主席。

长期从事社会环境因素与儿童健康的相关性研究，尤其在儿童睡眠、青少年身体活动促进等多个领域的研究成果，实现了向公共卫生政策转化。发表论文140余篇，其中以第一作者和通讯作者发表SCI论文30篇。作为医院管理者，她提出"打造无哭声医院"理念，带领员工在儿童先天性心脏病、白血病等疑难杂症诊治技术上取得不断突破，推出一系列"呵护患儿、关爱家庭"人文项目，获得了社会和百姓的认可。曾获国家自然科学基金优秀青年项目、教育部新世纪优秀人才、中国青年五四奖章、上海市领军人才、上海十大杰出青年、上海市优秀学科带头人等多项人才计划及奖励，获国家科技进步奖二等奖及教育部科技进步奖一等奖等荣誉。

我们守护的是 100% 的未来

我出生于一个教师之家,父母都是老师,所以我从小就想做老师。小时候我经常站在家里的小黑板前,模仿老师的样子,给空气上课。后来,我的外公因胰腺癌离世,外婆又瘫痪卒中在床。我忽然感到很无助,意识到家里有医生该多好,如果我是医生就好了。长大后我想考医学院,加上天生喜欢小孩,所以对儿科专业很感兴趣。1993 年,上海第二医科大学(以下简称"二医大")儿科系在浙江省只招两人,我成为幸运者之一。我很享受儿科医生这份职业,既可以成为儿童健康的守护者,也可以教书育人,完成我最初的梦想。

二医大儿科系很出名。如果说我原来只是出于对孩子的喜欢而选择儿科,进了二医大后我真正喜欢上了这个专业。如果时光倒流三十年,我还是会选择儿科。特别是在开学典礼上,当时的校长王一飞[1]教授的双语致辞,深深吸引并鼓舞了我,燃起了我对医学人生的无限憧憬。

王校长的演讲渗透了自己的人生感悟和对培养能肩负 21 世纪使命的医学生的独特想法,加上他极具穿透力的声音,让我感到做医学生的骄傲。很多年过去了,那次开学典礼和王校长的演讲我一直记得。

后来,我遇到了儿保专业上的"领路人",他就是我的导师——儿童保健领域最具有影响的学术带头人之一,沈晓明[2]教授。他教我作为儿科医生的责任与坚守:"为医者,德为先。"也正是他让我真正领悟了儿科的真谛——"我们服务的是 20% 的人群,但他们是 100% 的未来。"

孩子并不是成人的缩小版,他们有着自己的特点。比如,表达直接,不舒服了就哭闹;但表达不准确,不能准确说出哪里不舒服;他们活泼好动,但配合度差些等等。

为了能更亲近孩子,每次出诊我都会自备许多"小法宝":漂亮的铃铛、可爱的玩偶,时不时地给孩子们变个"魔术";我还会用孩子们喜欢的"肢体语言"来吸引他们的注意力,比如嘟囔嘟囔嘴,眨巴眨巴眼睛。作为儿科医生,一定要亲自去接触病人,用眼睛去观察、用耳朵去聆听、用心去感受,只有走近并了解需要服

---

[1] **王一飞**(1939—):组织胚胎学专家。上海交通大学医学院顾问,曾任上海第二医科大学校长、世界卫生组织医学官员。

[2] **沈晓明**(1963—):中国儿童保健学专家。

务的人群,才能更好地帮助患儿和他们的家人。

"护苗行动"突破诊室局限

当我还是住院医师在急诊当值时,几乎每天都会送来遭遇意外伤害的孩子,他们中的一些因为第一时间救助不力而失去最佳抢救期。鲜活的生命就这样转瞬即逝,家长撕心裂肺的哭声使我无比痛心。作为临床医生,该如何更好守护那些还未长大的"小树苗"? 这个问题一直缠绕着我。

查阅文献后一个严峻的现实摆在我的面前。在中国,每年有20万儿童因为意外伤害而死亡,而每6个孩子中就有一个曾经经历过意外伤害,而这些意外伤害中绝大多数都是可以被预防的。发生在急诊室的一个个悲剧故事和那些触目惊心的数据不停地撞击着我的心,我决心要为孩子和家庭筑起一道"防护墙"。2007年,"儿童伤害急救技能"教师与保育员培训项目——"护苗计划"率先在全国推出。

经过连续2个月的日夜奋战,在沈晓明教授的直接指导下我和团队依据全球最新指南建议编写了国内第一本专门针对教师和保育员的儿童急救培训教材和视频教材,通过四处奔走,联系组织四家儿童医院的儿科精英,历经几百个日日夜夜,通过自己研究摸索的科学、有效培训模式,最终在上海培训了35 500名幼教系统的老师和保育员。

有人说,在社区、学校组织培训似乎是医生的分外事,但从我进入儿保这个专业开始,我的老师就告诉我:儿科医生的战场不能只在诊室。当我听说培训过的老师在幼儿园用上这些技术时,即便只是用上一次,救了一个孩子,那也是值得的。"护苗行动"真的突破了诊室,外省市的同道在学习上海经验后也推广了这一项目。我特别喜欢这个项目的名称——"护苗计划",就是保护小苗让其成长为参天大树,这是多么充满希望的工作啊!

推动"推迟上学时间"政策出台

很多人认为儿童保健科含金量不高,大家对儿保的认识就是称称体重,量量身高,问问吃得好不好。但深爱这一专业的我却在这个领域挖到了有利于儿童发展的"金矿"。

睡眠是人最基本的需求。睡觉谁不会？但睡得好不好、睡得够不够却是影响儿童生长发育非常关键的因素。1998年起，导师沈晓明教授带领我在国内率先开展了儿童睡眠健康的科学研究。我们先后在全国9省市开展了3万余名各年龄段儿童睡眠健康多中心流行病学研究，揭示了我国儿童睡眠不足与睡眠问题存在的普遍性及相关影响因素的发育阶段性和多维性特征，并发现"课业负担过重"和"上学过早"是导致儿童睡眠不足的高危因素。

为了深入研究提高儿童睡眠健康的有效举措，我和团队一起对上海地区10所小学的学生进行了长达4年的追踪研究，研究发现适当地推迟上学时间可以显著提高儿童的睡眠质量，进而有利于儿童体格生长和身心健康。这一研究结果引起了市教委的高度关注，最终经多方论证后在上海地区率先出台"中小学推迟上学时间"政策，并得到教育部的建议推广。这一健康研究推动政府循证决策的理念与经验，也被国际医学权威杂志《柳叶刀》收录发表，得到了国际同行的高度认可，还获得了国家科技进步奖二等奖、教育部科技进步奖一等奖等一系列奖项。

睡眠研究的成果让我认识到卫生研究不仅仅是发表论文，而是要转化为公共卫生政策，造福更大的人群，这才是科研的最终目标。

让儿童青少年自我监测"动态"

随着社会进步，人们对健康的追求从治疗疾病变为预防疾病，不仅关注生理上的健康，更关注身心的整体健康和可持续发展。

近年来，我关注到教育部关于儿童体能素质的监测数据，近20年来中国儿童、青少年体能素质指标持续下滑，这不仅对我国儿童健康成长造成影响，更直接关乎未来国民素质发展。

作为儿保医生的我又坐不住了。我带领团队建成国内首个儿童、青少年身体活动动态监测平台，其利用腕表式体动仪监测的大规模人群数据平台已经成为国际上为数不多的高质量学生体质监测平台，可获取本市中小学生身体活动重要数据，并形成政策建议报告，为教育行政部门决策提供依据。

同时通过医、体、教结合，整合团队在身体活动对学生认知水平和学习成绩影响研究证据的基础上,联合来自儿科学、公共卫生、体育、教育、心理等多学科专家团队,对现有的身体活动循证依据进行评估和分析,制订并发布了国内首部《中国儿童青少年身体活动指南》,提供可供全国借鉴的示范性模板。

这一工作不仅在卫生以及教育界引起巨大反响,也引起社会公众广泛关注,提升了学生、家长以及教师对身体活动的重视,促进了学生身体活动的发展。

经济学研究广泛证明儿童早期是投入效应比最高的人力成本投资,也正因如此联合国将这项工作列入 2015—2030 年的全球可持续发展目标的重要工作,而中国政府也高度重视,在十九大报告中首次将"幼有所育"列入其中。

近年来,我持续关注儿童早期发展工作,带领团队建立基于人群的儿童早期发展评估监测体系,并在中国农村地区开展大量研究,进一步揭示中国欠发达地区农村儿童群体的特异性风险特征,填补了这一领域的基础数据空白。成果发表在《柳叶刀》(Lancet)子刊上,报告被国家卫生健康委和联合国儿童基金会采纳并推广应用。同时,我们也在积极推进农村儿童早期发展的适宜技术推进,应邀担任国家卫生健康委妇幼司、国务院妇儿工委、国家乡村振兴局政策法规司推动的"助力乡村振兴 基层儿童早期发展"项目的国家级专家组组长,与全国同道一起,推动涉及全国 30 个省、近 200 个县的儿童早期发展工作。我和团队的梦想是,为每个孩子的发展潜能发挥提供保障,为国家未来发展人口综合素质提升做出我们的贡献。

"无哭声医院"是梦想,更是目标

在上海儿童医学中心工作时,我接触了很多来自全国各地的患儿家庭。我的泪点很低,每当听闻病人坎坷的遭遇就忍不住泪流满面。作为母亲,我太能体会那些危重患儿的家长心中的无奈和苦楚。求医之路对很多人来说,不仅仅是"看病",我们要做的还有很多。

当我成为医院管理者后,我希望在"奋斗、创新、包容、感恩"文化引领下,与全院 1 500 名员工一起践行"一切为了孩子"的理念。我在全院倡导了"危重患儿家庭关爱项目",我很欣慰地看到每一位员工都在行动。

在新生儿监护室,医生每天都会给重症新生儿的母亲发送一条问候的短信,并告知孩子今天体重长了多少,吃了多少奶,大便有几次,朴素的话语却成为产后在家休养、焦急万分的母亲每天最大的期待。在胸外科的重症监护室里开出了一条绿色通道,让在监护室门口焦虑等待的父母可以在专业社工的陪护下进入陌生的监护世界,当父母握住孩子的小手时,当医护人员在床边和父母仔细交代病情时,一切都变得那么温暖。

2014年,一位麻醉科主任向我反映,手术室门口撕心裂肺的哭闹声与"一切为了孩子"的医院文化不符,这给我很大触动。作为管理者,我希望尽量减少儿童专科医院中的哭声;作为一名医生,我想给孩子一个友好的就医环境。所以,打造一个"无哭声医院"的想法突然出现在我的脑海中。

"无哭声医院"计划率先在手术室、输液室和血液肿瘤病区落地。我们组织医院资源,联手社会公益团队,通过环境布置、流程优化、疼痛评估、心理支持等方面关注患儿身心健康,为手术患儿打造了首个海洋主题无哭声手术室,为住院患儿建造了"聚德·大不同学园";在静脉输液区、影像检查区出现了色彩缤纷的彩绘墙,以及动画主题检查室。通过一系列的改变,"无哭声医院"成效初显,患儿舒适配合度从63.2%提高至89.5%,哭吵发生率从36.8%降至10.2%,患者满意度从68.8%上升到96.7%。未来会有更多"无哭声行动"在上海儿童医学中心落地,使医院不再成为让孩子害怕、家长焦虑的地方。

"无哭声医院"也许是个极限挑战,但却是我们永远追逐的目标。如今上海儿童医学中心努力打造儿童友好医院,在理念友好、环境友好、医疗友好、服务友好等多维度共同发力,带动医院高质量发展。这是一项需要多团队、多部门参与的艰巨任务,但我很有信心,因为我们有一颗呵护儿童的"人文心"和一个探究医学的"科学脑",总能推动我们跨前一步,为了"健康中国"的未来而努力!

(江 帆)

以诚赋能，以爱聚光

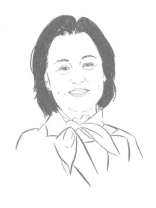

凡助人事业，热爱愈深，表现愈佳，
所思至深，所感至柔。

季庆英

··

　　上海交通大学医学院附属上海儿童医学中心党委书记，研究员，毕业于上海第二医科大学儿科系（现上海交通大学医学院），香港大学社会工作系硕士，受聘复旦大学、香港大学、上海师范大学等高校社会工作专业硕士生导师。兼任中国医院协会、上海市医院协会和上海市医学会等医务社会工作专委会主任委员；兼任上海市儿童基金会、上海市儿童健康基金会和上海愿望成真慈善基金会副理事长。上海儿童医学中心社会工作部创建者，上海交通大学医学院"儿科医学人文教育"课程创建者。曾获"中国社会工作十大人物"、上海市五一劳动奖章和上海市慈善之星等荣誉。

开启社工之梦，让医学充满温度

"儿科人"是我的梦想、我的骄傲，不仅因为做一名儿科医生一直是我的梦想，更是因为它能减轻病痛、挽回生命、达成助人目标；它能让家庭赶走雾霾充满喜悦，给家庭带来希望。在这救死扶伤的场域里能让我真真切切感受到人间悲欢离合。身为医护人员的一员，耳边时常回响着希波克拉底誓言，脑海里常常涌现特鲁多墓志铭上的"有时去治愈，常常去帮助，总是去安慰"。

血液肿瘤科惆怅的父母和苍白的孩子，心脏中心焦灼的家长和虚弱的孩子，监护室门外内疚与无助的家长让我深刻体会孩子和父母的恐惧与担忧，见一眼就会让人铭心刻骨。孩子的病能治愈吗？我能做什么？他们有什么医疗外的需要吗？疾病背后有什么苦难吗？也许是答疑解惑，或许是宽慰安抚，也可能需要鼓励与信任，一定有我们能做的。我们常困惑于医生苦心钻研治病救人的医疗技术，却换不来患者的信任，医患之间的鸿沟久久未能缩短。2000年，时任院长沈晓明教授深谙医学的"生物—心理—社会"的属性，一句"喜欢助人事业，再去学一门助人专业"鼓励我开启另一段求学之路。国际上，社会工作专业诞生已超过400年，医务社会工作兴起也已过去100年，它起源于慈善和施赈，是工业化社会的结果，是社会进步和发展的标志。它有独到的核心理念、价值体系和课程设计，它有接地气的实务训练和解决社会问题的技巧方法。对我来讲，社会工作是陌生的，它源于西方、长于西方，然而它所提及的问题又是那么熟悉。如何将西方的理念和技术本土化，为我所用，解决我们遇到的现实问题，成为我学习的主要目标和动力。于是我边学边悟，边想边做，用了三年所有的节假日与周末，顺利完成学业，从一名儿科医生转身为第一个也是当时全国唯一有医生背景的医务社会工作者。我用心体会社会工作的核心理念，学会用社会工作者的视角看医疗。医院就是个小社会，人来人往的患儿不仅带着病痛，也带着希望、期盼、亲情和个人价值，当然也带着社会关系、家庭矛盾和个人情绪等来到了医院，单纯的医疗服务已经满足不了患儿的需求。2004年，全国儿童医院第一个社会工作部诞生，而且是按照国际上通用的标准建设的。没有样子可模仿，没有现成经验可借鉴，有一片土壤让你耕耘，有一个平台供你与其他医疗团队合作，也有很多社会心理问题等待解决。局面慢慢打开，需求渐渐满足，效果缓缓显现。其间我常常会做一个梦,被悬空于山间,试图凿通那座山,通向有光的那一边,结果连续几天只打通一半,看不到光,周围没有任何人,更不用说掌声,醒来继续凿……很快,社会工作服务受到临床和家长的欢迎——虽然他们对这样的服务并不熟悉。社工从患者需求出发,从临床难以解决的社会心理需求设计,从本土的政策和保障制度考虑,从最让医院头疼的医患矛盾着手,"以人为本""优势视角""环境适应""助人自助"等核心要义融入所有的服务中,"危机干预""舒缓疗护""哀伤辅导"让困苦的患儿如沐春风,社工服务像一股清流融入了医疗。"评估""转介""干预""结案",医生和护士已经可以在信息平台上随时转介或寻求社工的服务,而家属也可以自行寻求社工帮助。社工成为医护人员坚强的后盾,也成为患者的咨询人、代言者,真正做到了"患者立体照顾的一员""医疗服务不可或缺的一部分"。疫情期间,面对压力重重的医护人员,社工专门为之设计预防和干预方案,定时与他们"云陪伴",让医护人员缓解压力,舒缓情绪,从中得到了成长,并学会了自我感知、自我调整、自我照顾的技能,获益终身。

作为一名特别熟悉医疗领域的社会工作者,我从未忘记在这支队伍中的意义,不遗余力地传播和推广。借鉴医学发展的成熟路径,建立上海市医学会、上海市医院协会及上海市社会工作者协会下的医务社会工作分会等学术平台,聚微光,拢人才,探索实务发展。上海医务社会工作发展得益于这片土壤,从市政府、卫生健康委和其他部门,每一级都给予批示与支持,特别是早期发展阶段,时任上海市卫生健康委员会党组书记黄红教授亲自关心亲自抓,从学会成立、全国第一个地方性政策的出台,到"医苑新星"人才培养项目、全国唯一的地方标准——《医务社会工作服务规范》出台等,为上海医务社会工作发展打下了良好的基础。为了壮大社工专业队伍,我们搭建专家论坛"心之翼"、年轻社工"月月讲",连续翻译和出版医务社会工作专著,并获得了全国医务社会工作首次的国家社科基金资助。

社会工作"为民为国的职业情怀、深入基层的工作作风、科学灵活的工作方法、人境共变的过程目标、能力为本的发展理念、持续改进的成效评价"的魅力深深吸引着我,而"设计和传递最好的医疗照顾"已成为我心中发展医务社会工作的目标。

执着慈善之念,让儿科浸润温情

从事医院慈善工作后,我心里许下了一个很朴实的心愿:绝不让一个患儿因贫困而看不起病。虽然朴实，但真要实现也需费很大的劲。建院初期，医院心血管学科和血液肿瘤学科强大，名声在外，吸引了千里迢迢赶来治病的病家。我常常会被医生、护士、保安大叔甚至保洁阿姨告知，为省下住宿费给孩子看病，家长选择和衣在医院某个角落过夜；为省下一客盒饭钱给孩子看病，家长选择一天只吃半个馒头。一位含泪返回寻找自己遗弃在医院的先天性心脏病患儿的父亲说出了"家里境况实在不好，看这医院的人都那么好，孩子交给他们有活路"，一句朴实而又心酸的话让我们心疼也让医生左右为难。于是"住宿项目""饮食项目""医疗救助项目"建立，餐券和住宿券送到家长手上，孩子不再受冻，家长不再挨饿，医生不再为难。患儿不幸的遭遇和困难触动了医生，医患真情感动了社会，吸引了更多仁人志士的慷慨解囊，得到基金会、企业和个人的相助。院内的"宝贝之家"和"麦当劳小屋"两栋小楼为需要帮助的病家提供免费食宿，这在全国医疗系统里还没有听闻过。"宝贝之家"是医院心疼孤儿治疗出院尚虚弱的情况下返回当地舟车劳顿而建的。而"麦当劳小屋"则是我多年的梦想，它是全球麦当劳基金在著名儿童医院附近设立的援助中心，全球统一规格，有了它，患儿再也不会因为付不起住宿费而露宿街头。

医院和员工的极大支持是医院慈善事业发展的不竭动力，上海儿童医学中心有种"人人有责参与慈善"的氛围，见到困难患儿人人都会去帮一把。曾经有个12岁的患儿因心脏瓣膜有脱垂物需要手术治疗，当妈妈得知手术费用远远超出支付能力时，眼泪夺眶而出。望着妈妈无奈的神情，医生一边安慰母亲一边紧盯虚弱的患儿。至今，医生焦急的声音让我记忆犹新——"这孩子不能等，需要马上住院"。为了给虚弱的孩子增加术前营养，病区的医生护士们拿出原本准备团建的费用给孩子补充营养。这种场景在上海儿童医学中心常常出现。1979年诺贝尔和平奖获得者特蕾莎修女的颁奖词曾说道："贫穷和苦难是对和平的威胁，献给为克服这一问题而做出的努力。"是啊，处于困境中的患儿更需要我们遮风挡雨，为家庭擎起一把伞。而我们的医护就像接力者，传递着社会的爱，我常常会被他们感动！

曾经非常羡慕国际上先进国家和地区，有名望的医生们常常参与慈善活动，为需要帮助的患者群体去代言、去演讲。我很欣慰和自豪，我们很快做到了，以刘锦纷教授为代表的著名专家和医生们常常出现在我们的捐赠现场，不遗余力地为孩子们、为需要发展的学科代言，为年轻医务人员树立了良好的榜样。"罗医生义卖"是医院慈善品牌，创始人罗敏洁医生（Frida Luo）是援助过非洲的澳大利亚籍华裔医生,很平凡,但提起罗医生,人人都会竖起大拇指,她对患者及医护人员的慈与爱,就像一缕光,温暖而有力量,充满希望。她通过义卖,为患儿筹集善款,涓涓细流延绵了 25 年,其精神与理念在上海儿童医学中心深入人心并得以继承。

"医者仁心"是医院做慈善的基础,人人有颗感恩的心是做慈善的动力,人人都习惯参与是做慈善的文化,人人都被爱所滋养是做慈善的底气,我愿意看到上海儿童医学中心人人都浸润在爱的氛围中。上海儿童医学中心源于爱,奉献爱,也在传播着爱。在上海儿童医学中心似乎什么都可以与慈善关联,慈善项目从最初简单的"爱心餐券""爱心住宿"到目前的 40 余个慈善救助项目,汇聚了社会爱心人士的奉献和医院的智慧。"童心圆"是专门为心脏病患儿设立的,"健步人身"是专为骨科孩子而立的,"种子基金"是专门为骨髓移植的孩子建立的。从开院初期建立的住院活动室到现在的 30 个公益空间,正朝着老院长提出的"让孩子多一些学校、幼儿园的感觉,少一点医院的感觉"的方向努力着。我们有位医生说"只要我们想到的都为孩子们做了",我们大部分员工都是这么想的,也是这么做的。儿中心人心中有爱,更有播撒"儿科人"爱的职责,想着边远地区的孩子也能得到高质量的医疗服务,2002 年医院建立"西部培训计划"和"新生儿培训项目"至今已有 21 个年头,已培训近千名儿科医护,遍布全国,无论是在汶川地震、玉树地震中,还是在抗洪抢险、传染病救治中都发挥了巨大作用,更可喜地看到,上海儿童医学中心的理念被传播,上海儿童医学中心的管理方法被借鉴,当地的技术得到提高,边远地区的孩子同样可以接受高质量的服务。

精练人文之修,让"儿科人"翱翔

看过《人间世》的很多人对患病的痛苦有了共鸣,对人生的无常多了一份接纳,对医生、护士这份职业多了一份尊重和理解。急诊、抢救、癌症、死亡……每个案例、每个人物都叙述着不同的人间故事。是否看到医生面对癌症晚期病人不忍心也不知如何告知? 是否熟悉,面对挽回不了生命时的那种懊恼和对自己的愤怒,撕下口罩、扯掉帽子、头也不回地离开? 其实最想救活病人的是医生! 生命很珍贵又无常,医学在人类健康长寿上做出了卓越的贡献,然而还是有很多未知与局限。记得《弗莱克斯纳报告》(*Flexner Report*)中说道,无论医学如何发展,医学人才都需要"广博的自然科学、社会科学和人文素养基础"。随着对社会工作的深入实践与反思,深感医生在为大众服务的过程中如果能充实这块知识该多好。于是在上海交通大学医学院的支持下,我开设了医务社会工作选修课,晚上的选修课程来了80个已整整上了一天课的医学生们,一个半小时的授课,中途没有一个离场,我从他们的眼里看到了光。课后一个同学问我能否转社会工作专业,此时的我更坚定了在医学院开设人文课程的信心和决心。其实,在医学院开设课程前,医院已形成了很好的人文氛围,也成立了人文教研室,建立了人文导师制度等。

还记得有个身患白血病的优秀小女生,漂亮懂事,梦想是成为模特儿,来看她的小伙伴和老师们都非常爱她。然而医学也有无能为力的时候,孩子进入了临终阶段。由于父母离异,如果回家,父母不能同时陪伴,医院专门为她提供了一间病房。有一天当我按惯例看望她的时候,她悄悄和我说"医生护士阿姨是不是不要我了"——言下之意是"放弃",那种失落与无助顿时让我感悟特鲁多墓志铭"总是去安慰"的意义。面对这一群特别柔弱的群体,医院的舒缓团队、安宁病房、圆梦计划等一个个建起来。派员海外学习,内部培训,从全院理念灌输,到重点科室试行,"死亡"已成为一个可以讨论的话题。世博会期间,白血病孩子一句"我这辈子不知是否有机会进去看看",激发我们组织了五批次"勇敢小战士看世博"活动,每一批医生护士都要做好充分的评估和准备,志愿者队伍比任何时候都要精锐,而世博展览馆为这些特殊的孩子提早开馆、消毒后首批进场、安排特殊通道和讲解。人文精神已经贯穿在所有的医疗行为中,从临床早期接触、规培生到新员工入职都开设了"患儿社会心理需求""医患沟通技巧""如何告知坏消息""爱的教育"等培训课程。经过多年实践与积累,一支跨界的人文教学团队也逐步建立,我们汇聚上海儿童医学中心的智慧与经验,精心设计课程,精挑细选的老师涉及医学、伦理、法律、艺术、音乐、社会工作和公共卫生管理等专业。2021年,"儿科医学人文教育"课程获批成为上海交通大学医学院的必修课程,分四阶段贯穿于儿科学专业"5+3"一体化培养的全过程中,形成"全程式""贯通式""递进式"的立德树人系列课程体系,并获评"2022年度上海高等学校一流本科课程",真正将"修人文以润术,炼良医以泽众"的精神融入医疗。"没有人文滋养的医学科学是单翅鸟",期待人文让技术更有力量。

我很庆幸,有医院良好的平台,有志同道合的伙伴,有值得追求的事业。社工、慈善、人文交融发展,未来,放眼望去,全都是自己喜欢的东西。

(季庆英)

第二章
成为暖医，治病救人

306 岁门诊的爱

2011 年的一天,张妈妈抱着 2 岁的儿子,带着一大包病历和检验报告,走进上海儿童医学中心疑难杂症门诊。她来自武汉,为给孩子看病,已经奔波了一年半。此前她找过的医生最后都说:"没治了,回家吧!"但孩子到底得了什么病,谁都说不出来。

儿子才 2 岁! 没治了,回家吧?

作为一位母亲,张妈妈怎能甘心。在亲戚指引下,她懵懵懂懂撞进了这间普通的诊室。眼前坐着 4 位老专家,阳光从窗户照进来,白发和白袍都亮闪闪的。

1998 年建院初期,由我国儿科专家吴圣楣教授、黄荣魁教授、应大明教授等几位老专家共同发起了疑难杂症门诊,专门为来自全国各地无法确诊或是医治的患儿看病。那个时候,这几位老专家已经到了可以颐养天年的年纪了,但是无论刮风下雨,他们坚持每周出诊。有的时候连当时已经 90 多岁的郭迪教授、冯树模教授也都来出诊。

这一坚持就是 20 年。如今在上海,这恐怕是坐诊医生年龄最大的一处门诊——几位老专家的年龄加起来,总共 306 岁①。其中,儿童免疫学、血液科专家应大明教授 80 岁,新生儿专家吴圣媚教授 77 岁,遗传学专家黄荣魁教授 76 岁,儿童内分泌专家沈永年教授 73 岁。老专家们现在还带了个"小"徒弟——上

---

① 案例写于 2011 年,当年四位专家年龄之和为 306 岁。

海儿童医学中心感染科主任周云芳,她今年也快到退休年龄了。

"现在的医学分科太细了,但病人是一个整体。只有把各科医生集中起来,把病人的各种情况都考虑到,才可能给出一个完整的答案。"应大明医生的这番话让张妈妈深有感触。

儿子还在她肚子里的时候,就受到一种病毒感染,出生不久,出现了血小板数量低下的情况,仅是健康宝宝的 1/5,随时有全身大出血的危险。在武汉,孩子接受了针对性的抗病毒治疗,可稍有好转,病情就反复。

感染科医生说:"这不是我们看的病,去血液科吧。"

到血液科治疗了一阵,医生也摇头:"这也不是我们看的病,去免疫科找专家。"

看了免疫科,专家却说:"还是应该去感染科或者血液科。"

"我们像皮球一样被踢来踢去……"张妈妈心力交瘁。

直到撞进上海儿童医学中心的疑难杂症门诊,她紧蹙的眉头才松开一点。第一次看病,她和宝宝被白发老专家围在中间,他们慢悠悠地问诊、查体、互相讨论。"别的门诊都匆匆忙忙,这里定定心心。"

老专家们最终商讨出了结论:孩子的确感染了病毒,但更糟糕的是,他的抵抗力很弱。药物克制住病毒后,他自身的免疫力却无法调动起来,于是残留病毒有机可乘,卷土重来。因此,在抗病毒治疗的同时,如果加用增强免疫力的药物,即能起效。

经过两个星期的治疗,孩子的血小板数量明显提高。张妈妈说:"虽然还未达标,但已是一年半以来的最高值了。"

应大明教授说:"诊治这个情况其实不难,只要免疫科医生和感染科医生坐到一起就可以。"但现实中,想要不同专科的医生坐到一起,谈何容易!过去几十年里,医学越分越细,弄得现在的病人好像必须先知道自己得了什么病,才能找到合适的科室和医生,问题是,病人自己怎么能知道得了哪种病?

常见疾病的诊断,不难;但疑难杂症,往往是"跨学科的病",病人有多种疾病的症状,或者多个器官得了病,这就要通盘考虑。上海儿童医学中心的疑难杂症门诊正是如今 MDT 的"试验田":围绕着疾病症状,各专科的专家们各施所长,集思广益,抽丝剥茧,合力解答一道道难题。

大多数情况下,这里的诊断过程更像开研讨会。老专家们不停地交谈,一会儿上网检索,一会儿翻开厚厚的专著细细阅读。一会儿找来放射科、检验科的医生一起会诊。在这里,一个病人至少要看上半个小时,最长的 3 小时。专家们不厌其烦地假设、论证、再假设、再论证……

每周门诊,总会遇到一两个一时难以明确诊断的罕见病例,于是专家们就有了"回家作业"。应大明教授会把病人的信息、病情全都记下来。他还自费买了一台相机,把病人生理上的特征都记录下来,回家去查资料。最早的时候,网络还不发达,应教授就靠翻阅大量的书籍。有结果了,他会主动打电话给这位病人,告诉病人结果。如果需要治疗的话,就让病人回来治疗。他会细心地为病人联系好病房,联系好医生,有时考虑到病人的经济情况,只收一次挂号费,以后便不再收费。

有时候确实诊断是罕见病,目前没有有效的治疗方式,应大明教授便会耐心地向病人解释。他会告诉病人,病情发展会是怎么样的,回家以后需要做些什么准备,居家如何护理,让家长有个预期,有心理准备。应大明说:"有时候就算还没有治疗的办法,知道诊断结果对病人和家属也是一种安慰。"

直到今天,上海儿童医学中心仍然保留着这个"不挣钱"的老专家联合门诊,也不断有"老专家"加入这个门诊。每周都有一些不幸而又幸运的家长带着孩子前来,用挂一个专家号的钱,接受多位专家的诊断。这些年来,他们直接经手的罕见病就有上千种。

【临床知识链接】

罕见病:罕见病指那些发病率极低的疾病,又称"孤儿病"。根据世界卫生组织(WHO)的定义,罕见病为患病人数占总人口的 $0.65‰ \sim 1‰$ 的疾病。截至 2022 年 2 月,全球已知的罕见病有 7 000 多种,约占人类疾病种类的 10%。中国有 2 000 多万罕见病患者,每年新增患者超过 20 万。

MDT 门诊:MDT 的全称是 multi-disciplinary treatment,即多学科会诊,是由多学科资深专家以共同讨论的方式,为患者制订个性化诊疗方案的过程。MDT 模式最早于 20 世纪 60 年代在美国由梅奥诊所提出。MDT 模式变"单兵种"为"多兵种"协同作战,能够最大限度减少患者的误诊误治,缩短患者诊断和治疗等待时间,增加治疗方案的可选择性,制订最佳治疗手段,避免了不停转诊、重复检查给患儿家庭带来的负担。

【医学人文感悟】

医生，是一份表达爱的职业

北京协和医学院校长王辰院士曾说：为什么选择学医？因为这份职业最能表现心中的爱。一个人以爱作为终身职业的话，学医一定是一个无悔的选择。这份爱在面对病人时，就是设身处地地为病人着想，为病人提供方便、为病人争取利益。这份爱不会因为年纪增长、体力下降而冲淡减退，反而为你征服医学道路上的坎坷注入源源不断的动力。"306 岁门诊"就是这份爱的缩影，小小的诊室里汇聚着多位专家终身的专业积累。他们是世人眼中的"救世主"，却为病孩俯下年老的身躯。面对新问题，已过退休年龄的他们再次挑灯夜战学习新知。他们不为钱财，不为名利，只为将心中的那份爱化为解除病痛的良方。

"好医生"的价值

一直以来，我们把能不能治好病作为判断是否为"好医生"的标准。的确，医生在可以治疗的疾病中发挥重要的作用。但在与病人的交流中，我们发现，并不是只有治好病的才是"好医生"。面对一些无法医治的患儿和他的家庭，医生难道就没有价值了吗？答案显然是"不"！尽管许多疾病尚且无法诊断，或是可以诊断却没有有效的治疗方法，但医生对病人而言同样有价值。比如为患儿及家庭提供有关病情发展的资讯，为家庭应对疾病或家庭未来发展提供专业建议。不再以"没得治，回家吧"作为终结。正因为有医生的陪伴和指导，身处困境的病人才会感觉到：我有依靠了，有一个医生一直在关注我。

（施嘉奇　夏　琳）

走在"一带一路"上的使命

2017年8月的一天,我穿上了中国红十字基金会的红马甲,背上背包,踏上由中国红十字基金会和阿富汗红新月会共同发起的"天使之旅——'一带一路'大病患儿人道救助计划"阿富汗行动。我被任命为医疗专家组组长,将联合国内多家医疗机构小儿心脏外科专家共同组成筛查、评估、手术、监护等小组,为阿富汗先天性心脏病患儿开展救治工作。这是一次特殊的旅程,在前往手术地新疆的飞机上,我的脑中一直浮现出战火纷飞的阿富汗,一双双无助的眼睛正看着我。而我迫切地希望,这次"天使之行"能为孩子们带去"心"的希望!

大眼睛,黝黑的皮肤,天真的笑容,这是我所看到的战火中的孩子。难以想象,在和平年代,仍然有这样一些孩子,他们一出生就面临动荡的周遭,就医竟成为一种奢侈品。而在医疗基础条件薄弱的阿富汗,先天性心脏病成为威胁儿童健康的重大疾病。

"帮助孩子们摆脱病魔,开启新人生"是我最大的心愿,一刻也不想等。在抵达新疆的当晚,我们就组织了来自全国各地的医疗队专家,共同组成筛查、评估、手术、监护等小组。令我感动的是,在我组织部署的时候,我能感受到所有参与此次任务的专家们都跟我有着一样迫切的心愿——每颗小心脏,皆有大心愿,我们就是点亮心愿的人!

截至2018年底,该项目成功救治阿富汗先天性心脏病患儿100名,完成了救助计划的一期目标。我也荣获了由中国红十字基金会颁发的"丝路天使"荣誉称号。

2019 年,以救治 150 名阿富汗先天性心脏病患儿为目标的第二期项目启动。10 月 18 日,我和团队再次踏上征程,飞赴乌鲁木齐。抵达当晚,医疗队会同八一儿童医院、新疆医科大学第一附属医院的专家们一同对来华的 29 名阿富汗先天性心脏病患儿连夜进行会诊,就术前各项检验、检查资料进行解读和讨论。夜查房后,我们立即为每个孩子制订了个体化、精准化的治疗方案,仔细拟定了周密的手术分组和时间表,紧锣密鼓地开展术前准备工作。第二天,为期三天的手术日程在新疆医科大学第一附属医院胸外科拉开序幕,手术过程节奏紧凑,有条不紊。

与前四次相比,这批患儿的总体年龄较小(均为 1 至 5 岁患儿,主要集中在 1 至 2 岁),患儿的营养状况明显较同龄儿童更差,最低体重仅为 7.1 千克(1 岁),复杂先天性心脏病比例高达 70%。其中包括法洛四联症、完全性肺静脉异位引流、功能性单心室、重度二尖瓣和主动脉瓣病变、先天性心脏病合并心内膜炎等。其余的简单先天性心脏病也多合并营养不良、中重度肺动脉高压和心功能不全。这批患儿年龄小,病情重,手术难度远高于前四批患儿。但在医护团队的共同努力下,29 名术后患儿均情况稳定,恢复良好。

从 2017 年到 2020 年,我五次赴疆为阿富汗先天性心脏病患儿手术,与团队们一起修补了 150 颗小心脏。当小心脏恢复跳动时,那蓬勃有力的劲头也冲击着我的血脉,令人心潮澎湃!

【临床知识链接】

先天性心脏病:先天性心脏病是先天性畸形中最常见的一类,约占各种先天畸形的 28%,指在胚胎发育时期由于心脏及大血管的形成障碍或发育异常而引起的解剖结构异常,或出生后应自动关闭的通道未能闭合(在胎儿属正常)的情形。先天性心脏病发病率不容小觑,占出生活婴的 0.4%~1%,这意味着我国每年新增先天性心脏病患者 15 万~20 万。先天性心脏病谱系特别广,包括上百种具体分型,有些患者可以同时合并多种畸形,症状千差万别,最轻者可以终身无症状,重者出生即出现严重症状如缺氧、休克甚至夭折。根据血流动力学结合病理生理变化,先天性心脏病可分为发绀型和非发绀型,也可根据有无分流分为三类:无分流类(如肺动脉狭窄、主动脉缩窄)、左至右分流类(如房间隔缺损、室间隔缺损、动脉导管未闭)和右至左分流(如法洛四联征、大血管错位)类。

少部分先天性心脏病在 5 岁前有自愈的机会,另外有少部分患者畸形轻微、对循环功能无明显影响,而无须任何治疗,但大多数患者需手术治疗校正畸形。随着医学技术的飞速发展,手术效果已经极大提高,多数患者如及时手术治疗,可以和正常人一样恢复正常,生长发育不受影响,并能胜任普通的工作、学习和生活需要。

【医学人文感悟】

"任何人的死亡都是我的损失,因为我是人类的一员。"英国诗人约翰·邓恩《没有人是一座孤岛》的这句诗,准确表达出了一名优秀外科医生的职业道德和对生命的敬畏心。作为一名行医 40 年的医生,我的心路历程也经过了几个阶段。

第一个阶段是"精医学之术"。先天性心脏病是危害 5 岁以上儿童生命安全的最主要疾病。在 50 多年前,面对先天性心脏病的孩子,我们只能对他们的父母说抱歉。而现在,我们不再无可奈何。修复一颗破损的心脏就像雕琢一件艺术品,为了让她重放光芒,小儿心胸外科医生苦练双手,力争每一台手术都精益求精。

第二个阶段是"炼医者之心"。如今,我们的技术已经跻身国际先进水平,前来求治的病人源源不断。名气渐大也带来了丰厚的经济收入,有的人就会"埋头开刀",争取更多的收入。但压力之下,每天机械化地工作,身心越来越疲惫。此时不禁思考,一个医生的价值是什么?当你掌握卓越的技术,希望用它来换取什么?是钱,还是生命所创造出来的无限未来?不久之前,我们组成了"童心缘"公益医疗团队,走出诊室,去往河北、福建、云南、四川、海南、新疆、西藏、贵州等地,将优质的医疗服务带到偏远地区;我们举办培训班,将先进的技术播撒到祖国的大山大河中;我们也深入战火纷飞的孟加拉国,顶着爆破,坐着救护车来往于医院与住处,在有限的条件下手术。当深藏在林里山间的患儿恢复健康;当当地医护团队能打开视野,了解最新的学科知识;当一个个家庭舒展紧缩的眉头,我们团队中的每位成员都收获了巨大的幸福!

第三个阶段是"增人类之福祉"。技术自信带给我们的不仅是自豪感,还有责任感。当我接到"天使之旅——'一带一路'大病患儿人道救助计划"阿富汗行动的任务时,我觉得机会来了。这是一次增进人类福祉的机会,也是一次传递中国文化的机会。在医学领域修炼了 40 多年,我再次回想从医初心:不让生命留遗憾。

穿上红马甲,看着胸前的红十字标志,我代表的是中国——中国的人道主义、中国的博爱之心、中国的先进技术、中国的大国担当。

希望是人类最美的花朵,做一个制造希望的人,是最美好的事!

(张海波)

疯狂心跳下的信任与突破

　　超超(化名)是一个 13 个月大的孩子,反复室性心动过速,多次奔波于各大医院,甚至请教了全球儿童心脏领域知名的波士顿儿童医院也无法医治,这次他来到上海儿童医学中心,找到了我。

　　"我的孩子这么小,该怎么办啊? 这个病能治好吗?"谈到孩子的病情,超超的家长泪流满面,语气中透露着着急和无奈。此时此刻,我深深地体会到了家长的心情。

　　当我看到超超时,他的心率非常快,达到了每分钟 250 次,精神萎靡,呼吸增快,血压下降,血流动力学不稳定。我马上与重症监护室医生联系,立刻准备好了床位收住院。入院后检查心电图考虑左后分支起源室性心动过速。在我们团队和重症监护室医生的共同努力下,通过积极药物治疗、电复律等,孩子疯狂的心跳得以暂时平复,但是这种室性心动过速仍然非常顽固,周而复始。

　　虽然电复律可以暂时治疗孩子的心律失常,但药物治疗已经无法控制病情,频繁的电复律严重灼伤了孩子的皮肤,更对患儿心理造成无法想象的影响,长此以往并不能解决根本问题,而根治左后分支室速的唯一方法只有心脏射频消融术。但是我碰到了难题,2002 年发表的《射频导管消融治疗快速心律失常指南(修订版)》指出,对儿科室性心动过速的导管消融绝对适应证及相对适应证为必须在 4 岁以上。也就是说,只有 13 个月大的超超并不符合手术指征。

　　"到底该怎么办? 能不能手术治疗? 手术成功概率有多高?"我反复问我自己。如果不行心脏射频消融术,孩子的最终结果可想而知。但是施行手术的话,我们又超越了临床指南。面对每天遭受病痛折磨的孩子和心情极度焦虑的家长,我们决定不放弃!

当我们继续查阅大量国外文献寻求技术突破时惊喜发现,2013年7月欧洲心律学会、欧洲儿科心脏病学协会心律失常工作组联合发布的《儿童心律失常药物与非药物治疗共识》给了超超一线希望。指南明确指出:对于"适合消融的、反复发作的单形性室速",如果合并血流动力学障碍,无论年龄可适用射频消融术。但是这项手术的背后隐藏着极大的风险,因为这项技术需将电极导管经静脉或动脉血管送入心腔特定部位,释放射频导致局部心肌坏死,阻断快速心律失常异常传导束和起源点。超超年仅13个月,体重仅10千克,心脏只有鸡蛋大小,血管特别细,目前又没有专门适用于婴幼儿的导管手术器械。要想成功实施射频消融术,对医生的穿刺技术、导管技术以及基础电生理分析能力都是极大的考验,罕有医院敢于开展此类手术。一番深思熟虑下,我和团队最终决定放手一搏,为超超实施手术。

可喜的是历经3小时的鏖战,超超的手术非常成功,这项手术也创下了国内经导管心脏射频消融术治疗左后分支室性心动过速的最小年龄纪录。在术后随诊的过程中,孩子的父母非常感谢我们。实际上,要说"谢谢"的正是我们医护团队。一直以来,大家都认为是医护人员给予了患者第二次生命,但在医疗的过程中,医者与患者是并肩而战的亲密战友,患者给予医者最大的信任和配合,是医者勇于突破禁区的最大动力。当医者挑战医学极限获得成功时,难道不应感谢给予信任与动力的患者吗!

【临床知识链接】

左后分支型室性心动过速:指心室左束支的后分支及浦肯野纤维网内形成的折返性心动过速。可发生于任何年龄和性别,发病率占特发性室性心动过速的10%~28%,好发于15~40岁青壮年男性,患者多无明显器质性心脏病,因对维拉帕米敏感,故也称维拉帕米敏感性室性心动过速。心电图特征为左束支后分支区域内的微折返,左后分支构成折返环的逆传支,而具有缓慢、递减传导的异常浦肯野组织构成折返环的前传支。

经导管心脏射频消融术:经锁骨下静脉、股静脉血管穿刺后,分别在冠状静脉窦、右心房、右心室、希氏束处放置电极导管,行电生理检查并标测定位后,判断心内异常的电传导顺序和位置,确定引起心动过速的异常结构的靶点,用射频消融导管顶端释放的射频电流能量在该处局部释放高频电流,使异常传导途径或兴奋点局部心肌组织产生可控损伤,以达到根治的目的。

【医学人文感悟】

医学科学与人文素质

人文素质是一种综合素质,它集中体现在重视、尊重、关心及爱护上。灵魂是人和一切事物的核心价值,医学人文就是医学的灵魂。医学基于科学和人文之间,而且包含了双方的许多特性,因此是最人文的科学。医学人文滋养医学,其精神即人类的终极关怀与人性的提升,如承认医学的限度,强调尊重人格,敬畏生命。医生是生命的摆渡人,把能够治愈的患者尽其所能送回温暖的人间。医学科学与人文精神的完美结合是临床医学的最高境界。我们秉承着心系患者、手持仁术的精神,在查阅了大量文献的基础上,在超超父母无条件信任的加持下,坚定不移地完成了这项国内领先的手术。人性之美、美在人文,人文堪为人类千万年灿烂文化的荟萃,融汇了古老文明和现代文明,精髓闪烁的是人间大爱;医学不仅涉及众多的自然科学领域,更蕴涵着灿烂的人文理念。真正的良医应当是体现严谨科学精神和灿烂人类文明精神的智者。

良医的责任价值

医魂当为仁爱。医者仁心,天下皆知。人之初,性本善,医生更是有一颗觉悟的心、慈悲的心。从选择从事医疗行业的那一刻起,我们的内心充满了对生命的敬畏、对病人的信任、对职业的热爱,同时也感受到了责任的重要。何为医生的责任,令人思考。病人以性命相托于我们,我们怎能不诚惶诚恐,如临深渊,如履薄冰。医生的责任就是对患者的牵挂,是对治疗疾病的一种积极态度,是反复深思熟虑后决定的治疗方案,是对患者及其家庭的未来极其负责的态度。作为心内科医生,我们热爱射频消融手术,因为可以解决心律失常的根本问题,手术让我们充满了自豪与成就感。鉴于儿童群体的特殊性质,年龄小、体重轻、血管细、心脏小等各种痼疾,我们遇到了重重困难。但是面对患儿家长的期盼和信任,看着孩子的不幸给整个家庭带来深深的重创,孩子是一个家庭的未来,我们不能随便放弃,我们需要突破重重堡垒,挑战医疗极限。是的,我们最后成功了,我为自己当初的选择高兴且自豪,并且坚定地在心内科医生的道路上继续走下去!

(李　奋　吴近近)

全心关怀"不罕见"

"小面包"（化名）是一位 3 岁女孩，由于突发四肢无力伴低热，需要尽快治疗，手足无措的家长拨通了我的电话。

我与这家人有一些渊源。"小面包"是这对夫妻的第三个孩子，她有一个姐姐和一个哥哥，都因为疾病早早离开人世。"小面包"在医学上被称为"珍贵儿"。这三年来父母小心翼翼地呵护着她，不敢有任何闪失。然而，由于"小面包"的起病情形和前面两个孩子十分相似，想到孩子的疾病发展和预后，家人的情绪几近崩溃。

作为陪伴着"小面包"父母两次走过艰难时刻的我，很能体会家长此时的心情。接到电话后，我马上与重症监护病房（intensive care unit, ICU）医生和神经内科医生联系，两个科室都非常给力，立刻准备床位，随时接收"小面包"住院。由于"小面包"起病急，病情发展快，她很快住进了 ICU，并接受了机械通气治疗。

幸运的是，近十年，分子生物学迅猛发展，"小面包"的疾病有了明确的诊断。入院后，头颅磁共振检查显示了患儿小脑部位的病灶。联合放射科会诊，我们很快建立了初步诊断：线粒体病，基因检测也证实了临床的初步判断。在多方专家对疾病进行全面研究讨论后，ICU 医生制订了对症治疗的方案。

凭借丰富的抢救经验和精湛的护理措施，"小面包"终于脱离了危险。随着症状的缓解，"小面包"漂亮的小脸逐渐露出了灿烂的笑容。医生们为孩子的转危为安由衷地高兴。在"小面包"精神状态好的时候，ICU 的护士姐姐们还为她编织好看的发型、给她棒棒糖吃，让独自在 ICU 治疗的"小面包"体会到了家庭的温暖。

而我呢，作为这一家人在医院唯一的"熟人"，每周也必定要去看看"小面包"。因为当时我已经退休，并不是每天都去医院上班，但我每周还是会上门诊，所以我上班的那天就一定去看看 ICU 里的她，并录一段小小的视频，记录孩子的变化，发给孩子的妈妈看。而孩子的妈妈每周也会录一段家人的影像，通过我带给小朋友，我成为一座联络感情的桥梁。

然而，"小面包"所患的是一种罕见病。目前为止，还没有明确的治疗药物和方法，而且疾病的预后尚不乐观。对于目前治疗的结果，家人们非常满意。但是，作为对线粒体病有所了解的医者，必须实事求是地就这个病的预后，与家人充分沟通，坦诚告知，取得理解，避免盲目乐观后的悲伤。于是我又一次找到孩子的妈妈，推心置腹地对她说："你们对这个疾病已经不陌生了，你们有没有考虑再要一个孩子？"

如我所料，在经历了多次打击后，妈妈不敢尝试。"现代医学是可以帮到你们的。我会从诊断到治疗，到遗传咨询，尽我所能，帮助你们。"我诚恳地说。

我感受到这对父母是非常喜欢孩子的，如果这个孩子离他们而去，很可能这个家庭就破裂了。在与妈妈的一番深谈后，我仔细研究了这个家庭的基因，没有发现问题，基因检测也没有发现遗传给下一个孩子的证据。

一番深思熟虑后，我决定鼓励他们继续努力。可喜的是，在现代医学科技的支持下，他们的第四个孩子今年已经 9 岁了。在这个孩子百日宴时，夫妻俩专门来邀请我。我非常愿意去参加这样的宴席，因为我由衷为他们感到高兴，现在孩子的妈妈也经常发孩子的照片给我。我能感受到这家人现在非常幸福，我真的为他们高兴！

【临床知识链接】

线粒体病：线粒体病是遗传缺损引起线粒体代谢酶缺陷，致使 ATP 合成障碍、能量来源不足导致的一组异质性病变。不同类型线粒体脑肌病的发病年龄不同。线粒体是与能量代谢密切相关的细胞器，无论是细胞的成活（氧化磷酸化），还是细胞死亡（凋亡）均与线粒体功能有关，特别是呼吸链的氧化磷酸化异常与许多人类的疾病有关。

【医学人文感悟】

我们深知,医学知识和技术的局限性与人类生命的有限性是我们所面临的永久难题。因而,如若问我作为一名医者,需要具备怎样的人文素养? 我的回答是:除了医学知识和医疗技术外,还应该具备感同身受的同理心、乐于助人的爱心、认真严谨的作风、全力以赴的热情和实事求是的态度。

同理心,是医患关系的基石

同理心是站在当事人的角度和位置上,客观地理解当事人的内心感受,且把这种理解传达给当事人的一种沟通交流方式。所有接诊这位患者的医生为什么会如此一致地想方设法帮助这家人? 这是医生的职责,也是同理心驱使他们想方设法挽救病人。

作为"小面包"哥哥姐姐曾经的主治医生,当我知道"小面包"也患上罕见病时感到万分惊愕。当了解这个家庭的"故事"后,医护人员都能感受到这个家庭背后的辛酸。当时,大家只有一个想法,就是尽力抢救"小面包",努力延长孩子的生命,慰藉患儿的家人。在与患儿一家的相处沟通中,医者能深切理解患儿家人的感受,进而做到恰如其分地抚慰、帮助、支持,并与患儿家庭保持情感的融洽,使患者能完全信任医者,医患之间便建立起良性的合作关系。基于此,病人的诉求和期望能充分表达给医护,医者的仁爱之心也能正确地传达给患者。医患在诊治中达成了共识,便能使就医过程变得轻松和谐。

爱心,是医者内心的动力

爱心是指同情怜悯之心态(包括相应的一定行动),它是一种奉献精神,更是关怀、爱护人的思想感情。广义的爱心就是保护所有生命。为什么医生需要具备这个品质?

医者对患者有爱心,才能热爱自己从事的职业,才能有动力全身心投入救死扶伤的医学事业。当我毕业后不久,进入新生儿病区工作,我看到前辈老师们上班的第一件事就是看病房里新生儿进食、排便情况的记录本,并自己拿着奶瓶亲自给患儿喂奶,观察患儿吮吸是否有力、喝奶是否费力、食欲是好是坏。然后,打开尿布,看小婴儿的尿便颜色是否正常,有时甚至还要低下头去闻闻气味,来判断患儿的病情是否在好转中。这一幕令我非常感动,要是没有这份爱心,医者又怎会如此自然地干这些"脏活",并乐此不疲呢！

认真,是职业精神的体现

认真是一种态度,是严格按规则办事做人,是高度的责任感和敬业精神。认真严谨的态度,于医生这个职业的重要性何在？

医生这个职业是健康所系,生命相托,来不得半点马虎。孙思邈在《备急千金要方》中写道:"若盈而益之,虚而损之,通而彻之,塞而壅之,寒而冷之,热而温之,是重加其疾而望其生,吾见其死矣。"我曾遇到这样一件事:全家喜气洋洋地来抱一个出生5天的孩子回家,家属竟然发现自己的孩子是"无肛"。家属骤然情绪爆发,和医院理论,咬定是医院抱错了孩子,因为家属天天被医护人员告知"肛温"正常。这件事给了我非常深的印象,也提醒自己不能怕麻烦,不能随笔写下任何未做检查的"检查结论",也一直以此告诫学生,千万不要忽视自己签名写下的"病历"所负的法律责任。

全力以赴

全力以赴意味着把全部精力投入进去,为患者争取最大的希望。

对于求诊的患者,无论诊断不确定的,还是治疗有困难的,医者都要全力以赴,尽己所能地去尝试解决问题的办法,想方设法帮助患者;不要轻易放弃尝试,轻易回避病家的求助。医学虽然有极限,但这不限制我们的努力,因为我们知道,只有努力尝试才可能会成功。我在医疗实践中,也多次推翻先前的诊断,并确定正确的诊断,也会为患儿尝试各种治疗方案,从而使患者得到妥善的治疗。一个患者,背后是一个家庭,无数个患者,关系到无数个家庭,能以自己的努力帮助到无数个家庭,这是一件多么值得高兴的事！

实事求是

实事求是是指按照事物的实际情况说话、办事。医学是一门科学,医者应该如何秉持实事求是态度,面对自己的能力,面对病人的疾病呢？

实事求是的态度表现出医生的真诚,但实事求是并不意味着冷漠和放弃。实事求是和全力以赴相结合,更能够让医患沟通在"真相"和"希望"中找到平衡。实事求是帮助患者和家属树立准确客观的治疗目标,避免"虚假希望"带来的可能伤害,有助于增进医患的信任和目标的一致。医学仍然充满未知,迄今仍有很多人类无法治愈的疾病。由于自己能力的不足,或由于医院条件的限制,不能帮助患者,那就将患者介绍给有经验的医生和有条件治疗的医院,让患者得到妥善的治疗。面对医学解决不了的难题,正确的做法是:以实事求是的态度,将坏消息告诉患者及其家长,让患者减少不必要的花费,鼓励家人尽早调整心态,积极面对现实,走出阴影,迎接新的生活。

(王治平)

做导管上的舞者,让生命起舞

    乐乐(化名)如今已是一位23岁的青年,他收到了世界著名大学——耶鲁大学的直博研究生录取通知书,并获得了奖学金资助。全家在欣喜之余,迫不及待地将这个好消息分享给我。这让我一下子又回想起乐乐那段坎坷的求医之路。

    与很多复杂先天性心脏病患儿的治疗经过类似,乐乐甚至更为波折。23年前,乐乐一出生就出现口唇青紫,3个月大时青紫越来越明显,当地医院诊断为严重的法洛四联症,肺动脉近乎闭锁。法洛四联症是婴儿期最常见的发绀型先天性心脏病,心脏畸形包括室间隔缺损、肺动脉瓣狭窄、主动脉骑跨以及右心室肥厚。

    乐乐3岁时辗转去了美国就医,在一家儿童医院接受了第一次外科手术。由于病情严重,两个月后他再次进行开胸手术,在左、右肺动脉均放置了血管内支架缓解血管狭窄。由于肺动脉发育很差,手术后心脏负荷仍旧很重,并随年龄增大而症状日益明显。乐乐在10岁和17岁时先后因为心功能不全再次接受治疗,但左、右肺动脉狭窄仍未能完全解除。

    疾病的阴影一直笼罩在这个家庭的心头上。乐乐18岁时,家长带着孩子来到我的门诊。由于病情复杂,心血管内、外科的专家们联合对患儿既往的病史和影像学资料进行了仔细分析和讨论:孩子3岁时在美国植入的左、右肺动脉支架位于肺组织深处,无法通过外科手术的方法取出并扩大肺动脉!

    联合会诊最终给出的治疗方案是通过介入的方法,在患儿左、右肺动脉内源血管内支架的基础上,再次植入血管支架,彻底解构原来的支架,充分扩张孩子狭窄的肺动脉。这是一项国内尚无报道的介入技术，手术难度大，风险高，术中一旦原支架断裂引起肺动脉破裂则是致命性的危险，但这也是治疗该患儿肺动脉分支狭窄的最佳治疗方案。

最终，这个"重任"落在了我的身上。

史无前例不代表无法突破，越是困难的手术，越是我们进步的机会。我和团队反复讨论、商讨手术方案。查阅了国际上的相关文献，结合团队的优势技术，我们在术前设计了最适合乐乐的血管支架植入手术及各种备选方案。为了能应对手术中出现的各种突发情况，我们通过仿真模拟技术以及超声、影像学重建技术，对乐乐的心脏及肺血管情况进行了全方位的评估，对可能发生的各种情况做了详尽的评估和预判。在做了各种细致的分析和准备之后，在多学科团队的保驾护航下，最终成功实施手术。手术效果显著，术后心室压力负荷基本接近正常，乐乐的心功能得到了大幅的提高。那一年，孩子考入了理想的大学，之后每年复查的情况都很好。

这一次复查，孩子收获的又是一张心功能正常的检查报告，而我们则收到了一个孩子健康成长、被世界著名大学录取的好消息！

【临床知识链接】

先天性心脏病的治疗：每年中国新生先天性心脏病患儿约占活产婴儿的0.7%，由于病情发展迅速，多数病例早期就会夭折。而目前先天性心脏病的治疗方法，主要包括外科手术、介入治疗和镶嵌治疗。相对于外科手术的创伤大，先天性心脏病介入治疗痛苦小，一般不留瘢痕，患儿恢复快。目前，先天性心脏病介入治疗已成为许多先天性心脏病的首选治疗方法。

心导管介入性治疗：应用特殊的心导管经静脉、动脉插入，至心脏"血管畸形"的部位，解除瓣膜、血管的狭窄，堵塞异常的通道（例如间隔缺损、动脉导管等）。相对于成人而言，儿童的血管较小，治疗时需要更精细的手法，而婴儿及新生儿的介入治疗操作难度则更大。

【医学人文感悟】

"搏一把"的勇气
对于心脏介入医生来说，高难度、有挑战的手术无处不在。对于不同的年龄、不同的解剖病变情况,有时候医生需要打破常规的做法,为患者制订个体化方案,在手术的过程中经常需要调整策略,才能达到治疗的目的。近年来除了肺动脉支架手术之外,我还做了其他一些难度大、风险高的病例,比如早产儿(极低出生体重患儿)的介入治疗、经皮肺动脉瓣膜置换、重度主动脉瓣狭窄、外周血管狭窄的介入治疗等。医生不是一味地挑战高难度,而是从让病人获益的角度出发,改善病人的病情和预后是初衷。有时候医生会面临艰难的抉择,但综合利弊之后,还是决定要为病人搏一把。在挑战高难度的手术过程中,我们对疾病治疗的理念、技术也得到了提升,这对学科的创新发展是非常重要的。对我个人而言,解决病人的痛苦、把疾病治好,是我的初衷。

医生的使命

医生是我的终身职业,也许除了医生外,我无法从事别的工作。因此,把唯一的工作做好是我的使命。和我一样,很多医生都视医学为一种使命。披上白袍,我们要救助生命,减轻病人的痛苦。这种使命感可以驱使我们不顾个人舒适和休息,全力以赴为患者提供医疗服务。有时没有现成的治疗器械或是材料,就要医生自己想办法,去发明、去创造。医生在手术台上伸出的手,并不是等着别人为你提供所需要的物品,而是在伸手之前,就已经做足了充分的准备。

医生还需要同情和同理心。成为医生,我们对生命有着特别的感知。面对患者,特别是儿童,我能够感知到他们的需求,甚至感知到他们正在经受的痛苦。所以我愿意付出额外的努力,尽可能地为患者解除病痛,或是为患者减轻痛苦。有时候,我会收到全国各地患者的求助,病人因为各种原因不便来到上海。千里求治必是难症!既然患者相信我,我又如何能袖手旁观?我会尽最大努力提供患者所需的救治,无论患者的地理位置或其他因素如何。在一名儿科医生的眼中,什么事都能等,只有孩子的事不能等!

(高 伟 王 凯)

用心守护,点亮希望

阳阳(化名)是一名 9 岁男孩,因纵隔肿瘤严重压迫心脏和气道,并发呼吸衰竭收治入儿童重症医学科。患儿入室时存在明显的上气道梗阻,呼吸困难。因此,他只能半坐在病床上(强迫体位),无法平躺。在治疗方案上,给予患儿气管插管、机械通气、镇静镇痛治疗,同时开始化疗。一周后肿瘤缩小,气道梗阻缓解,医生尝试为阳阳撤离呼吸机,但发生了撤机失败,遂重新行气管插管、机械通气治疗数天;经过治疗,阳阳病情好转,气道压迫基本解除,自主呼吸活跃,准备再次撤机。此时,床位护士反馈患儿已超过 48 小时没有睡觉。医生立即与阳阳进行了沟通,询问其无法睡眠的情况和原因。

"我害怕,我不敢睡,我怕躺下去睡着了就再也醒不过来了,我上次就是因为睡着了,然后又被重新插管了(气管插管)。"阳阳在纸条上写下了这样一段文字。此时医生了解了阳阳无法入睡的原因,是因为对 ICU 环境的恐惧及对自身疾病产生的焦虑。

在阳阳病情十分危重的几天里,所有的医护人员都在忙碌地观察和记录各种仪器上的数字,而没有机会让阳阳说说他的想法和他的痛苦。这个男孩用"失眠"告诉照顾他的医生和护士:"我害怕极了!"

医生在了解情况后立即用通俗易懂的语言向阳阳解释了他的病情,并且安抚、鼓励阳阳,告诉他即将离开 ICU,他可以放心地好好睡一觉。医生还嘱咐护士,为患儿提供一个安静和舒适的环境,让孩子可以感受到安全和舒适。

医生还与阳阳的家长进行了沟通,鼓励父母通过写信的方式给予患儿心理支持和安慰,同时还联系了社工部老师来 ICU 和患儿进行交谈和心理疏导。经过积极的心理干预,阳阳慢慢恢复了正常的睡眠节律,两天后顺利转出 ICU。

对于阳阳的情况,医护人员进行了反思。ICU 的环境不分昼夜,灯光、噪声、各种机器的报警音、突如其来的抢救、隔壁病床患儿的死亡事件等,各种应激因素常暴露在患儿眼前,而 ICU 患儿的睡眠问题往往被忽略。在 ICU 中,医生和护士往往更多地关注危重症患儿的急救和生命支持治疗,各种医疗仪器上的数字好像更能够代替患儿的心声,医护人员似乎不用询问患儿的感受也能做出正确的医疗护理决策。然而,患儿作为一个全人,不仅仅只有器官生理功能,他们也有心理的需求,心理状态的评估和干预也是 ICU 治疗护理过程中不可缺失的重要一环。

【临床知识链接】

纵隔肿瘤:纵隔肿瘤是临床胸部常见疾病,包括原发性肿瘤和转移性肿瘤。原发性纵隔肿瘤包括位于纵隔内各种组织结构所产生的肿瘤和囊肿,但不包括食管、气管、支气管和心脏发生的良、恶性肿瘤。转移性肿瘤较常见,多数为淋巴结的转移,纵隔淋巴结转移病变多见于原发性肺部恶性肿瘤,如支气管癌。肺部以外者则以原发于食管、乳房和腹部的恶性肿瘤最为常见。

【医学人文感悟】

医学既是自然科学,又是人文科学。然而随着科学技术的飞速发展,其人文性却趋于弱化。高新医疗技术在给我们带来福祉的同时,也因为我们更习惯依赖于仪器、设备,而忽视医学疗愈心理的重要性和作用。叙事医学是对现代医学遭遇"冷冰冰的医疗困境与危机"的一场反思,通过培养医护人员的倾听、理解、共情能力,加深对患者疾病境遇的理解和体验,从而改变单纯的技术主义决策姿态。叙事医学不仅能改善医患沟通,还能够降低患者焦虑、恐惧等情绪,对疾病康复起积极的作用,同时也能提升医务人员的人文素养、叙事能力,为患者提供有温度的、人性化的照护。

在《病患的意义》一书中,一位患者对医生说道:"只有我在体验,而你只是在观察。"这让我们意识到患者是活在生活的世界里,而医生却活在科学的世界里，这是两个平行的世界，也是医生没有办法理解患者的原因。而叙事医学意在寻求技术与人文的互洽，将对疾病痛苦的关注与生命关怀、科学视域与人文视域、观察与体验相统一，强化身—心—灵的整体互动。对于年龄幼小、不善于表达的危重症患儿，医生更要去学习通过叙事医学丰富医学人文关怀的活动内容与内涵，学习从儿童的视角出发，走进孩子的内心世界，聆听患儿的心声，为其提供充满尊重、有情感、有灵性、有温度的医疗照护。

每位患者都有其独一无二的故事，每个患者除了出现教科书中描述的症状、体征以外，还会对此有自己特有的感受和应对方式，这些也对患者的疾病康复和预后产生一定的影响，而这些常常被临床医护人员忽视。对于医护人员来说，患者的临床表现只是教科书中"正常"的表现，而对于患者来说，这可能是人生中的"至暗时刻"，这也是为何医患双方的感觉容易出现偏差，进而导致医患心理距离的扩大和医患关系的疏离。疾病世界如同孤立在大海里的一座荒岛，患者因疾病中断了原有的生活情节。医学是面对人的科学，更是一门实际应用于临床沟通的技艺。好的医生、护士要考虑全面，要为患儿的幸福想办法，而只有学习倾听病人、理解病人，帮助他们重建已经改变的生活故事，才能丰富对疾病的理解和对患者的关怀。

在儿科，我们对孩子最大的误解是"我们以为他们不懂"，而事实是，他们所懂得的、所想的、所担心害怕的远超我们的想象。我们不能仅仅通过监护的机器、监测的数据来"看待"我们的患儿，我们不能用"你要听话、你要乖"来让患儿配合。孩子同样具有表达的能力和权利，我们要学会放弃自己的专家身份，站在与孩子平等的视角和立场，走进孩子的世界，去建立和他们相互之间的信任关系。我们也要学会打破原有固化的思维，不再仅仅是跟着教科书去"观察"，更要关注孩子真实的体验和想法，去了解、洞察孩子的内心世界，理解和尊重他们的痛苦，给予他们最大的人文关怀。

叙事医学给医护人员提供了不断审视和反思自我的机会，唤醒和回望医者的初心，在反思中逐步提升医者的职业境界。当我们在实践叙事人文关怀的同时，也促进了从心灵深处滋长的职业道德和纯粹的职业情感，培养内心对职业的认同和虔诚，提升"修人文以润术，炼良医以泽众"的职业精神，完善我们的职业人格。

人文是医学的另一只翅膀，我们无法承诺治愈，但我们可以倾听、陪伴、尊重和照顾，我们可以走进患者的世界，分担他们的忧伤与苦闷，而我们也将在此过程中、在不断地反思中完成自我的提升，养成职业素养及职业人格。

（张雯澜　李璧如）

我与多动症患儿家庭的共同成长之路

凯凯（化名）是一名大二的医学生，暑假前夕他怯怯地在微信上问我，"章医生，我已经超过了儿童医院的收治年龄，还能来医院见你吗？"我回答："你可以在我非门诊时间过来，我也很想见见你，还想请你继续做志愿者呢！"与我对话的是一名多动症患儿。我陪着他经历了十年漫长而曲折的治疗过程，更欣慰地见证了他从小学进入初中、考取重点高中，并成功考上医学院，立志成为"像章医生一样的医生"。

凯凯第一次来门诊的时候，就读一年级第二学期。妈妈讲述着儿子在学校里那些不可思议的表现：上课几乎不听讲，用笔袋当枪瞄准老师，老师走到哪里他瞄到哪里，每天懵懂着不知回家作业是啥，即使记录本上写了几项作业，落笔也非常困难；作业想写就写一点，不想写就一字不写……从妈妈的神情与语气中，我看得出她内心的焦虑与不安。经过检查，凯凯被诊断为注意缺陷多动障碍（attention deficit hyperactivity disorder，ADHD），俗称多动症。

凯凯从小聪明好动，是家里的心肝宝贝。爸爸和爷爷、奶奶都认为"这就是男孩子的样子，哪里有问题？"可妈妈在管教孩子的学习和生活中却显得心力交瘁，面对老师的投诉更是焦躁不安。

在治疗时，因为凯凯爸爸与爷爷、奶奶对药物治疗较为抵触，在与家长充分沟通后，共同决定采取"行为和运动干预的方法"。我为凯凯开具了一张"行为与运动处方"，凯凯的表现有所缓解，总算平稳度过了一年级。

然而，随着二年级作业量的增加和学习难度的提升，凯凯的学习明显跟不上了,作业也是每天在妈妈的吼叫声和凯凯的哭喊中艰难地完成。睡眠时间不足了,课余运动没时间了,孩子的笑容越来越少了,妈妈的神经绷得更紧了……凯凯的注意力问题已经严重影响到学习,也影响了生活作息、心理健康和亲子关系,这些都远远超过药物不良反应对孩子的影响。这时家人觉得问题严重了!

当他们再次来到门诊时,我提出了使用药物治疗的建议。虽然家长们对药物治疗仍有所顾虑,但在我的耐心说明和极力沟通下,家长们理解了大家都是为了孩子着想,没有再竭力反对。

心思细腻的凯凯是个敏感的孩子。当发现自己开始用药时,他非常排斥。自己上网搜寻 ADHD 的相关内容以及药物不良反应等,觉得注意缺陷问题非常可怕,仿佛天塌下来一般。当他来到门诊复查时,还未开口就泪如泉涌。"我吃了药后心跳得很快,很难受!"凯凯一脸不安地说。我首先通过心脏听诊和心电图检查,帮助他认识到自己的心脏是正常的,然后再耐心地解释,心情紧张也容易引起心跳加速,请他不要太紧张。

我帮助凯凯学会"接纳自己",告诉他:"注意缺陷并不像网上传言的那么可怕,这是一种很常见的疾病,就像高血压那样普遍。章医生自己就是家族遗传性高血压,已经每天服药 10 多年了。只是维持血压稳定的'开关'有点失灵而已,服药就解决问题了,我可以正常生活和工作,你觉得我正常吗?你是调节注意力的'开关'发育得比别人慢一点,现在需要靠药物帮助一下,等你以后长大了、发育好了就不再需要药物了!"

同伴式的言语鼓励如同一帖良药,逐渐缓解了凯凯对药物治疗的焦虑抵触情绪。后来凯凯妈妈告诉我,你用高血压病以及高血压患者服药作为例子,与注意缺失用药做比较,浅显易懂,让一个小学生瞬间理解了合理、规范用药的必要性,让他的焦虑情绪也释然了。

治疗逐步进入正轨。很快,凯凯度过了小学时光,学习成绩还不错。但当进入中学时,逐渐招架不住学习的强度,正值青春期的凯凯变得情绪沮丧。

记得凯凯每次来门诊都说着说着就委屈地流泪:明明自己很努力,但是测验的成绩总是不那么理想。凯凯逐渐对自己失去了信心……妈妈善意的问候,常常成为他发泄的理由;老师的一句督促话语,会让他误解为自己被嘲讽,精神几近崩溃。

我对妈妈说:"凯凯已经难以承受学校的学习压力,出现了情绪问题,必须调整目标,适当放缓节奏,不必被快马加鞭催着前行。"但焦虑万分的妈妈却十分不认同，她认为孩子已经跟不上同学了，学业不能放，不逼一下怎么能行！

作为家长，我很理解妈妈两难的心情。作为医生，我必须与妈妈达成一致，共同帮助孩子渡过难关。我对妈妈说："孩子已经在向你发出求救的信号，你非但不听，反而根据自己的节奏鞭策着孩子，这样反而容易适得其反。凯凯已经长大了，你应该看到他付出的努力，并认可他的努力，这样才能走进孩子的内心世界。如果暂时跟不上学校节奏，我们可以让他放慢脚步、慢慢前行，跟在其他同学后面也是可以的呀，我们都不希望他倒在奋力追逐的路上，难道不是吗？"通过我多次耐心的沟通，妈妈终于放下了心理包袱，逐步释然。

一番晓之以理、动之以情的沟通后，我们终于达成了医疗共识。凯凯妈妈逐渐接受了给凯凯放慢节奏，不再为考试成绩焦虑万分，她还鼓励孩子参与课外活动如机器人搭建、击剑运动等。看着妈妈"淡定"的样子，凯凯的负面情绪也逐渐消散，走出了自卑的阴霾，学习成绩稳步提升。

高三阶段学业紧张，每天完成作业都要11点之后，妈妈希望凯凯早点睡觉、养精蓄锐。但凯凯总是要在睡前拿出他心爱的相机捣鼓一阵再睡，为此母子没有少争执。一次在门诊时，妈妈又在抱怨这事，凯凯一言不发地在边上。我告诉妈妈："孩子需要有心理上的独处空间，在繁重的学习之余，捣鼓心爱的相机是凯凯一天中唯一可以自己掌控的事情，这就像为自己做了'心理按摩'，有助于他第二天整装待发！"我的话音刚落，凯凯猛然抬起头，两眼闪着泪光，使劲点头说："是的，是的！"终于被人读懂了内心深处的苦楚，令凯凯激动万分，这时，妈妈也读懂了凯凯的内心世界。

也许，在凯凯心中早就种下了一个梦想，立志成为像章医生一样的医生。他通过自己的努力，考上了医学院校，成为一名口腔医学专业的学生。进入大学后，自律的他奋发学习、门门功课优秀，荣获学校英语竞赛前三名，获得去省里参赛的资格。

大一暑假时，在我的鼓励下，他成为上海儿童医学中心"多动症儿童夏令营"的志愿者，拥有摄影专长的他负责为孩子们摄影。夏令营结束的那一天，我邀请凯凯与其他ADHD孩子的家长座谈。凯凯一改之前在陌生人面前说话害羞、不自信的样子，与家长们侃侃而谈，他的妈妈都为之震惊。凯凯的经历令在座的家长们感动不已，同时也增强了治疗的信心。家长们表示："如果自己的孩子长大后能像凯凯那样，就心满意足了！"

【临床知识链接】

注意缺陷多动障碍(ADHD)：ADHD 是一种常见的神经发育疾病,主要特征是与发育水平不相符的注意缺陷和(或)多动冲动,常常导致学业成绩不佳、情绪不稳、同伴关系受损和亲子冲突等。随年龄增长和疾病的持续,容易合并其他心理和精神方面的共病,如焦虑、抑郁、破坏性行为障碍等。治疗周期比较漫长,常常需要药物、教育和行为治疗相结合的多模态方法。

【医学人文感悟】

当一位患儿呈现在医生面前时,他不仅仅只是作为疾病载体的个人,而是一个完整的人。我们要治病,还要治人,更需要治家庭,这就需要医生注重对其生命内在质量的全面关怀,从而体现医学人文精神。在发育行为儿科,很多疾病并非药物能治疗。在与凯凯 10 多年的相处中,始终有这几个关键字指引着我。

陪伴,是医患彼此的一剂"灵药"

这十几年凯凯的心理路程可以概括为抵触—沉默—半信半疑—接受—要去见章医生—有问题主动要求去找章医生—无论高兴还是难过的事都要想办法跟章医生说一说—成为一名医学生—成为一名"多动症患者"关怀活动志愿者。凯凯内心产生的安全感、对医生的信任感源于良好医患关系的建立。每一次的面诊都是因凯凯的困惑和苦恼开始,甚至边哭边说,但都是以轻松愉快、平心静气、心悦诚服离开诊室,每次走出诊室都是凯凯轻装上阵的开始。

这 10 多年的陪伴,看着凯凯的成长,我由衷地自豪。当曾经的小患者奋发图强,努力成为我的同行,去帮助更多的患者,这也是我作为一名儿科医生的职业幸福感。

懂你,才能帮助你

ADHD 是一种需要持续长期治疗的疾病。患儿和家长的依从性是 ADHD 儿童治疗的关键。在治疗过程中,有时需要用药物控制,有时需要行为干预,有时需要来自更多方面的支持与配合。我们会接受来自各方的不同意见,比如患儿不理解自己为什么会出现这样的行为,父母恐惧药物治疗所带来的不良反应,学校不知如何做出配合等。作为医生,首先要识别来自各方的困惑与疑虑,明白大家负面情绪中的深层原因,读懂对方一些看似无聊或不理智的行为。这就要求医生努力走进患者的生活和内心,了解他行为的意义。比如,当凯凯害怕吃药时,我意识到,孩子需要的并不是来自医生权威的用药指导,而是一个会俯下身倾听他的心声,了解他焦虑、不安的原因,并且与他共情式沟通的医生。当妈妈反对凯凯在睡前还要摆玩一会儿相机时,孩子需要一个能发现他的需要,并为他发出真正心声的医生。只有读懂患者,医生才能从专业的角度给出更合适的诊疗方式。

（章依文）

一个反复住院的初中男孩

　　"小袁(化名),你怎么又来住院啦?又跟爸妈吵架啦?咦,你怎么胖了许多?"护士姐姐关切地问道。小袁耷拉着脑袋,无精打采,默不作声。一旁的爸爸伸手去接小袁手上的行李袋,小袁冷漠地推开父亲,径直走进病房。

　　小袁是一名13岁的初中生,这已经是他第五次住院了。第一次住院时他才10岁,因为感冒、胸痛,确诊病毒性心肌炎,治疗后恢复良好。两年后在一次常规复查时,小袁血检心脏肌钙蛋白指标竟然升高了10倍,立即住院再次治疗。出院后小袁妈妈就显得非常紧张,经常带小袁进行心脏指标检查。

　　在这期间,小袁也悄悄地改变了。眼见着从一个阳光开朗的小伙子变得整天愁眉苦脸、唉声叹气。妈妈说,疫情后孩子关在家上网课,想让他运动一下改善下体质,但小袁居然胸痛了,血液检查指标也不正常了。还有几次和爸爸吵架后,小袁说胸痛,出冷汗,面色发白,吓得妈妈赶紧带着孩子来医院,一查果然心脏指标又十倍、十倍地上升。于是,小袁又住了两次医院。

　　今天是小袁两年半时间内的第五次住院了。小袁的爸妈很无奈,已经不敢让他运动了,遵医嘱绝对卧床休息,长胖也顾不上了,同时也向学校请假休学了。

　　入院后小袁长期卧床,看视频,作息时间日夜颠倒。休学住院使孩子也很自卑,与同学不再联系。与陪护父亲并无交流,各自看手机消磨时间。有时讲上两句,却让小袁再次情绪爆发,歇斯底里地喊道:"我不看手机还能做什么?我还能做什么?我这样有什么意思!"随即哽咽啜泣起来。

　　小袁在入院后虽未再有胸痛,但家长要求每日查验心脏指标,结果指标起起落落,时好时坏。每天重复着"开盲盒"的过程,整个家庭情绪也随指标的上下而忽悲忽喜。病房里窗帘永远是拉上的,缝隙处透着少许阳光。孩子在床上输液,眼前的手机小屏幕持久地发着闪烁的光……

看着小袁的表现,我们意识到小袁的病不仅在生理,更在心理上。作为他的主治医生,我立即联络了包括儿科全科、护理、心血管专科、社工、中医、心理治疗师共建"小袁疾病管理团队"。请社工、心理治疗师一同介入,与家庭进行充分沟通,倾听孩子父母的诉求,了解他们的健康观、心理预期,向父母告知医学的局限性、指标控制不良的众多影响因素、对指标的适度容忍和科学随访管理的原则。评估了家庭情况后,团队对家庭进行心理疏导,避免焦虑;鼓励孩子父母同心协力,保持家庭和睦;对小袁进行疾病科普,鼓励他客观、正确地看待疾病,树立信心。在此基础上,医患共同决策,请细心的妈妈参与疾病管理,共同明确减肥目标、日常活动目标、学习目标、作息时间目标。终于,病房的窗帘拉开了,阳光满室,照在墙头的作息时间表上。餐桌椅变成了写字台,小袁坐在椅子上,与母亲讨论着习题。好朋友又联系上了,小袁脸上出现了久违的笑容,阳光、自信、快乐的小袁又回来了。

【临床知识链接】

病毒性心肌炎:病毒性心肌炎是指病毒感染引起的心肌局限性或弥漫性的急性或慢性炎症病变,属于感染性心肌疾病。在病毒流行感染期约有 5% 的患者发生心肌炎,也可散在发病。临床表现轻重不同。根据典型的前驱感染病史,相应的临床表现,心电图、心肌损伤标志物、超声心动图显示的心肌损伤证据考虑该诊断,确诊有赖于心内膜心肌活检。目前无特异性治疗方法,治疗主要针对病毒感染和心肌炎症。大多数患者经适当治疗后痊愈,极少数患者在急性期因严重心律失常、急性心力衰竭和心源性休克死亡,部分患者可演变为扩张型心肌病。

【医学人文感悟】

随着现代医学的发展,诊疗手段越来越多样,但患者的感受度并没有提升,反而有被忽视的感觉:医生专注于技术的提升,对病人的体验和叙述漠不关心。

医学好像失去了初心的指引,变成了纯技术的应用。然而,在临床工作中,片面追求医疗数据的正常可能是做不到的,或者要付出更大的代价。我们不禁反思,医学的治疗对象是疾病还是病人?或者说,仅仅是疾病吗?虽然只有一字之差,但正确的认识可以引导医生为患者做出最适宜的治疗决策。

建立现代健康观与医学观

健康观即对健康、对疾病的认识。早在 20 世纪 40 年代,世界卫生组织就提出健康的新内涵,健康不再仅仅是指"无病状态"。现代社会中,寿命的延长和疾病管理的加强使得患病和感觉健康不再是相互排斥的。健康是指生理、心理(精神)、社会适应能力和道德上的一种完满状态。医生的健康观也须与时俱进,以促使给出涵盖生理、心理、社会及康复预防的更多元、更整体的临床解决方案。

医学观则指认识健康和疾病的思维方法。现代医学模式即生物—社会—心理医学模式,是从生物、心理、社会等多方面因素的结合上来综合认识人类的健康和疾病。人生活在社会中,有喜怒哀乐和心理活动。现代医学认识到,疾病不仅由躯体病变引起,心理、社会适应性障碍等都会引起生理上的不适症状,甚至躯体化表现。

医患共同决策成为主流。临床医生在做疾病诊断和治疗时应充分考虑两个原则:一个是科学原则,即从疾病的病因、病理生理改变等方面来思考判断;另一个是人文原则,即要辨人,看到患者的个体特殊性,从心理、社会、文化、价值观、经济、民族等背景及个人与家人的需求进行综合思考判断。我们应运用自身专业知识和经验,践行患者(监护人)知情权,向患者(监护人)充分告知疾病现状,共同讨论诊疗选择、获益、风险及代价等因素,由医生与患者(监护人)共同做出最适宜现状的治疗决策。

洞察患儿症状背后的经历

患儿小袁心肌炎后遗症引起反复胸痛,生理指标变化无常,我们该如何制订诊治方案呢?在现代健康观与医学观的指引下,我们首先要自问:医学的治疗对象是什么?治疗的终点是什么?是追求医疗数据回归正常吗?当然不!

限制运动、限制上学、没有正常的社会交往、每天抽血检查心脏指标,我们有没有问过小袁的心理感受与诉求?作为医者,只有我们全面了解病人,包括他所患的疾病和他的家庭环境、社会文化以及正在经历的事件,才能给予最佳的个体化治疗。

如果仅看检查指标,我们很难解释为何这些指标忽上忽下。当我们走近孩子,看到孩子肥胖的身躯、抑郁的心情、不正常的生活作息,从医学角度,不难得出如肥胖、高脂血症也可以引起心脏亚健康的结论。医学不仅仅是单纯的技术,我们不能顾此失彼地缺失对患者的人性照护。我们需要警醒隐藏在小袁背后的心理健康、社会适应能力问题,心理的波动、情绪的压抑低落、失学、社会生活的隔断等,同样会导致心脏的躯体症状。

当存在无法控制的慢性疾病,或过度使用医疗服务、频繁住院,或频繁地急性发病,或孩子情绪低落、存在暴躁的行为问题等,我们需要在医疗干预的同时启动家庭评估,从孩子的家庭背景去发现问题,从而更好地解决问题。我们需要给予患者人道主义的关怀,促进其社会属性的健全。

医生这份职业具有神圣的责任感,作为医生,应该与时俱进,注重在医疗诊治实践中培养及提高人文感知与践行能力,以患者利益为先,保障患者福祉,正面回应患者改善病痛及情感的需求。人文精神是可教可学的,人文精神应该融入日常医疗行为中,变成习惯,指引我们为患者提供有质量、有温度的医疗服务。

（赵　醴）

音乐相伴，启智未来

"小娃撑小艇，偷采白莲回。不解藏踪迹，浮萍一道开。"伴着白居易的诗作《池上》，来自上海某幼儿园的四位听障儿童第一次走上舞台，唱起练习许久的童谣。

听障儿童能够自信地站上舞台大放光彩，这一切还是要追溯到两年前。在一个偶然的机会，我和同事俞湘君老师接触到了一批听障儿童。他们虽然安装了人工耳蜗或佩戴了助听器，听力补偿效果达到最佳，可以感知到外界的声音，但在与孩子们的接触中，我们发现由于缺乏最初对于声音感觉的培育，孩子们面对他人交流时明显表现出不自信、逃避的感觉。更令我们感到遗憾的是，他们在音乐感知上明显弱于健听儿童，对音乐呈现出较为消极的状态。如花般的年纪正是感受美好、感受音乐的时刻，孩子却难以走进美妙的音乐世界。

世界卫生组织明确指出，健康不仅仅是没有疾病或虚弱，它是一种在躯体、心理和社会等各个方面都能保持完美和谐的状态，也就是说健康至少包含身体健康、心理健康、社会适应良好三方面。作为上海音乐学院的专业老师，我们非常清楚音乐对儿童、青少年情绪和认知发展至关重要。同时，音乐也是孩子们感受自然、体验生活、表达情绪的重要途径。人工耳蜗给了孩子新的"耳朵"，而我们希望给孩子们感受和表达美的能力。于是，在请教了医学专家后，我们开展了对听障儿童的音乐干预，使他们也同样能感受音乐之美，用音乐促进孩子身心健康。

从 2020 年 9 月起，在每周二我们团队便为听障儿童开展音乐活动，每次持续45分钟,内容包括问好歌、身体律动、节奏跟随及模打、音乐想象、音乐情绪与表情、声音空间感、音高模唱、歌曲歌唱及表演等板块。整个课程持续24次,每周的教学会根据设计安排,出现其中的4~5个板块,每个板块的教学内容难度渐进提高。

和普通孩子相比,听障儿童更容易自卑,不太愿意进入常规的音乐课堂。我们专门设计了特别的音乐课。一开始,有些孩子是不开口的,甚至有抵抗心理。慢慢地,大部分人都非常喜欢上音乐课,对音乐的感受完全打开了,越来越自信了。在与孩子们相处的过程中,他们的笑容经常触动着我:即使有些听力损失,但并不妨碍他们有一颗"听见"音乐的心。有了这次特殊体验后,我有了强烈的愿望,为孩子们量身定制一曲《羇》,并在《彼岸3.0——俞湘君钢琴超媒体音乐会》上进行了世界首演。

这首音乐开始时是一串毫无旋律可言的音符,甚至可以说是一段杂音,这是在模拟听障儿童的世界里,他们所感受的外界声音。接着,清新的旋律一点点流露,似乎是孩子们在引导下,慢慢地感受到了音乐的节奏。随着音乐的推进,音乐变得越来越纯美,孩子们跟随着缓慢的音律,唱起了童谣,成就了全曲的高潮。这一刻是全场最感动的时刻,我不禁热泪盈眶。

【临床知识链接】

听力障碍(dysaudia):听力障碍是指听觉系统中的传音、感音以及对声音综合分析的各级神经中枢发生器质性或功能性异常,而导致听力出现不同程度的减退,习惯称为耳聋(deafness)。正常新生儿和高危因素新生儿听力损失发病率的差异较大,正常新生儿为1‰~3‰,高危因素新生儿为2%~4%。听力损失如不能被及时发现,不但影响儿童(言语和认知发育、教育、就业、婚育)及家庭(沟通障碍、心理、经济负担),而且还会成为社会沉重的负担,影响社会经济发展。现代科学技术已经可以对新生儿及婴幼儿进行早期听力检测和诊断,如能对明确诊断为永久性听力损失的婴幼儿在出生6个月内进行科学干预和康复训练,绝大多数可以回归主流社会。

音乐治疗:音乐治疗是新兴的交叉学科。它以心理治疗的理论和方法为基础,运用音乐特有的生理、心理效应,使求治者在音乐治疗师的共同参与下,通过各种专门设计的音乐行为,经历音乐体验,达到消除心理障碍、恢复或增进心身健康的目的。音乐本身就具有情感情绪的传递作用,通过旋律、节奏、表情、速度、力度等元素的变化,使人感受到不一样的音乐情绪,并且可以同时激活不同的脑区,促使其间建立起更多的联结。这些终生不会消解的联结会对人的一生都起到重要的作用。国际上,音乐治疗越来越多地用于孤独症、帕金森病、创伤性脑损伤患者的恢复,以及焦虑、抑郁等心理疾病症状的缓解。通过音乐聆听或音乐活动,音乐对人的生理和心理状态产生积极影响,得到良好的治疗效果。

【医学人文感悟】

每个人都有对健康生活的向往

作为一名音乐专业的老师,这次尝试给予我很大启发。从一开始抗拒音乐到后来热爱音乐,孩子们的转变让我意识到,无论身体是否有残缺,每个人在内心中都保存着对美好生活的向往,而作为健康守护者以及教育者,我们的使命就是去发现、去尊重、去培育。庆幸的是,我能用自己的专业去帮助孩子们。当然,不仅仅是听障儿童,在日常生活中,音乐可以为人们的生活带去色彩,也是人们表达自我、调节心理的良方。

音乐活动是一种社交活动

音乐不仅是一种艺术形式和文化活动,更是一种社会性的非语言类的交流形式。音乐活动本身就是一种社交活动,对儿童来说,它提供了一个通过音乐和语言交流来表达、宣泄内心情感的机会,并提供安全愉快的人际交往环境,让他们恢复和保持社会交往能力。

特殊儿童可探索多元形式的健康干预

大多数研究表明,特殊儿童对音乐有着特殊的喜好,他们对音乐的反应明显比其他的教育方式更为积极,音乐教育是一种非常可行的针对特殊儿童的沟通与治疗方式。比如,在音乐活动中带孩子认知世界,可减少听障儿童对于环境和人的敏感,缓解焦虑。在行为问题上,通过音乐锻炼逻辑思维和抽象思维,而不只是局限于依靠手势和视觉进行的形象思维,让听障儿童对事物有更完整多维的认识,从而达到社会适应能力的提升。

从中我们发现,常规医疗技术可以矫正孩子生理上的不足或缺陷。但作为医者或教育者而言,我们希望孩子能发育得更好,成长得更好。因此,我们可以尽可能地探索多元形式的干预方式。比如孩子们更喜爱感性又直观的事物,他们喜欢把故事、画面、音乐、搭建等结合在一起。当我们把各种有趣的事关联在一起,孩子各个方面的能力就会得到发展,甚至创造出属于他们的新思维模式,他们会更热爱生活、热爱世界,把生活描绘成美好的模样,获得更滋润的人生体验!

（秦　毅）

有温暖的儿科医疗设计

　　相信很多家长都有过带孩子做雾化的经历,一边哭着、闹着,一边哄着、压着。短短30分钟并不痛苦的吸入治疗变得漫长而又令人恐惧。医疗的根本目的是为身体带去舒适的感受,而往往在经历医疗的过程中总是伴随着痛苦和恐惧。能不能通过设计让医疗更有温度? 带着这样一个梦想。以打造"无哭声医院"为理念的上海儿童医学中心,与同济大学创意设计学院"以设计驱动提升医疗服务体验"的初衷有机结合。未来设计师们走出教室,深入临床一线,与医护人员紧密沟通,系统观察,切身体验,挖掘需求,力求将人文关怀融入每一件设计之中。双方携手走过的10年间,诞生了多件优秀的毕业设计作品,从患儿治疗、家长陪候诊乃至医护休息等多角度切入,共同探讨和展望通过设计提升医疗温暖与体验的方式。

　　它叫"安拉小象"。远看是一个卡通玩具,其实它是个治疗儿科呼吸道疾病的雾化器。雾化器的面罩穿上了大象外套,让孩子们很新奇;象鼻子的软管,可以折叠拉伸;喷雾治疗时,在一旁陪伴的爸爸妈妈可以握着小象鼻子,挤压小象身体的两侧,发出声音,转移孩子的注意力。它的设计者是目前任职于飞利浦体验设计中心的同济大学设计创意学院工业设计专业毕业生姚齐喆,这是她当年的毕业设计作品。

　　起初,设计出一个可以让看病的孩子不哭的作品,对于当时还未走出校园,又非医疗专业的姚齐喆来说是个大挑战! 很久没到儿童专科医院看病的姚齐喆决定先去"泡"医院。从小就患有哮喘的姚齐喆特别留意了下小时候常来的雾化室,虽然这是一项不扎肉、不见血的项目,但雾化室依然是儿童医院哭声最集中的诊室之一。这里,家长和患儿处于一种纠结状态,为了让不停挣扎的孩子完成治疗,家长会采用强硬的身体姿态控制住孩子。一次雾化治疗需要 10～15 分钟的时间,孩子和父母都身心俱疲。姚齐喆还发现,0～3 岁的孩子哭声最多,对于这个被父母强摁在脸上又喷出雾气的治疗特别恐惧。由于其不停哭闹,无法平静吸入药物,治疗效果大打折扣。

　　明明是为了让孩子更舒适,但过程为何如此心累? 姚齐喆开始思考如何通过设计让患儿不再抗拒和排斥雾化治疗,甚至还能为整个过程增加更多的亲和感与安抚性? 在泡了大半个月后,姚齐喆有了更为具体的设计目标。工业设计理念需要系统整合思维,需要考虑设计作品的各方面情况。既要满足家长"戴得牢"的要求,又要在一定范围内给予孩子"自由",这需要让雾化器更贴近面部、重量更轻、重心更稳。

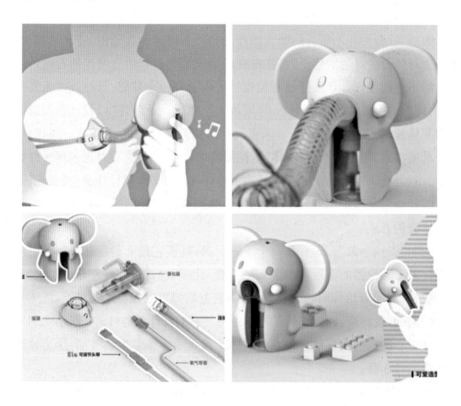

　　于是,姚齐喆想到了为雾化器变身的设计策略!

　　"首先要让孩子们觉得雾化器是个玩具。"姚齐喆将雾化器的面罩和软管

"cosplay"成小象。她给雾化器穿上了外衣——大象配件,分离雾化器和面罩,由一根可自由伸缩的软管连接,成为大象的鼻子。她还给雾化器取了一个好听的名字,叫"安拉小象",谐音安啦,又是牙牙学语的孩子们口中"elephant"的叫法。

细心的设计师还设计了位于小象头顶的上小下大型孔洞,用来平衡内外气压,保证即使套上小象后,出雾量也不会受到影响。同时安拉选用了柔和的低饱和色彩,而不是玩具常用的明艳颜色,目的是更好地达到安抚效果,材料则选取了柔软的橡胶,触感温润亲切。

两个月后,姚齐喆带着亲手设计制作的第一个"安拉小象"又回到医院。她的设计作品第一个尝鲜的小病人3岁,当他戴上"安拉小象"后,小男孩笑了,做雾化治疗时,全程注视着小象。

"有温暖的医疗"项目得到了医患双方的肯定。医院不仅是一个治病救人的场所,也是一个有温度和人文关爱的设计道场。以设计驱动提升儿童医疗服务体验,让医院成为更具人文关爱的温暖之地。

【临床知识链接】

一个设计项目的发展和推进,往往不是简单线性求解的过程,更多时候设计过程是一个不断探究、不断提出可能方案、不断进行测试、不断获得新知进而再不断优化设计的过程。

在设计过程中,设计师探究了什么样的干预因素是有效的,以及不同造型影响的有效性。结合调研所得结论,从人的角度出发,通过产品缓解低龄幼儿在雾化治疗时产生的心理不适,是设计师所面对的设计问题。分别站在家长和孩子的角度,新设计的雾化辅助产品既要能满足家长对于雾化器面罩贴合度高、防挣脱性高、提高治疗效率的要求,又要在一定范围内给予孩子"自由",让治疗更加轻松愉快,这需要让雾化器面罩更贴近面部,雾化器本身则重量更轻、重心更稳。同时,考虑到医疗产品开发以及家长的购买成本,植入式的创新比颠覆式创新更为合理。

最终的设计方案是在现有雾化器产品基础上的辅助附件安抚套组——"安拉小象",设计触点总结如下:

(1)"雾化器-面罩"分离的形式,改变了雾化器产品原有的部件布局和重心位置,提高了抗挣脱性,使面罩更贴合患儿面部,减少了药雾外泄导致的浪费,同时降低了雾化器产品给低龄患儿带来的压迫感和强制感。

（2）将雾化器的陌生医疗产品形象，通过拟物的手法转变为孩子所熟悉的可爱大象外形，同时又与雾化器本身的特性相吻合（雾化器喷雾与大象鼻子喷水有相似、可联想之处）。

（3）在不改变医疗产品本身结构的前提下，"安拉小象"儿童雾化安抚套组以附件的形式出现，减少了医疗产品开发和用户购买的成本。

【医学人文感悟】

世界卫生组织对于健康的定义是一种生理上的、心理上的和社会交往上的最佳状态。可见，人类健康福祉的发展绝不仅仅需要医疗技术的发展，更是跨越哲学、艺术、政治、经济、管理、设计等多元学科范式及其方法的共同善用之集合。

设计与医疗是完全不同的专业，然而，以人为中心，却可以把医疗与设计紧密跨界联结。面向一个更美好的健康生活与未来，友好的医疗体验是文明发展的重大需求，关乎民生，更关乎每个人。儿童诊疗更是如此，在就诊过程中，患儿、家属与医务人员的需求与感受都需兼顾。面对复杂的真实世界，我们需要的不仅是分而习之的专业和建构式的思维，我们更需要的是对人本身和人的健康更为整全式的理解与关照、更加跨学科的协同和更多意义驱动的协同设计与创新。让医疗变得更具温度，让医院真正成为使人们感受到身心关爱的温暖之地。

（刘震元）

走出抑郁的泥沼

　　小涵(化名)是一名14岁的中学生,个性要强,自尊心高,对学业成绩的期望很高。在学习上,小涵对自我要求十分严格,她能感觉到学业的压力,担心考试成绩不理想,所以经常压缩睡眠时间来学习。然而,正因为睡眠不够,小涵白天会经常犯困,上课也难以集中注意力。当学习成绩下降时,小涵显得烦躁不安。

　　就在一个月前,小涵又与同学发生了矛盾冲突。原来是她在微信班级群里遭到几个同学的捉弄,于是产生了不想上学的念头。她在生理上的表现是感到头晕、头痛,不能上学,胃口也比较差,不思饮食,体重有明显减轻。在情绪上,她显得情绪低落,有时候会莫名其妙地掉眼泪,有时却大发脾气甚至歇斯底里。在社会交往方面,她整天把自己关在房间里,不愿意和家人沟通,不让家长说一句,家长只要一管就发火。在行为上,小涵又沉迷游戏,一直刷手机,凌晨一两点才睡觉,睡到中午才起床。她觉得生活很没有意思,每天都是在机械、疲劳地重复,而且自己学习成绩不理想,又和同学相处不好,感觉自己一无是处,对不起爸爸妈妈的辛苦养育。更可怕的是,小涵曾有过几次割腕的自伤行为,偶尔会产生自杀的想法,但不敢实施。

　　小涵不良的情绪状态引起了父母和老师的注意。在一番深入沟通后,小涵决定先回家调整好自己的情绪状态后再返校,并要求母亲带自己看心理医生。经过问诊和评估后,医生诊断小涵患有抑郁症,同时合并焦虑和睡眠的问题。

　　在交谈中,医生发现小涵的抑郁发作与学业压力、家庭压力和同伴交往问题等有关。学业方面,小涵在一所重点中学就读,本身又是一位自我要求很高的孩子,加之父母对小涵过高的期望,致使她平时几乎没有运动的时间,甚至持续剥夺睡眠时间,学习和生活失去了平衡,增加了抑郁的发生风险。家庭养育方面,小涵的父亲因工作原因经常早出晚归,主要由母亲照顾小涵的生活。小涵母亲十分关注孩子的成绩,管教方式严厉,平时总是对着小涵说教、唠叨,但很少倾听小涵的诉求,常忽视小涵的真实想法和感受。对于小涵讲述的与同学之间的矛盾和冷战,母亲并未放在心上,只是简单教训"这些都是小事,不要去管,好好学习就好了"。另外,母亲性格急躁,时常忍不住对着小涵发脾气,有时候甚至会动手管教,导致亲子关系紧张。同伴关系上,小涵与同学经常发生矛盾,并常用冷战方式来解决矛盾,近期又遭遇网络欺凌和捉弄。种种压力持续存在,且没有采取妥善的方式处理,久而久之,小涵的负面情绪越积越多。

第一次就诊时,医生首先肯定了小涵配合就诊、主动寻求专业帮助的行为,鼓励并倾听小涵诉说自己所遇到的困难。医生与小涵一起讨论作息安排,使她认识到持续牺牲运动和睡眠时间换取学业进步的方式既不科学又不健康,帮助她平衡好学习和生活之间的关系。对于小涵在同伴交往中的烦恼,医生和小涵一起对相关事件进行了还原重构,探讨了有效的沟通互动模式,帮助小涵建立合理的人际期待。

当然,小涵的问题不仅在她个人身上,医生还建议小涵家长要重视孩子的心理健康,加强与小涵的沟通交流,注重倾听小涵内心的真实感受;多给小涵个人空间和情感上的温暖支持,以强化和孩子的情感纽带。在医生的建议下,小涵母亲回家积极调整与女儿的相处模式,学着自己少讲些,多听孩子的诉求,从女儿的角度来思考她遇到的问题和困难,并给她一些指导和建议。母亲与小涵沟通了学校发生的事情,鼓励小涵和同学积极沟通问题。回到学校后,小涵主动找同学化解了两人存在的误会,同学也向小涵道歉,表示认识到自己的错误,希望两个人往后还是朋友。

时隔半个月后,小涵在母亲的陪伴下来复诊。在诊室里,小涵露出了笑容。小涵对医生说,调整作息后,学习效率都提高了,情绪状态也在慢慢改善。听到小涵夸赞母亲为自己做出的改变时,妈妈也感到十分欣慰。妈妈激动地说,会继续和孩子一同努力,争取做女儿心中的"满分妈妈"。

【临床知识链接】

抑郁症: 是当今儿童、青少年中最常见的一种心理疾病。以情感低落、思维迟缓,以及言语动作减少、迟缓为典型症状。抑郁症严重困扰患者的生活和工作,给家庭和社会带来沉重的负担,约15%的抑郁症患者死于自杀。

抑郁症的临床表现:抑郁症的主要表现为抑郁的心境(儿童、青少年可表现为易激惹)、兴趣减退、失眠/嗜睡、食欲下降以及自杀观念等。

抑郁症的原因:抑郁症的发病与遗传、代谢、内分泌等多因素有关,还受到社会心理事件的影响。儿童、青少年抑郁发作的常见危险因素包括学业压力、家庭环境、人际交往问题等。

【医学人文感悟】

联合国儿童基金会和世界卫生组织2019年11月5日联合发布的数据显示,目前全球大约每五个青少年中就有一人正遭受心理健康问题的困扰,抑郁症作为常见的心理健康问题,近年来有明显的低龄化趋势。但相较于成年人,儿童、青少年的认知、思维能力还不成熟,可能无法清楚描述自己的病情,且抑郁症患者受症状影响,在面对医生时容易出现抵触行为,提升诊疗难度。在面对此类患儿时,我们要更敏锐地感觉到孩子可能面临的情绪问题,不能仅仅以表面的症状作为诊治的依据。当孩子表现出抗拒时,更不能以"不懂事、不配合、耍脾气"为理由妄作评价。当我们伏下身体,贴近患儿和他的家庭,听孩子们细数心中秘密,隐藏的真相才会慢慢浮现出来。而我们所表现出的对孩子的尊重、耐心、倾听、共情、鼓励、安慰、关注等正是帮助孩子勇敢面对问题的勇气!

同时,在面对青少年时,早日回归正常学习生活是重要的治疗目标。为达成这一目标,不仅需要孩子配合治疗,更需要专业人员、家庭、学校,甚至社会各方进行长期、全面的支持。避免将所有的压力都集中在孩子身上,这样会让孩子的无力感加重。作为较早发现孩子问题的专业人员,须以患儿为中心,积极调动家庭、学校和社区资源,医—教—养结合,密切协作,帮助抑郁症患儿走出抑郁的泥沼,更加积极健康地生活和学习,自信迎接未来生活。

(王广海　王紫琼　唐艺嘉)

第二篇

人文实践

第三章
危重症患儿的全人医疗

用心聆听，用爱照护

——"eCASH"关怀模式在儿童重症监护病房中的应用

一、案例背景

乐乐（化名）是一名 2 岁的女孩，因患线粒体脑肌病（一种罕见的遗传性疾病）而出现肌无力，导致呼吸衰竭，需要立刻进入 ICU 治疗。年幼的她第一次离开父母，面对监护室里一系列的机器声、陌生的交谈声和刺眼的光线，以及气管插管和反复的静脉穿刺等刺激，导致乐乐对医护人员有抗拒行为，哪怕使用镇痛镇静药也无法达到理想的通气效果。她的双眼总是在四处寻觅爸爸妈妈的身影，有细微的风吹草动都能带动起她思念的情绪，大大的眼睛里总是含着几颗泪珠。为了给予乐乐更好的照护，本案例中的医护人员采用先进的 eCASH 照护策略，制订个性化治疗措施，帮助乐乐在舒适的环境中得到救治，取得最佳的治疗结果。

思考问题

1. 医学发展至今，作为儿童重症患者的照护者，如何满足患儿作为整体"人"的需求，减少 ICU 分离性焦虑？

2. 是否应该使用一些限制性的措施来约束重症患儿的自由？

3. 对于需要进行镇痛镇静治疗的患儿，是否还有更具人文关怀的照护策略，减轻患儿的痛苦，从而达到良好的结局？

二、案例分析

欧洲危重病医学会（European Society of Intensive Medicine，ESIC）前主席

Vincent 教授等提出了最新重症监护中的镇痛镇静概念——eCASH（early comfort using analgesia，minimal sedatives and maximal humane care）。eCASH 理念是一项整合性和适用性较强的照护策略，早期运用多模式的方法以促进患儿康复，它包括五个方面。

知识链接

（1）早期干预（early implement）。

（2）强调促进舒适（comfortable cooperative and calm）。

（3）优先镇痛（analgesia first）。

（4）最小化镇静（sedatives minimized and targeted）。

（5）注重人文关怀（humane person/family-centred），关注患儿的远期结局。

---

1. 灵活运用 eCASH 理念，达到理想的治疗结果

ICU 住院患儿因来到陌生的环境极易产生分离性焦虑、失控感等心理反应，儿童的心理关怀应纳入 ICU 日常照护中。身为 ICU 的医护人员，除了有扎实的专业技术外，同时还要有敏锐的视角，以患儿为中心，营造舒适的住院、医疗环境。在历经入院 24 小时的抢救后，乐乐的病情趋于稳定。为了帮助她适应 ICU 的环境，配合治疗，在确保必要的治疗和护理措施的前提下，护理团队照护她时，以 eCASH 理念，强调以人性化合理的干预措施来照护乐乐，减少她的痛苦，主要遵循以下原则：① 总结每天乐乐所需的必要治疗措施，合理安排以减少不必要的疼痛和焦虑刺激，包括减少穿刺频率，集中各项侵入性操作；② 减少环境噪声刺激，给予安抚玩具、播放儿歌、播放爸爸妈妈的录音及视频，帮助乐乐慢慢适应新的环境。

2. 最小化约束策略，大大提高患儿的舒适度和配合度

一般引起 ICU 患儿烦躁不安的原因包括：操作引起的疼痛、各类置管所致的不适，以及各类环境因素，例如约束、噪声、昼夜不分、与照护者分离后产生对家人的思念等，患儿的"躁动"会引发生命体征不稳定、治疗效果不佳、意外拔管等 ICU 不良事件。由于乐乐反复地躁动和挣扎，这大大增加了气管插管滑脱和损伤的风险，为此，根据常规治疗，医护人员可能会对她进行四肢约束，并根据治疗目标适当加大镇痛镇静药的剂量，以期望她能好好配合呼吸机呼吸，争取早日

撤机、回归家庭。但是在和乐乐相互熟悉和交流期间,医护人员发现,乐乐最不喜欢双手被"绑起来",因为这样就无法自由地抱着她的娃娃睡觉,而且一旦解开约束带后乐乐反而比较安静。此时医护团队需要思考,对这样的患儿是否需要实施约束?取消约束是否会增加"拔管风险"?在权衡利弊中,照护她的医护团队勇敢地选择了后者,基于 eCASH 理念采取"身体约束缩减行动",通过缩小身体约束范围、停止不必要的身体约束,最后达到无身体约束的医疗环境,在入科治疗的第三天,乐乐已经能适应插管的状态,解除四肢的约束,很好地配合当前的治疗。

3. "3C 原则"对于早日停用镇痛镇静药和撤离呼吸机的帮助

ICU 患儿往往处于强烈的应激环境中,使用镇痛和镇静治疗以保证患儿安全和舒适是 ICU 治疗最基本的环节之一。与成人相比,儿童对轻微刺激所产生的生理变化更明显,且多不能以恰当语言表达疼痛的强度和部位,需选用合适的方法进行评估。在镇痛和镇静治疗之前,医护应尽量明确患儿产生焦虑躁动及疼痛的原因,实行以镇痛为基础的镇静,只有充分镇痛之后,才能达到理想的镇静目标。乐乐在呼吸机辅助通气期间,照护团队采用了基于 eCASH 理念的最小化镇静策略,以"3C 原则"作为目标,即:患儿安静(calm)、舒适(comfortable)、合作(collaborative),采取以下措施。

(1)根据不同的状态,选择合适的镇痛、镇静评估工具:如在乐乐情绪稳定时,使用面部表情疼痛量表评估,在情绪激动或者不配合的情况下,使用 FLACC 疼痛量表(face, legs, arms, crying, consolability pain scale)评估。

(2)优先镇痛:在正确评估的基础上,通过观察与交流,寻找乐乐疼痛的真正原因,区别身体疼痛和心理焦虑,首先解决身体疼痛的问题。比如打针前使用丁卡因胶表面麻醉,减少静脉穿刺的疼痛,行侵入性操作时,通过看动画片转移注意力。

(3)最优最小化镇静:基于镇痛效果来制订最适宜的镇静方案,在充分镇痛的基础上,使用 RASS 镇静评分量表,评估乐乐的镇静效果,确保乐乐舒适地入眠,同时也能无痛苦地与医务人员进行沟通交流。根据各个评分结果和治疗目标,随时调整镇痛镇静药物的剂量,以 eCASH 策略,达到最佳的治疗效果。

乐乐在入科 2 周后,已能很好适应呼吸机辅助通气的状态,不再需要镇痛和镇静药物来帮助她达到治疗目标,4 周后成功地脱离了呼吸机,病情稳定,转入普通病房治疗。

4. 以人为本,不仅注重指标数值,更注重人文关怀

ICU 的患儿往往被忽略整体需求,照护团队更关注监护仪上的数值、化验单

上的结果，但"人"是一个整体的概念，特别是处于 ICU 与家长分离的患儿，我们应如何照护这类特殊人群？是"苛求"各类数值的正常范围吗？根据 Duffy 等提出的质量—关怀模式，特别需要尊重其整体性，关注患儿身心社灵等不同层面的需求，提供完整的人文关怀，让患儿感到被关怀，使患儿对医疗需求感到放松和有安全感，这种被关怀的情感甚至比医疗治疗更重要。为了让乐乐感受到像家里一样的安全感，每日评估她的需求，尽我们所能满足她一些简单却对她很重要的需求，像舔一舔棒棒糖、看一眼爸爸妈妈的照片、给爸爸妈妈传一句话等。2岁的乐乐，正处于感知运动阶段，对世界"似懂非懂"，合理运用一些交流沟通技能，能增加其信任感，协同取得良好的治疗效果，包括以下几个方面。

（1）建立信任关系：医护团队的每一位人员都会亲切呼唤乐乐的小名，建立关怀性的医患及护患关系。

（2）正向鼓励、多同理、少否定：在她配合完成治疗后拍拍她的肩膀，竖起大拇指表扬她的勇敢，情绪不稳定时，少责备，多陪护在旁。

（3）适当运用肢体语言：如在操作时握住乐乐的小手给予她支持、多一些眼神交流，让她觉得自己不是孤单的一个人在面对，而是有许多叔叔阿姨们在陪伴和支持她。

住院期间，乐乐最开心的，不是见到了思念已久的爸爸妈妈，而是护士阿姨因地制宜用"医用手套"制作了最爱的玩偶，填补了她想去迪士尼的小小心愿。

三、案例点评

与父母的分离，对每一个入住 ICU 的患儿来说，算得上"天大的事情"了，病房陌生的环境和因医疗操作带来的不适等多方面因素都是"应激源"，这些刺激容易让患儿产生孤立无援、焦虑恐惧等不良情绪，对于预期的治疗效果有潜在的障碍。而作为患儿住院期间唯一值得信赖和依靠的医护人员，应当给予患儿"身—心—社—灵"四位一体化的整体、全人、全程的照护关怀。

正因如此，首先该案例通过及时的评估，采用疼痛筛查、需求评估、主动沟通等各类临床工具及技巧，去"看见"患儿的需求，为诊疗及照护计划提供依据；其次还对患儿的需求进行分类排序，按照其实际需求及迫切程度，制订切实可行的短期和长期计划，如对患儿心理需求上的安抚、辅助设施的提供、肌力的康复训练、疾病的健康宣教等；最后医护人员在工作的各个环节中运用合理策略满足患儿及其家庭的各类需求，尽己所能达到患儿身心舒适的状态，并在后期反馈中进行满意度调查和工作评价。

　　对每个经历过 ICU 救治的患儿来说,整个过程充斥着痛苦、无奈。作为照护团队——生命最后防线的守护者,应以人为本,敬畏生命,善待患儿,自觉维护医学的真诚、高尚,尽己所能,让 ICU 的氛围多一分柔和、少一分严肃,使患儿对住院的印象变得没有那么可怕,让家庭对 ICU 的照护多一分信赖、少一分焦虑,让爱继续在病房传递,搭建一座信任和沟通的桥梁。

(陆　华　金琳菲　王　莹)

全生命周期的关爱
——儿童心血管领域的人文关怀

一、案例背景

婷婷(化名)是一位39岁的准妈妈,在欢天喜地中迎来了二宝的降临。接近40岁了,二宝的到来实属意料之外,作为高龄产妇的婷婷对肚子里的二宝可谓是小心呵护。可是和礼物一起降临的还有一个陌生的名词:在怀孕24周时,一直规律随访的婷婷在一次常规产检中经胎儿超声诊断,二宝患有"先天性主动脉瓣狭窄"。刚听到这个陌生的疾病名称时,婷婷和宝宝爸心里都是一紧。经过医生的讲解,他们发现这可不是一个小毛病。胎儿如果在孕早、中期就发生主动脉瓣狭窄的话,随着孕周的增长,左心室由于充盈血量持续降低,病情有一定概率会逐渐加重,最终可能导致进行性发育不良和衰竭,形成左心发育不良综合征,生后需要多次开胸手术,甚至有可能直接胎死腹中。面对这类胎儿,大多数的医院和家属都选择直接放弃治疗,终止妊娠。婷婷一家这时是否有其他选择呢?

思考问题

1. 针对胎儿期复杂的先天性疾病,如何帮助孕妇或其家属做出最合适的抉择,并制订治疗及随访方案呢?

2. 对于新技术的应用,医生应该如何与患儿或家属进行沟通呢?

3. 长期健康管理中的医患角色与关系是怎样的?

二、案例分析

1. 复杂先天性疾病的医疗决策原则

胎儿或者儿童的疾病不仅影响儿童长期的健康,同时也影响着整个家庭,对于较为复杂的先天性心脏病,不仅对胎儿及儿童的生命造成威胁,而且由于治疗难度大,手术复杂且费用高昂,往往会造成极大的家庭和经济负担。对于胎儿期复杂先天性疾病的医疗决策,可以遵循以下原则。

(1)公正客观。告知患儿病情及治疗方案时应尽量客观真实,秉承诚信原则,详细耐心并用通俗易懂的语言,甚至可以运用图画、展示检查结果、文字描述等方式,说明疾病及现状、严重程度,告知孕妇及其家属目前最佳治疗方法及可供选择的其他替代治疗方法,并充分说明每种治疗方法的进行方式、优点、缺点、大概费用及远期预后,并可以要求孕妇或家属进行复述,了解其是否理解,以确保达到有效沟通的目的。

(2)尊重与自主。由于针对胎儿或儿童的治疗决策往往需要其法定监护人的辅助,尊重患儿家属及家庭的选择,同时进行记录,签字确认就显得尤为重要,最终决定权赋予患儿法定监护人,同时尊重患儿生命。

(3)安抚共情。当家属首次了解到病情时往往容易焦虑、情绪低落,特别是孕妇,压力会更大,而情绪对孕妇及胎儿的影响都很大,此时医生应给予适当的安抚,并认真倾听他们的诉求,沟通应一步步递进,让他们逐渐接受。对于情绪较为激动的家属,可以让他们适当平静后再进行沟通,帮助他们理清思路,理性抉择。

(4)合作。先天性心脏病,特别是复杂型先天性心脏病是一种需要序贯管理的疾病,即使是简单型先天性心脏病也需要多次随访观察,因此医患之间的长期默契合作是十分重要的。特别是在孕期就观察到的胎儿先天性心脏病,从孕期开始就要规律随访,直至出生后、儿童期、青少年期甚至成年期。在这个过程中,医生需要帮助患儿及其家属树立一个全生命周期管理的理念,患儿规律进行随访,并和医生保持持续的沟通与交流。

若患方拒绝合理的治疗方式,应采取再次沟通,进行二次告知,同时以不发生暴力冲突为前提,重新征求意见并记录。若是患方本人做出不合理决策,原则上尊重患方本人意见,但应详细记录。如果是患儿监护人做出不合理决断,视情况而定,必要时可以寻求司法介入。

2. 新技术应用的知情同意

时间一天天过去,在医院密切随访观察到 31 周时,胎儿病情在往医生预期的糟糕方向进展：胎儿的主动脉瓣压差由 25 mmHg 逐渐升高到近 90 mmHg，左右心室也逐渐比例失调，同时出现了心包积液和二尖瓣反流。所有迹象均表明，胎儿的主动脉瓣狭窄正在向极重度的方向发展。二宝还未出生，此时已经命悬一线，这时医生抛出了一根橄榄枝——最新的宫内介入治疗，从妈妈肚皮穿针到子宫内打通胎儿狭窄的心脏瓣膜，但是这项技术之前只在欧美国家开展过，国内尚未开展实施。婷婷如果选择接受宫内介入治疗，将成为"亚洲首例"。婷婷一家应该如何抉择呢？

胎儿宫内治疗是一门国际前沿的新兴技术，其应用往往需要充分的知情同意，在沟通过程中应严格遵守知情同意的原则，签署知情同意书。知情同意的目的是保护医生和患儿的合法权益，它能帮助患儿及其家属充分获得并理解医学研究的相关信息，最终自愿选择是否参与医疗过程。在与患儿及其家属沟通的过程中应充分告知知情同意书中的相关内容，包括：

（1）医疗项目名称、目的、诊疗方案、流程、期限。

（2）可能带来的益处及风险。

（3）需要的检查及治疗，以及相关费用。

（4）关于治疗过程中的疑问可以联系何人。

（5）患儿个人信息隐私的保护。

（6）患儿（法定监护人）的联系方式、知情同意与声明等内容。

（7）患儿（法定监护人）及医生签字并标注日期，需要时，见证人签字并标注日期。

在充分了解临床诊疗的详细信息后，患儿或监护人有充分的时间考虑并与家人讨论，有问题也可以进一步咨询医疗团队，如果自愿参加，则签署知情同意书。另外，在诊疗期间，患儿或其家属亦可随时了解相关信息资料。

3. 先天性疾病患儿与家庭的长期健康随访

女子本弱，为母则刚。婷婷鼓起勇气接下了医生抛出的"橄榄枝"，勇敢地选择了胎儿时期进行宫内干预治疗。医院围产团队对该病例反复研究，制订了多套预案。在妇产科、小儿心血管科、麻醉科等专家团队的精确合作下，穿刺针通过孕妈妈的肚皮、子宫、胎儿胸壁，最终把穿刺针送到胎儿左心室，紧接着，将扩张导丝和球囊送至左心室，微调导丝顺利通过严重狭窄的主动脉瓣，把扩张球囊送到位置以后，扩张狭窄的主动脉瓣。仅仅 30 分钟，二宝的主动脉瓣就被打通。出生后患儿的主动脉狭窄降低到了轻度。在多学科的共同努力下，本案例成为

"亚洲首例胎儿宫内主动脉瓣球囊扩张术"的成功案例。同时作为"首例",二宝也开始了他的定期随访之路。

全生命周期的管理是目前人类健康管理的全新模式,也是符合生物—心理—社会医学新模式的健康管理方式,无论是对于"亚洲首例"的二宝而言,还是其他先天性心脏病患儿来说,终生的随访观察和全生命周期的健康管理都是十分必要。这时,医生和患儿的角色也发生了一定程度的变化,除了治疗当前的疾病外,还需要认识到全生命周期健康管理模式的重要性,并将医生与患儿的角色转变这种长期的健康管理思维融入日常医患沟通与互动中。

随着时代认知的进程演变,成年期的慢性疾病可能起源于儿童甚至胎儿时期,慢性疾病及人类健康的管理及防控应该是贯穿终生,而不应该只局限于患病当时。同时人是一个多器官系统,多脏器功能的监测也必不可少。儿科医生的健康管理范围逐步延伸到胎儿时期,成为陪伴儿童全生命周期成长的保护伞,特别对于像先天性心脏病这种需要长期随访的疾病,儿科医生也会同时见证患儿的成长,为患儿及其家庭提供全生命周期健康管理的建议。对患儿而言,医生是成长的陪伴者,医疗知识的传授者,健康的守护者。对医生而言,患儿是执业过程中的合作者。在日常的医患沟通中,医生和患儿应建立良好的长期合作,医生自己首先要认识到疾病健康长期管理以及全身系统健康管理的重要性,积极多学科合作,跟进患儿健康进程,同时在看病过程中向患儿科普并强调疾病健康长期管理的重要性及意义,和患儿保持良好的沟通合作关系,积极随访,在每次患儿看诊时除了解决目前问题外,记得告知下次随访时间及注意事项,并积极跟进。

生产后婷婷听从医生的建议,一直在某医院儿童心脏中心进行着规律随访。出生后3天,42天,2个月,3个月,6个月,一岁半,两岁,三岁……随着二宝的逐渐长大,在最新的一次随访中,二宝已经五岁了,扎着小辫子,穿着小纱裙,蹦蹦跳跳,红扑扑的小脸蛋上笑靥如花。面对熟悉的医生爷爷,二宝懂礼貌地和医生爷爷问好,还开心地告诉医生爷爷自己幼儿园里的故事,跳绳比赛得了第一名,引得医生爷爷连声夸赞。而婷婷也从医生那里学会了很多养娃小技巧,同时婷婷是个好学的宝妈,平常还会看看文献,充分了解二宝这个疾病的进展,体会到多学少恐惧。

三、案例点评

本案例以亚洲首例胎儿宫内主动脉瓣球囊扩张术的案例为背景,探讨了医患沟通中医生协助患儿进行决策,新兴技术应用以及疾病健康全生命周期长期管理的沟通模式。在协助患儿进行决策的过程中,医生要做到公正客观并充分地告知患方病情及治疗方式,并尊重患儿权益,坚持自主原则,适当地安抚患儿,保持共情,与患儿保持良好的合作关系。在新兴技术的运用沟通中严格遵守知情同意的原则,签署知情同意书。疾病的防控与管理应该是贯穿终生的,随着人们健康管理模式的不断转变,医生的角色也在不断地转变,医生在疾病诊治过程中应树立全生命周期管理的意识,并融入日常的疾病诊治过程中。

(王 鉴 赵鹏军)

被忽视的"TA"

——患儿家属的人文关怀

一、案例背景

"18床瑞宝(化名)呛奶抢救,请值班医生和护士立即前来支援!"

"……护士、护士,我的孩子怎么了?"

"快接氧气。"

"心率、血压下降了。"

"开始CPR。"

"……医生、医生,我孩子怎么样了?"

"家属请离开,我们先抢救!"

"推肾上腺素。"

"……"

"呼,心率、血压回来了。"

作为试管婴儿,瑞宝出生前就格外受到关注,父母倾注了更多的爱和寄托。瑞宝在胎儿期被超声诊断为复杂先天性心脏病"大动脉转位",出生后因缺氧即转入某医院,并顺利进行了手术救治。这是术后第4天,也是瑞宝从监护室回普通病房的第2天。由于喂养不当,突然呛奶导致窒息,才有了以上这幕。

思考问题

1. 医务人员作为专业人士,应如何理解医学人文关怀?如何看待"以患儿为中心"的医疗模式?又如何在紧急的医疗环境下实践医学人文关怀?

2. 在这种突发的危急状况下,近距离目睹了患儿的症状和抢救过程的患儿家属,会有怎样的心理过程和医疗需求呢?

3. 如何有效地传递医疗信息,从而提升患儿的医疗体验?

二、案例分析

随着医疗技术的提高,早期发现、及时诊断、合理治疗,提高了先天性心脏病的治疗效果,大大降低了患儿的病死率。然而家属面对心脏疾病、面对熟悉而又陌生的术后患儿,之前的育儿经验在此刻变得不再适用,在欣喜和感激手术成功的背后,难免也有焦虑和无助,甚至是因此产生的害怕与不安。我们又该如何运用医学人文学的理念去帮助他们?

1. 以患儿为中心的医疗模式与实践

医学人文学由来已久。人类一直以来都在反复思考和探讨生命和健康的定义,如今随着医学技术的飞速发展,在躯体健康得到极大提升的基础上,对于心理健康的需求,促使我们再次去思考医疗的本质,究竟该治病还是治人?于是医学人文学里最重要的理念之一——"以患儿为中心"被越来越多的医务工作者认可。它相对于传统的"以治疗疾病为中心",最大的优势在于关注了患儿(或患儿家属)自身的忧虑和心理,使得医务人员可以主动去理解和处理这些医疗需求,丰富了医疗活动的内涵,也有利于改善日益紧张的医患关系。

以患儿为中心的医疗,是一种新型医疗模式。它定义了患儿及其家属最为关注的医疗的 7 个方面:① 尊重患儿的价值观、偏好和明确表达的需求;② 在临床工作中,医务人员协调整合医疗服务,令患儿得到最便捷和有效的医疗;③ 透明化医患沟通,及时、准确、恰当地告知病情;④ 提高患儿在治疗过程中的舒适度,比如控制疼痛、尽可能保证正常活动等;⑤ 情感支持,以缓解恐惧和焦虑;⑥ 有家人和朋友的参与;⑦ 熟悉医疗地点,在环境变化时能平稳过渡。其中的每一条,都值得我们回顾现有的医疗制度和服务,寻找它与患儿(或患儿家属)期待之间的差距,以便找到主动提供人文关怀的方式。

比如在这个紧急抢救的临床场景中,那个在一旁被临时遗忘的"TA",是患儿的父亲和(或)母亲,能否得到更充分且更有温度的医疗关怀呢?除了把"TA"的孩子救治好外,我们还能为"TA"做些什么呢?对照上述的患儿需求,我们发现,其中①、③、⑤是我们可以帮到他们的:主动理解、积极沟通、提供情感支持。

2. 目睹抢救的家属心理负担与医疗需求

患儿家属首先会感到害怕。呛奶窒息的患儿很快就会出现呼吸困难、面色青紫、四肢瘫软,几分钟内就可出现濒死的症状。作为家属,在缺乏医疗知识、不太确定前因后果的情况下,就直面这样的死亡阴影,这份恐惧之心,没有经历过的人很难共鸣。

其次,是内心的担忧和无助。情况危急,患儿需要专业救治,家属自己帮不上忙,而希望能够信赖医护人员的能力和效率。但作为非专业人士,也许并不明白医生、护士的操作意味着什么,因此很难真正放下心来。心肺复苏时医生在患儿的心脏上按压,是否在家属看来会太用力而弄痛了患儿?密闭在脸上的吸氧面罩,是否看起来太闷反而呼吸困难?不明白原理的他们通常会相信和依赖医生,但心底难免会滋生出源于缺乏知识而产生的担心。

接下来,是希望能及时准确地得到解释和说明。情况越复杂,问题会越多。患儿怎么会呛奶?会没事吗?救治困难吗?计划多久能成功?同样的情况会再次发生吗?虽然每个家属的知识背景和性格特点不一样,但各种问题或多或少会像泉水一样涌出来,迫切需要明确而专业的答案。

最后,医护还应注意到,患儿经历疾病的整个过程,也会给患儿家属带来情绪和心理负担。尤其亲身经历了这样紧张的场面,心理的应激反应可能会相当强烈,而每个人的抗压能力不太一样。除了得到病情告知的医患沟通外,有些患儿家属仍希望表达自己的感受和焦虑,以便让自己更适应这些负面的生活压力。

3. 提升医疗体验的有效沟通

对目睹了瑞宝急救过程的父母来说,他们内心的这些感受和需求,其实也是我们医疗活动中的一部分,不应被我们忽视。"有时治愈,常常帮助,总是安慰。"在临床实践中,医务人员不仅需要治疗疾病,更需要去治愈"人",切实考虑每一位患儿家属的价值观和医疗需求,这是医学人文学探索的基础。

在具体与患儿家属沟通的过程中,是否有一些规范的沟通模式能帮助我们更好、更专业、更有温度地向患儿家属告知病情,从而获得理解和信任,并进一步取得配合呢?通常来说,作为医务人员,我们需要在各种场合与患儿家属进行沟通和交流,有时是告知好消息,有时也难免需要传达负面的消息。有很多沟通工具可供医务人员使用,以改善医患沟通的体验,例如 AIDET 医患沟通框架。

AIDET 医患沟通框架

A	Acknowledge 问候	问候患儿家属时尽量称呼姓名,用眼神交流、微笑,并一同问候随行人员。
I	Introduce 介绍	简单自我介绍,解释自己提供的医疗服务。
D	Duration 医疗过程	向患儿及其家属告知确切的医疗情况、接下来的治疗计划和大致的时间表。如有拖延,要及时进行更新。
E	Explanation 解释	回答问题。让患儿家属知道何时需要联系或呼叫医护,以及怎样联系。
T	Thank You 感谢	感谢患儿家属的配合和支持,感谢他们选择我们的医院和医生。

AIDET 是一个医患沟通的框架,通过理解并识记这些关键词,能够帮助医务人员与患儿家属建立联系,让他们感到自己被关怀和尊重,从而增加患儿家属对医务人员的信任度和依从性,也能提升满意度。对于医务人员而言,在这种更真实、更人性化的沟通氛围里,也可提升自己的职业成就感。

在本案例中,试管婴儿瑞宝对于父母来说格外珍贵,好不容易做好手术并闯过了手术后恢复的难关,如今突然呛奶窒息,家属焦急、恐惧的心情可想而知。医生和护士在抢救治疗的同时,更要及时沟通和取得理解,所以有 3 个关键点需要注意:① 团队分工合作。大多医生护士积极救治患儿的同时,1~2 位医生或护士需要出面向患儿家属告知情况和治疗计划。② 简明扼要。按 AIDET 的顺序,在一句话称呼对方(A)和自我介绍(I)后,尽可能清晰、简要地说明正在发生的事情(D),告诉患儿家属下次沟通的时间(E)并表达安慰(T)。③ 定时更新病情。在病情好转或需要新的治疗时,及时再次向患儿家属告知情况。以上这些做法可以缓解他们的焦虑和紧张。

我们若把这些医疗行为习惯应用到所有的医疗活动中去,将使更多的患儿及其家属体会到被尊重的、有温度的医疗。

三、案例点评

面对疾病突发的危重患儿,医护人员可谓"一波操作猛如虎",但是对于站在边上的"TA"——患儿的父母而言,他们希望孩子得到最好治疗的同时,能够信任医护人员的能力和效率之外,更多的是渴望得到相对应的尊重和尊严。他们想了解孩子的疾病、治疗的过程,希望自己能做点什么去帮助孩子,甚至会担心医护人员不会告诉他们所想知道的一切,他们担心孩子心脏问题和手术导致的长期影响。医护人员应该建立以患儿为中心的治疗宗旨,考虑患儿及家属的需求担忧,尊重他们的价值观、偏好和诉求,采用恰当的沟通技巧,充分告知患儿家属治疗方案、不良反应及可能出现的结果,鼓励他们一起参与决策,从而产生相互信任和更令人满意的沟通。

（董　卫　张海波　胡仁杰）

每一个肺动脉高压的孩子都需要长情的陪伴

一、案例背景

"仔仔,祝你10岁生日快乐,也祝你在今后的日子里能够继续健康快乐地成长,成为一个棒棒的小伙子!"这是朱医生在仔仔(化名)10周岁生日会上给他录的视频里的一段话。在此之前,仔仔妈妈联系了朱医生,说仔仔马上要过10岁生日了,因为新冠疫情,朱医生没有办法到现场见到仔仔,但是仔仔妈妈希望10年来一直见证他成长的朱医生给他录一段视频,能够在他生日的时候放给他看。妈妈说:"朱医生,你是一路看着仔仔长大的,也是他生命中很重要的人!"仔仔,是一名孕29周出生的早产儿,刚出生就接受了新生儿坏死性小肠结肠炎手术,朱医生见到仔仔的时候是他出生3个月,当时仔仔被诊断为先天性心脏病、肺动脉高压、早产儿肺病变。在接受了心脏修补手术以后,仔仔又面临肺动脉高压和肺功能下降的问题,但仔仔妈妈一直坚持肺动脉高压的治疗,仔仔一天天地好转,从朱医生所在医院的急诊科、呼吸科、肺高压专病等各个部门的"常客"到一个健康快乐的小男生,可以和小朋友一起玩、一起游泳、学武术、学剑道。生日那天,仔仔妈妈给朱医生发来了视频,告诉她,仔仔很认真地看了朱医生的祝福,说长大后也要做医生。

肺动脉高压是一种慢性疾病,此类患儿在成长的过程中通常会经历许多危急时刻,大到手术和麻醉,小到咳嗽感冒,都可能造成疾病突然的恶化。儿童慢性疾病需要长期用药和随访,不能治愈,只能缓解,随访过程中还需要进行有创检查评估病情。在本案例中,医务人员从危重症抢救到长期随访,不断巩固患儿和医生之间的信任和了解,帮助仔仔做出每一次艰难的决定,渡过一次次难关。

思考问题

1. 如何让患儿家长接受有创检查,坚持治疗和随访?

2. 患儿从婴幼儿期开始用药,随着年龄的增长,对自己疾病的认识从懵懂到清晰,如何提升青少年期患儿的治疗信心,配合治疗?

二、案例分析

肺动脉高压的治疗是一个长期的过程,大部分患儿需要终身用药,这个过程中需要患儿和家人对治疗的信心,以及对医生的信任。

1. 通过反复沟通,打消家人疑虑,帮助家长了解疾病,配合治疗

目前的知识范围内,肺动脉高压是无法治愈的疾病,需要终身服用药物。当患儿家长在刚刚做完心脏手术被告知这一情况的时候,家长的情绪是受到较大影响的,一时之间难以接受。作为医生,在与家长谈话时,既要讲清楚疾病的严重程度,又要讲述目前在该病治疗取得的进展,让家长看到治疗的希望,鼓励他们接受患儿的现实状况,树立起治疗的信心。

在向患儿家长介绍肺动脉高压治疗的时候,医生会通过科普短片介绍病情,并且结合患儿家属的文化程度,进行针对性的解释。仔仔的家长文化程度高,对于疾病的理解能力较强,经治医生通过引导家长阅读一些相关文献,帮助他们理解疾病;但与此同时,由于文化程度较高,家长通过查阅资料,对药物的不良反应等会出现较多的顾虑,所以在治疗沟通的时候,也主动告知药物不良反应,并且告知家属定期监测可以监控不良反应的情况。在与患儿家长的沟通中,要主动去了解患儿的既往史,既可以对诊断病情带来帮助,同时,这种主动倾听的态度,也会让家长对医生产生信任感,拉近医生和患儿的距离。

2. 在患儿治疗稳定阶段,让家长理解有创检查的意义

各大指南都建议,肺动脉高压的患儿在随访过程中,需重复进行右心导管检查以明确疾病严重程度,但是目前很多家长较难接受。病例中当仔仔在治疗一段时间趋于稳定之后,朱医生尝试建议家长,为仔仔实施心导管术检查,但是一开始仔仔的家长对这个有创检查是比较排斥的,因为他们觉得这仅仅是一个检查,对治疗的意义并不大,就算做了检查,仔仔还是要继续吃药,为什么要做呢?

在这样的情况下,医生首先是详细告知检查的意义,心导管检查对肺动脉高压的诊断和病情评估有不可替代的作用,可以帮助判断严重程度,另外也可以指导治疗,在做了详细告知以后,医生决定给家属思考的时间,在患儿家长还没有决定是否接受心导管术之前,一如既往地随访和监测患儿的病情,并且鼓励患儿家长可以多多咨询其他专家。在一年以后,仔仔的家长终于同意了接受心导管检查,进一步明确了病情。当时仔仔妈妈说:"朱医生,1年前,你建议我们做心导管,我们不同意做,我以为你就不会管我们了,但是我没有想到,你还是对我们很耐心,你的坚持,让我坚定了走下去的信心"。

3. 鼓励患儿,不要过度担心自己的疾病

每个儿童的成长都会经历很多时期,从婴儿期开始治疗肺动脉高压的患儿,一开始对自己的疾病没有认识,但是一旦入托、入学以后,他(她)就会发现自己和别的小朋友不同的地方,有的患儿会因此产生社会适应性问题,由于无法参加剧烈活动,或者因为过度担心而不参与任何集体活动,患儿会不合群,甚至被孤立,很有可能影响患儿的心理健康。所以从仔仔入学开始,医生一方面指导家长,要和学校良好沟通,获得老师的理解,对患儿进行相应的观察,尤其是对体育活动的耐受情况;另一方面,为仔仔提供6分钟步行、心肺运动试验等检查,评估患儿的运动能力,看患儿是否能够耐受一般程度的活动,适当参加学校的活动,帮助他们尽可能地接近正常儿童的生活。

在病情沟通方面,医生应慢慢地向患儿解释他(她)的病情,并主动去了解患儿在学校的情况,通过询问,可以用客观事实告知患儿的状况,让他(她)减少对自己疾病的担忧和害怕。同时医生也要指导家长,一味地隐瞒病情,不利于患儿的身心健康成长,要对患儿进行循序渐进的启发式教育。

4. 对儿童进行正确的引导,提高儿童自身对治疗的依从性

儿童是一个特殊的群体,他们的理解能力不如成人。如果仅仅以专业知识进行告知,可能适得其反,所以在宣教时可以使用一些卡通短片帮助他们理解。为了提高儿童服药和随访的依从性,医生与志愿者团队制作了卡片,让他们打卡收集小印章,用以换取小奖励,用一种患儿乐于接受的办法,把到医院检查、验血变得不那么可怕,从而提高依从性。

仔仔在生日那天给医生发来了语音:"朱医生,谢谢您一直以来的关心和照顾,谢谢您一直留着我还是小宝宝时候的照片,我长大了也要做医生!"从中医生能够体会一个患儿最质朴的真心。

三、案例点评

肺动脉高压的治疗需要长期的随访,特别是肺动脉高压的患儿,成长过程中患儿与家长可能会接受不少负面信息和情绪,往往会经历"一无所知地接受"—"半信半疑地担忧"—"一知半解地排斥"的过程。这中间需要医生在为患儿医治的同时,注意人文关怀,设身处地地为患儿考虑,才能建立相互之间的信任和友谊,帮助患儿和家庭树立起与疾病斗争的信心。

仔仔妈妈的举动,体现出患儿家庭对医生的信任和对医疗工作的认可,正如家长所言,医生是仔仔成长中重要的人员之一。同时仔仔妈妈的举动也是对医生工作巨大的鼓舞,让医生感受到来自患儿及其家庭的理解和支持,也是促进医疗工作不断完善的动力。

（朱丽敏　徐卓明）

第四章
儿童舒缓和安宁疗护

"No Pain Control, No Talk"

——舒缓疗护中的癌痛控制

一、案例背景

吉吉(化名),6岁,大家仍清晰记得她是一个阳光灿烂、美丽可爱的小姑娘,在她憧憬着成为一位小学生的时候,发现自己的小屁屁后面长了一个隐隐作痛的包。她告诉了奶奶,因为爸爸妈妈长年在外工作,是奶奶一直在照顾她,奶奶给爸爸打了电话。爸爸是位海员,因为工作繁忙,半月后回来带吉吉去了当地的医院看病,医生做了检查后告诉爸爸,吉吉可能得了肿瘤,这一消息把一个本来欢乐殷实的家庭直接击入深渊。妈妈也赶了回来,哭成了泪人,奶奶深深地陷入了自责,感觉自己没有好好照顾吉吉才让她得了重病。全家人带着吉吉来到上海做了活检手术,确诊为骶尾部横纹肌样肉瘤,这是儿童肿瘤中恶性程度高、复发率高、预后不良的一种恶性肿瘤。他们艰难地坚持了半年化疗,可怕的是疾病再次进展,肿瘤导致吉吉截瘫,从脐部以下已经完全失去了感觉。她的主管医生告知:吉吉目前对大部分化疗药物已经耐药,也没有合适的靶向药物。目前吉吉的关键是控制疼痛,提高生活质量,家长带着疑惑来到了儿童舒缓门诊。

思考问题

1. 什么是儿童舒缓治疗? 该治疗在我国的现状如何?

2. 疼痛控制是儿童癌痛治疗的关键,如何进行疼痛评估? 如何疼痛评分?

3. 癌痛控制的药物治疗原则是什么?

二、案例分析

1. 儿童舒缓治疗的概念和在我国的现状

儿童舒缓治疗(pediatric palliative care)是对患有危及生命疾病的儿童提供身体、心理和精神等全方位的照顾,同时给予家庭支持,旨在为儿童及其家庭提供最佳的生活质量。由于现有的医疗技术难以治愈患儿的疾病,因此舒缓治疗的目标更加关注症状的控制,减轻疾病带给儿童及其照顾者的身心痛苦。虽然近年来全球儿童、青少年整体健康水平得到持续改善,但每年仍有一定数量的儿童患上难以救治的重病(如现在医疗中难以治愈的恶性肿瘤等),这些儿童及其家庭面临精神、身体等多方面的痛苦。我国儿童人口基数庞大,舒缓治疗服务需求不断增加,而相关服务资源却严重不足。为儿童提供可获及的高质量舒缓治疗是我国亟待解决的医疗问题。

早在 2008 年,上海儿童医学中心在美国 HOPE 基金会的帮助下,克服了儿童舒缓疗护在国内缺乏经验、缺乏可参考先例等困难,率先建立了以医生—护士—社工为核心的儿科舒缓照护体系。医生的工作重点之一是给予儿童癌痛及其他症状控制的治疗。2009 年,在癌症患儿中开展了患儿自控镇痛(patient-controlled analgesia,PCA)的疼痛管理模式。PCA 是由医护人员根据患儿疼痛程度和身体情况,预先设置镇痛药物剂量,再交由患儿或照护者"自我管理"的一种疼痛处理技术。由于 PCA 安全、及时且个体化,可使镇痛疗效和不良反应达到最佳平衡。

2. 疼痛控制是儿童癌痛治疗的关键

癌症本身以及诊疗过程都会带来不同程度的疼痛,严重的疼痛会影响患儿的生命和生活质量。特别是在癌症晚期患儿中,疼痛控制是最关键的治疗问题。如果疼痛能够被有效地控制,患儿或家长可以去做一些有意义的事情(如共同制订临终遗愿,完成某个心愿等),避免留下遗憾。吉吉虽然只有 7 岁,但是经过一段时间的治疗,她已经具备了不属于这个年龄的成熟思维,她制订了一些实现心愿的小计划。

对于呈现疼痛迹象的儿童,医生应先做初步疼痛评估,包括收集详细的疼痛史、体格检查、病因诊断和测量疼痛严重程度,使用适合年龄的疼痛测量工具。疼痛评估还包括疼痛的位置、持续时间和特征,以及持续的疼痛是否影响患儿生活等,比如睡眠、情绪状态、人际关系。医生还可以尝试通过询问以了解加重疼痛的因素、触发因素和缓解因素,并询问患儿及家长以往使用的疼痛治疗药物和方法,以及治疗效果。在评估之后,可以制订详细的疼痛管理计划,包括药物治疗和非药物治疗。在实施过程中,应定期反复进行疼痛再评估,根据评估结果调整疼痛管理计划;并实时监测疼痛的变化,对所选择治疗方法的充分性和有效性进行评估,及时调整,实施个体化疼痛管理计划(见图1)。

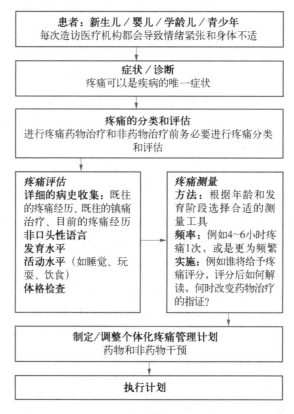

图1　疼痛管理流程

　　吉吉爸爸详细说明了外院治疗的情况,医生对吉吉进行了全身体检,当看到吉吉的伤口,不禁流下了眼泪,一个柔弱的小女孩竟忍受如此巨大的疼痛! 虽然医生戴着口罩,但湿润的双眼没能逃过吉吉敏锐的观察力。"医生阿姨,您看到我的伤口了,之前我不疼的,可是现在我真的很疼!"吉吉用微弱的、颤抖的声音告诉我。头上的汗滴,冰冷的、颤抖的双手,她蜷缩在妈妈的怀里。从吉吉的面部表情获知,她疼痛评分为10分。

　　3. 解释并教会家长疼痛评分

　　从20世纪50年代开始,数字评分法(numeric rating scale,NRS)、口述分级评分法（verbal rating scale，VRS）或词语描述量表（verbal descriptor scale，VDS），以及视觉模拟评分法（visual analogue scale，VAS）先后开始应用于临床疼痛程度的评估。随后临床医生针对儿童及老年患者制订了面部表情疼痛量表（faces pain scale，FPS），也称为 Wong-Baker 脸谱。FPS 用 6 种不同的面部表情从"微笑"到"哭泣"表达疼痛程度（见图 2）。FPS 较直观，易于理解，适合 3 岁以上的任何年龄。教会家长简单的疼痛评分是治疗的关键，也为居家舒缓治疗提供保障。

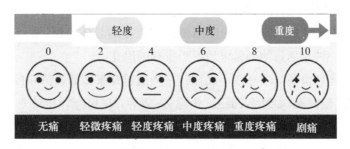

图 2　面部表情疼痛量表

吉吉的疼痛评分（FPS）为 10 分，是我们能想象的"最痛"，相当于成年女性的分娩痛。与家长沟通后，妈妈哭着对医生说："医生，我们现在就希望吉吉能睡个好觉，吃一点东西，不要那么疼！"医生给吉吉开了吗啡口服，一天两次，每12 小时给药一次，并叮嘱疼痛的控制要规律用药，不能想用就用，不能随意停药，否则会导致疼痛控制不理想，后续药物调整也会造成很大的困难。吉吉爸爸表示他们一定按照医生的医嘱去服药。医生和家长建立了联系，及时沟通调整吗啡剂量，并告知家长吗啡的不良反应：如便秘、尿潴留、嗜睡等，并邀请护理团队和社工团队加入医患交流群，解答在家护理过程中的问题和情绪问题，给予宣教和沟通。3 天后，在各团队的仔细指导和家长的精心照顾下，吉吉的疼痛评分降至 6 分，1 周后降至 3 分。

4. 癌痛控制的药物治疗原则

儿童癌痛的最佳治疗方案包括以止痛药物为主的药物治疗。药物治疗可有效缓解疼痛，应遵循阶梯给药、按时给药、选择恰当的给药途径和个体化给药4 项基本原则。

（1）阶梯给药。"三阶梯止痛法"的有效性已得到验证和广泛认同。疼痛等级可以分为轻、中、重三级，止痛药物应据此做选择和调整。对乙酰氨基酚、可待因、吗啡是儿童癌痛治疗的推荐使用药物。轻者可选择对乙酰氨基酚口服；如疼痛不能缓解，则可应用弱阿片类药物如可待因；中至重度疼痛可选择强效阿片类药物如吗啡。

（2）按时给药。止痛药的应用要有规则的时间，即"按时给药"，不应随意临时或按需给药，除非出现间歇疼痛或不可预知的疼痛。患儿用药应有规定的间隔时间，在此期间出现的突发性疼痛可以加用"解救"剂量。

（3）选择适当的给药途径。止痛药常被制成口服的片剂和酊剂，其他给药途径还有静脉、皮下及经皮肤给药。

（4）个体化给药。止痛药的应用要根据患儿的具体情况，实行药物剂量个体化。没有一种止痛药物剂量可适用于所有的患儿。

儿童癌痛评价还应注意以下几点：① 当通过观察面部表情和行为评价癌痛时，应关注其他因素，如恐惧、孤独、焦虑、失望等；② 癌痛评价应贯穿于患儿治疗的全过程；③ 评价疼痛的频度应根据疼痛的严重性、控制疼痛的效果、患儿及家长的选择意愿而定；④ 当评价困难而又疑为疼痛时，可尝试选择合适的止痛药，既可以诊断又可以治疗。

对医、护、患、家属宣传合理用药理念是舒缓治疗医师的基本职责，积极给家属进行讲解，强调按时给药、不能按需给药和不能随意调整用药剂量的重要性。儿童使用吗啡类药物是否会产生成瘾，是家长和医生最为关注的问题之一。长期用阿片类药物治疗会出现耐药性及生理依赖性，但不能把它与精神依赖性（成瘾）相混淆，后者是一种反映心理异常的行为表现。因儿童癌痛治疗的持续用药时间较短，所以极少涉及耐药及生理依赖性问题，无精神依赖行为，不会出现戒断症状。

三、案例点评

在我国儿童癌性疼痛越来越受到重视，但儿童癌痛治疗现状仍然很不理想，不仅未达到世界卫生组织的要求，而且逊于成人镇痛治疗，给患儿及其家属带来巨大的痛苦和心理负担，严重影响儿童恶性肿瘤的整体治疗水平。1998 年世界卫生组织制订并颁布了儿童癌性疼痛及舒缓治疗指南，详细阐述了儿童癌性疼痛的特点及诊治策略，对于发达国家及发展中国家均适用。在舒缓治疗过程中，首要关注疼痛，疼痛的控制是重中之重，疼痛已经被列为除体温、脉搏、呼吸和血压之外的第五生命体征，能根据每个患儿的个人情况制订个体化的止痛方案更是极为重要，也是在舒缓治疗过程中提高终末期疾病患儿生活质量的关键治疗。

（米　蔷）

童童的愿望

——儿童安宁疗护的临床实践

一、案例背景

7岁的童童（化名）与高危神经母细胞瘤斗争了整整一年，历经化疗、放疗、手术、自体造血干细胞移植，光光的小脑袋记录下了这艰难的历程，在爸爸妈妈的陪伴下，这个打针不哭、骨穿不闹的"小战士"终于完成了所有治疗。在"毕业典礼"上，他和韩医生拉钩，等他有了最喜欢的西瓜头发型再来看大家。停药不到两个月，突然传来坏消息，童童左眼眶出现肿块、肩背部疼痛、大小便困难、双下肢无力、感觉迟钝。可怕的肿瘤细胞转移到了颅内、脊髓、肝脏、骨骼等全身多个部位，现有的治疗手段已无能为力。家人与医护、社工充分讨论后，全家最终决定选择安宁疗护。

思考问题

1. 儿童安宁疗护是什么？

2. 为生命末期的患儿提供安宁疗护有哪些注意要点？

二、案例分析

儿童安宁疗护（pediatric palliative care）是对患有威胁生命疾病的患儿提供生理、心理、社会、精神层面的整体照顾，同时也包括对其家庭的支持，无论是否接受针对疾病的治疗，都需要提供安宁疗护。安宁疗护的实践需要多团队的协作，包括专业医护团队、家庭、社区资源，可在三级医院、社区卫生中心，甚至居家开展。安宁疗护团队对家庭的支持,从与患儿家庭建立关系起至患儿离世后家庭成员度过哀伤期,逐步恢复正常生活状态。儿童安宁疗护的实践主要关注以下几个方面。

1. 建立信任关系,全面客观地评估个体需求

童童和父母一起来到了舒缓门诊,这是与安宁疗护团队的第一次见面,医生、护士、社工的主要任务是与家庭建立信任,整体评估童童和家人身体、心理、社会、精神层面的综合需求。医生给童童实施了体格检查,并给予一定的治疗,使童童腰背部疼痛、大小便困难等症状得以改善。护士发现童童骶尾部皮肤已有潮红,再不改变体位很容易产生压疮。护士问童童愿不愿意尝试躺下,征得小家伙同意后慢慢摇下椅背,在臀部、背部放置减压垫,腘窝处垫了个糖果形的抱枕,把体位调整得稳稳当当后小家伙的身体也放松下来,主动搭起话来:"护士姐姐,还是这样躺着舒服。我好像第一次看到你们,以前都是看高医生、韩医生,为什么这次要换医生?""高医生和我们说了今天有位叫童童的老朋友会来,说你喜欢交朋友,在病房里交了好多好朋友。不知道你愿不愿意也和我们交个朋友?"护士姐姐一边回应,一边拿出礼物,"这是韩医生送来的,知道你喜欢做手工,每次有手工小礼物都给你留着,我们到隔壁游戏室去玩吧,社工姐姐在那里等着你呢。"很快就熟络起来的童童欣然接受了邀请。游戏室里,社工姐姐正在为童童准备躺着能做的游戏,童童和社工姐姐也是老朋友了,第一次住院时社工姐姐给为掉头发而伤心的他送来了假发套,还给童童在病房里过了生日。社工姐姐架了个能躺着写字画画的白板,得知童童眼眶有了肿块后不愿意照镜子,今天准备引导童童画一画他心目中的自己。

2. 关注家庭中每个人的情绪变化,鼓励并提供情绪支持

妈妈诉说在陪伴童童就医的这一年,爸爸学会了料理家务,自己从默默哭泣到能去支持开导病友,尤其是看到童童用自己的经历和感受给新病友打气,作为父母也备受鼓舞,这么懂事的孩子怎么命运如此波折,看到希望又跌入谷底。妈妈努力控制情绪,眼泪在眼眶打转。爸爸握着妈妈的手也有些哽咽:"第一次治疗前医生也告知了预后不佳,但面对现实真的难以承受。"说着流下了泪水。医生和爸爸妈妈说:"哭出来吧,童童不在就好好哭一次。"两个人抱头痛哭起来,几分钟后他们慢慢平静下来,护士递上纸巾和水。爸爸被告知以往有病友遇到同样的状况时选择了安宁疗护,在与他们沟通了解了一些情况,决定为童童选择安宁疗护,希望能缓解孩子的不适,不要让孩子太痛苦。医生肯定了父母的选择,

鼓励父母遇到问题时一家人多商量达成共识,也建立了家庭支持群,有需要可以及时联系到安宁疗护团队,大家在一起共同陪伴孩子走好最后这段路。

3. 给予全人关怀,引导家庭共同制订照护计划

医护团队从生理、心理、社会、精神层面给予孩子全人关怀,进行整体评估。妈妈希望能缓解童童的疼痛,这几晚腰背部疼痛难以忍受时,口服吲哚美辛、肛塞双氯芬酸钠栓都只能短暂缓解。爸爸观察到,近两天童童的小便都需要按摩腹部才能慢慢解出来,肚子也总是胀胀的,应该是小便没有解干净。护士评估下肢肌力 2 级,无法自主运动且对疼痛、冷热几乎没有感知,自主变换体位较为困难。医生看了 CT 和磁共振,告诉家长在控制心跳、呼吸的重要区域脑干也有肿瘤压迫,这意味着随时可能出现呼吸和心搏骤停,妈妈说全家做好了心理准备。妈妈发现童童自从脚不能走路后开始变得爱发脾气,看到家里来人就心烦让把门关上,他不想让别人看到自己现在的样子。当被问及留在上海还是回家时妈妈有些犯难,她希望能带孩子回家,但回去有问题就手足无措。医生明白了妈妈的疑虑,告知安宁疗护团队可以在线支持,回家也还可以继续保持联系,每周护士会来了解孩子的状况,有需要解决的问题及时联系。护士从爸爸这里也确认了家里没有风俗习惯或信仰方面的特别需求。

通过对患儿和家庭的评估,舒缓团队拟定了初步的照顾计划,和爸爸妈妈确认:① 运用阿片类药物控制癌性疼痛;② 留置导尿管改善排尿困难;③ 指导用药、导管及皮肤护理,提升家人照护能力;④ 支持家人间病情的告知;⑤ 为居家照护做相应准备。

4. 鼓励患儿表达自己的心愿,支持家庭实现愿望

童童在社工姐姐的陪伴下画了一张全家福送给爸爸妈妈,他给自己画上了西瓜头发型,还戴副大大的眼镜,穿着非常正式的礼服站在最左边,妈妈站在中间,长发披肩穿着漂亮的婚纱,一手牵着童童,爸爸站在最右边笑得很开心。童童告诉社工姐姐:"妈妈以前很爱漂亮,出门总会打扮,现在她不化妆也不穿漂亮衣服,我希望她还和以前一样每天都打扮得美美的。爸爸说和妈妈结婚时因为我赶早来了就没拍婚纱照,我想和爸爸妈妈一起拍张全家福的婚纱照。"他还悄悄和社工姐姐说:"其实我的病复发了,但爸爸妈妈都没让我知道,我看到了检查报告上写的复发,我的好朋友豆豆就是复发了,变成了天上的星星,再也见不到他了,我希望爸爸妈妈能告诉我,我有好多话要和他们说,我还要告诉他们哪颗星星是我,好让他们看到我。"社工姐姐告诉童童:"爸爸妈妈不告诉你是因为太

爱你了,怕你知道了病情会害怕。"童童点点头然后大哭起来:"我也不想离开爸爸妈妈,我也很爱他们,现在看到他们整天都不开心,我也不开心"。

当爸爸陪童童留置导尿管时,社工把这幅画交给了妈妈,也把童童的愿望和对病情的了解程度做了转达。妈妈又一度泪流满面,她没想到孩子观察得那么细致,为他们考虑得那么周到,她会和爸爸一起去实现童童的愿望。社工姐姐给童童送来了一副大圆框眼镜和一个大熊玩偶,因为他总和大家说"我不是光头强,我是熊大"。两周后妈妈发来了一张全家福,全家都精心打扮了一番,穿着婚纱的美丽妈妈,抱着童童的爸爸,最亮眼的还是打着红色领结的童童拥有了西瓜头发型,还戴着社工姐姐送的眼镜。

三、案例点评

儿童安宁疗护是一项温暖的医疗服务,通过对患有威胁生命疾病的患儿及其家庭提供生理、心理、社会、精神层面的整体照护,控制疾病症状带来的不适,缓解面对死亡的恐惧与担忧,提高患儿和家庭的整体生活质量。总有一部分患儿会面对这一阶段,作为医护人员,自己要理解和接纳这个过程,并运用良好的沟通技巧、有效的医疗干预、适度的情感支持给正在经历这段时光的家庭支持与抚慰。

该案例围绕建立信任、疏导情绪、告知病情、制订计划、实现心愿为主线,叙述了生命末期较为常见的实际问题。医护人员在与患儿家庭正式沟通前,充分了解患儿诊疗过程,有利于对患儿客观评估,促进与患儿家庭产生信任。在此基础上才能有效支持情绪的宣泄,人总是愿意将真实的情感流露给可被信任的对象。未能真实有效地告知病情是生命末期常见的问题,医护人员应尽可能指导沟通的技巧,以鼓励的方式去促进家人间坦诚地告知病情。但社会文化和家庭应对能力存在巨大差异,关于告知的方式和时机,需要考虑患儿本人和家庭的意愿。照护计划的制订要与患儿和家庭协商,医护人员提供合理建议,实施措施要有可行性且充分尊重患儿和家庭的想法。心愿的实现是一种有效的慰藉,对逝者而言,满足心愿能减少遗憾,走得更为安心,对生者而言,有助于走出悲痛,得以释怀。生死两相安是安宁疗护追求的目标。

(周　芬　陈　琳　王如怡)

不容忽视的"第五生命体征"

——儿童疼痛护理

一、案例背景

恰逢梅雨季节,天色总是雾蒙蒙,还淅淅沥沥下着小雨。但这丝毫不影响小蓉(化名)的心情,毕竟她马上就要升初中啦!游玩、聚会、逛街、运动,每天的日子简单而快乐。这天,刚下过雨的路面有些湿滑。小蓉踩到一块井盖上,脚一滑,哗啦摔倒了。伴随而来的是右膝钻心的疼痛,让小蓉瘫在地上站不起来。这一跤莫名其妙地严重,小蓉马上被送往了医院,骨科医生接诊后安排了拍片。看着 X 片上的 Codman 三角,医生高度怀疑骨肉瘤,建议马上住院进一步检查。妈妈立刻收拾了行李,当天就带着小蓉住进了医院。刚刚放下行李,护士就来抽血检验了。小蓉从小就怕打针,每次打个疫苗都要叽歪乱叫。一看护士推车进来,要打针,抽那么多血,小蓉死活不干,反锁在卫生间不肯出来。妈妈在卫生间外面急得直跺脚。

思考问题

1. 日常医疗中有较多侵入性诊断和治疗操作,静脉穿刺、骨髓穿刺、腰椎穿刺、导尿、伤口换药等都涉及医疗操作性疼痛。如何帮助患儿和家属有效应对?

2. 如何评估儿童是否存在疼痛及其严重程度?

3. 如何帮助患儿减轻中重度疼痛?

二、案例分析

1. 儿童操作性疼痛的应对

许多医疗护理操作都会给患儿带来疼痛的体验。反复操作性疼痛会产生一系列近远期不良影响,如食欲减退、认知行为改变、生理反应、激素和代谢水平的变化等。如果直接霸王硬上弓,会让患儿对后续的操作和治疗充满恐惧,无法配合完成。对疼痛恐惧明显的患儿强制操作,对医护人员的心理状态也有较大挑战。尊重并正确处理患儿的操作性疼痛,是儿科医护人员必备的专业素质。事实上,看似避不开的操作性疼痛有许多好办法可以减轻。

(1) 准备:① 预先评估患儿对操作性疼痛的体验和经历,帮助患儿了解后续操作相关信息、做好准备,包括游戏疗法,例如假扮护士打针的游戏。② 除了急诊之外,静脉采血、骨髓穿刺、腰椎穿刺等计划性操作之前可以使用乳膏或贴片形式的药物(如利多卡因乳膏),产生局部麻醉的效果。

(2) 操作过程:① 使用与发展相适应的转移注意力方法,例如学龄前期儿童可以数数字、吹泡泡、看动画片,学龄期儿童可以画画、背乘法口诀、猜字谜,青春期少年可以玩电脑游戏、看书等。② 条件允许的情况下,穿刺点处冰敷,可降低穿刺疼痛及焦虑。③ 必要时邀请多学科团队合作参与,提供镇静下穿刺服务。

护士对小蓉耐心讲解了抽血检验过程,承诺会先抹点止痛"神药",并在完成操作后奖励一张卡通贴纸。小蓉才慢慢地从卫生间走了出来,配合完成了抽血。医生安排了次日的活检手术,小蓉和妈妈下午完成了各项检查,回到病房已是晚上,小蓉和妈妈很快就休息了。半夜病房一片寂静,只能听到护士巡床的脚步声。只有小蓉抱着右腿,翻来覆去,忍不住地呻吟,还呜呜地哭了起来。妈妈埋怨她,这膝盖看起来没红没肿,能多疼? 这么大了,一点疼都受不了? 夜班护士闻声赶来,问怎么回事。妈妈说,没什么,小姑娘娇气。小蓉的低声抽泣变成了大声哭喊,就是痛,一碰就痛,呼吸也痛,痛得快要死啦!

2. 儿童疼痛的主观及客观评估

在中国传统文化中,人们常常觉得关云长刮骨疗毒才是英雄,并在一定程度上视之为美德,有人会觉得,哪能一疼就要喊,多丢人,忍忍就过去了。但从现代医学及人文角度,对疼痛的强忍,让患儿付出了极大的代价,让许多终末患儿在疼痛的折磨中离世。同时,对于儿童疼痛,社会上也存在误解,包括婴儿不会感知疼痛、儿童比成人耐受疼痛、儿童不能告知疼痛部位或程度、儿童会习惯疼痛等。但事实上,胎儿在孕20周时就具备了传递有害刺激的神经机制,婴儿也会通过行为和生理指标显示疼痛;儿童对疼痛的耐受度随着年龄而增加;学龄前儿童已经能在人体示意图上标识出躯体疼痛部位;对于重复的疼痛,儿童常通过不适行为来表达。

作为最重要的主观感受,疼痛是第五生命体征,是现存或潜在的组织损伤最敏锐的表达。由于其主观特性,当事人的评价才是疼痛的存在和严重程度的金标准。临床中病史采集等环节常以家长或监护人的报告为准,但对于能自我觉察和表达的儿童,包括3岁以上的儿童,建议疼痛评估结果以患儿的自我报告结果为准,以免低估导致病情延误或者高估导致镇痛药物过量。

儿童语言表达不成熟,沟通存在困难,医护人员如何设身处地地觉察、评估患儿的疼痛程度呢? 建议使用QUESTT方式评估疼痛。

知识链接

询问儿童(question the child)。

使用疼痛等级量表(use a pain rating scale)。

评价行为和生理改变(evaluate behavioral and physiologic changes)。

确保父母参与(secure parents' involvement)。

考虑疼痛原因(take cause of pain into account)。

干预并评价结果(take action and evaluate results)。

对于不同年龄的儿童可以选择不同的疼痛等级量表,例如3岁以下可以选择FLACC评分,3～8岁可以选择面部表情疼痛量表,8岁以上可以选择VAS疼痛尺。

夜班护士拿出面部表情疼痛量表问小蓉,她的右膝疼痛跟图表上哪个表情比较匹配? 小蓉张开泪眼婆娑的双眼,轻轻地在"8分"的表情上点了一下,又羞愧地低下了头。护士报告了医生,又对妈妈说:患儿的疼痛不能忽视,现在的疼痛已经达到了重度,不能一味靠忍。医生给小蓉开了一粒纳肛的止痛药,妈妈又开始担心了,这是什么,止痛药会不会上瘾?

3. 儿童中重度疼痛的干预策略

疾病常伴随疼痛,因此人们总是将疼痛作为疾病的症状,认为只要治疗了原发疾病,疼痛就会随之消失,以至于大量患儿忍受疼痛的折磨而没有得到充分的重视。事实上疼痛不只是许多疾病的附属品,有些疼痛本身就是一种疾病,比如带状疱疹后遗神经痛,症状消失后疾病并未痊愈,内在病毒还会继续侵扰神经,拖得越久,神经痛越重。长时间的忍耐对疼痛的缓解毫无益处,形成习惯性神经反射后还会变成一种不可逆转的伤害。"小疼不早治,大疼治不了"。积极应对疼痛,尤其是中重度疼痛,对于关爱患儿、提升患儿的生活质量有着重要意义。

有效的疼痛管理需要医护人员尝试多种方法以取得最佳效果,包括非药物性干预和药物性干预。一些非药物干预技巧,例如转移注意力、放松、引导式想象、皮肤刺激等能通过提供适应性策略,帮助降低疼痛感知,提高对疼痛的耐受,降低焦虑,增强止痛药效果或减少其需要剂量。同时,这些技巧也可以减少疼痛相关的心理压力,提供控制感,强化舒适,并促进休息和睡眠。医护人员可以帮助患儿选择对其最有吸引力的技巧,选择适合患儿年龄、疼痛程度和能力的不同技巧以达到最佳效果。父母应参与选择过程,他们可能熟知患儿常用的适应技巧,且能帮助确认潜在的成功策略。父母的参与能鼓励其和患儿一起学习相关技巧,并能成为患儿学习技巧的教练。而药物性干预,需要做到四个"正确":正确的药物、正确的剂量、正确的途径和正确的时间。部分父母对镇痛药物存在误解,担心上瘾。医护人员要正视这些忧虑,向患儿和家属解释镇痛药物的单纯治疗属性及微乎其微的上瘾风险。

护士向妈妈解释了止痛药的用法,消除了误解,帮助妈妈给小蓉用上了药。一刻钟后,小蓉平静了下来,很快就入睡了。

三、案例点评

作为第五生命体征,疼痛是一种主观感受,与焦虑、压力、恐惧等心理状态直接相关。因此疼痛的评估和管理有着天然的医学人文属性。医学人文强调对患儿的生理、心理和社会进行全方位的关注。通过正确的评估和干预,及充满人文关怀的医患沟通,增强患儿和家长对疼痛的正确认识,安抚患儿和家长的情绪,才能更顺畅地完成治疗。小蓉和妈妈与疼痛的相遇并不愉快。医护人员敏锐地观察到疼痛对患儿和家长的影响,果断采取措施减轻患儿对疼痛的恐惧和担心,疏导妈妈对疼痛及疾病的焦虑和不安,使用认知行为、积极反馈等方法帮助小蓉和妈妈适应疾病和住院初期遇到的疼痛问题。相信这样的经历会给小蓉和家人带来更多信心,面对后续疾病诊断和治疗的挑战。

(何梦雪　阮海珊　陶　琳)

"妈妈,我要去上学"

——先天性骨骼发育畸形患儿陪伴型治疗计划

一、案例背景

轩轩(化名)又住院了,这已经是她第5次手术了。从四川自贡到上海,这条路上的往返交通工具及其时刻表,轩轩的妈妈了然于心,即便是在新冠疫情期间,轩轩妈妈也能在第一时间掌握来医院就诊的交通信息。轩轩是双胞胎妹妹,和她文静的姐姐一样是一个美丽的小女孩,圆圆的脸蛋,白净的皮肤,长长的睫毛下镶嵌着一对会说话的大眼睛。不幸的是轩轩左下肢先天性畸形,出现严重的短缩畸形,导致轩轩无法正常行走,轩轩看着姐姐上幼儿园,哭着说:"妈妈,我要去上学。"为了给轩轩治病,爸爸妈妈四处奔波,辗转各地医院,最后来到上海。

医生对轩轩进行了详细的体格检查和影像学评估,轩轩被确诊为先天性股骨发育不良,这种畸形主要表现为股骨的发育异常,同时可伴有髋膝关节的发育畸形。经过推算,轩轩最终肢体不等长可能达到15 cm,经过反复评估后,专家们最终为轩轩制订了稳定关节、分阶段肢体延长的手术方案。轩轩爸爸妈妈被医生的专业知识所折服,决定在上海接受治疗,但新的问题又摆到了轩轩父母面前。由于畸形严重,手术复杂,治疗费用高,治疗周期长,并发症多,尤其是延长手术后短期内不能回自贡,除了治疗费以外还需要一笔生活费,使本来经济就不宽裕的家庭雪上加霜。为了使轩轩能够得到更好的治疗和照顾,医院为轩轩申请了慈善资助,并且减免了部分手术费用。经过几次手术后,轩轩的肢体畸形得到了明显改善。

思考问题

1. 医生怎样有意识地提升医患信任?

2. 如何帮助困境患儿获得资源以完成治疗?

3. 面对骨科患儿及其家长可能出现的心理问题,应该如何进行疏导?

4. 如何为异地就医患儿提供便捷的医疗服务?

二、案例分析

1. 建立医患关系中的信任感

医患之间的沟通可分为叙事式和规范式。传统医学院的教学是以医生为中心的"规范式"问诊,在有限的门诊时间里获得有效信息并做出相应诊断,有些甚至直接采用问卷模式,效率更高,但容易造成医生冷漠傲慢的形象。随着现代通信技术和互联网的发展,患儿家长获得资讯也比以往更容易,他们对疾病和医生的初步了解大多来自网络,但很难把握准确的信息,因此就医的过程更像在验证家长对疾病的理解。在就医过程中,医生可能需要对家长已了解到的信息进行澄清,需要更耐心地去做解释工作。儿科患者的治疗不仅要考虑患儿家庭经济状况,由于骨科疾病康复时间较长,还要考虑治疗对患儿上学以及家长工作的影响。医生通过倾听患儿家长的诉求,从患儿的角度出发,就最重要的事与患儿家长达成一致。在选择治疗方案时可以假设"如果我是患儿的家长,我会……"与患儿家长共情可以进一步提高家长的信任感。当遇到大年龄儿童时,还需要考虑儿童的诉求,治疗方案需要获得患儿的认同。当医患双方就主要目的达成一致后,患儿对治疗的依从性也会大大提高,往往会达到事半功倍的效果。

2. 资源缺乏患儿家庭的社会经济支持

儿童由于生长的特性,一些复杂的畸形需要反复多次手术,目前的医疗保障体系尚未完全覆盖就医需求。面对患儿的疾病,大多数父母会选择消费降级、借钱来支付医疗费用,而根据世界卫生组织的定义,当一个家庭强制性医疗支出大于或者超过家庭一般消费的 40%,就被认为是医疗灾难性支出。因病致贫在骨科疾病患儿家庭中并不罕见,因此发挥社会力量、民间慈善组织对这些患儿家庭进行救治,将极大地减缓患儿家庭的经济压力。医院通过招募专业社工开展医疗救治,目前大多数医院慈善救助的模式是医疗社工部通过寻求慈善组织、公益企业,策划实施一系列救助项目来实现。慈善救助,不仅在一定程度上缓解了患儿家庭的经济负担,而且可缓解患儿家属的焦虑情绪。

得益于医院的医疗慈善救助平台,轩轩在治疗过程中曾获得 2 项慈善基金的资助,轩轩的治疗得以顺利进行,轩轩的大腿骨延长了将近 8cm,这次入院拆除外固定支架后,轩轩的治疗将暂告一段落。由于是先天性发育畸形,后面至少还要进行一次骨延长,轩轩和她的家庭在康复的道路上还有很长的路要走。

3. 外观畸形骨科疾病的心理干预

骨科疾病治疗周期长并且往往伴有明显的外观畸形,患儿家长普遍存在自责、焦虑等负面情绪,进而影响患儿的心理健康,导致家庭生活质量下降。患儿家长首先是自责和内疚,尤其是母亲,常会认为患儿的畸形与自己的某些不良生活习惯或者孕早期遭受到某些危险因素有关。这种歉疚心理使得患儿家长把治疗希望寄托于医生,一方面希望通过手术恢复正常,一旦手术效果无法达到自己的期望,往往会导致二次打击;另一方面又担心手术对现在骨骼的发育造成影响,以及骨骼发育成熟后畸形是否会复发。其次,家长的社交活动大大减少,一方面为了避免受到歧视,另一方面则是照顾患儿或者带患儿看病占据大量的时间和精力。最后,有些家庭内部成员之间的关系也会出现问题,例如父母双方会就患儿的疾病问题产生不同观点,在物质和精神上推卸责任,甚至离婚。

轩轩是双胞胎妹妹,谈到姐姐时,她有时会流露出一点不开心,因为姐姐可以穿着漂亮的裙子和鞋子去参加幼儿园的舞蹈排练。有一次她告诉医生,奶奶说是姐姐在妈妈肚子里的时候把她的腿压坏了。轩轩在病房里的大多数时间在看手机,如果提到她的名字,她的大眼睛便会瞟过来盯着你看一会,然后重新回到手机上。严重畸形的患儿大多比较胆怯,不太愿意和医生交流。由于外观畸形,患儿不自觉地产生自卑心理,随着年龄的增长而逐步加重,不愿参加集体活动。而家长为避免患儿受到伤害,采用的保护性社交回避减少了患儿与其他儿童的正常接触,另外家长因负疚感采取的溺爱教育方式,使得有些患儿在要求得不到满足时甚至会攻击父母,而父母因为愧疚情绪,则会一直忍让,导致患儿出现怯懦、孤僻、偏激、依赖的情绪。而一些大年龄患儿更容易受父母情绪的影响,父母和其他家庭成员的心理健康状态是患儿心理发育的重要因素。当父母意见对立时,患儿容易产生逆反情绪,尤其不利于手术后康复,从而影响治疗效果。

手术前,家长可以选择动画片或虚拟人物为患儿树立榜样,对其进行鼓励。医护人员也应该照顾到不同年龄患儿的心理特征,选取适当的语气与患儿进行交流,使其感到医护人员的关心,消除其在陌生环境里的紧张感,鼓励患儿积极表达自己的诉求,这样可以让父母以及医护了解患儿焦虑和害怕的情绪,并予以相应的支持。对于手术后疼痛,可通过故事来分散患儿的注意力,也可使用术后镇痛泵缓解疼痛,可适当满足患儿的特殊要求,使其得到精神上的鼓励和安慰,有利于患儿的康复,尤其是需要反复多次手术的患儿,可以降低其对再次手术的恐惧和排斥。

对于以下问题,医护人员和医务社工需要及时发现和疏导。

(1)利用各种形式开展科普教育和健康指导,进行详细的术前沟通,解释畸形的严重程度,合理给出手术可能的结果,展示手术后恢复良好的病例,告知可能出现的并发症以及医生应对这些并发症的策略,使患儿家长对手术治疗更有信心。

(2)医务社工对家长进行专业心理辅导,采用"弹性心理干预",即从艰难的经历中缓慢适应的心理过程,帮助患儿家长正确理解手术目的,避免出现不切实际的手术期望。

(3)家庭和谐氛围是影响患儿社会行为的关键因素,对于手术后的康复也有着重要的意义。医护人员及社工在发现患儿家庭成员出现矛盾后,应积极寻找调节的办法,避免影响治疗。

(4)家长要避免溺爱患儿,可以和医生一起为患儿进行科普,不仅能科普医学知识,还能从根本上减少其对手术的焦虑与恐惧情绪。

4. 异地患儿的远程医疗服务

轩轩在上海完成股骨延长后,妈妈考虑到上海生活水平较高,并且家里还有一个女儿要照顾,决定回自贡继续后续的治疗,包括外固定支架的护理和康复。今年三月下旬,轩轩妈妈发现外固定支架上一个半钉的钉道有脓性分泌物,并且轩轩出现连续高热,服用抗生素后体温未见好转,妈妈非常着急,通过互联网医疗平台联系到主治医生。主治医生对接到曾来上海进修过的泸州医生,为轩轩进行了及时的诊治,避免了炎症的进一步扩散,轩轩顺利渡过了难关。

三、案例点评

患儿从出生到骨骼发育成熟,骨骼形态发生巨大变化,一些先天性疾病或者是在婴幼儿时期骨骼发育遭到破坏,往往导致严重的骨骼畸形,这类畸形的治疗可能会贯穿整个生长发育期。在患儿成长的过程中,医生首次接诊犹如埋下了一颗种子,医生提供的医学技术好比是植物生长必需的养分,而父母则是园丁,三者互相配合才能收获成熟的果实。

生物—心理—社会医学模式下的儿童骨科疾病治疗手段需要进一步完善。

近几年来随着诊疗技术不断提高,一些疾病的治疗从单纯的挽救生命发展到提高生活质量,骨科疾病治疗模式也从单纯的手术技术转变为同时关注患儿心理健康以及学习生活问题等。外观畸形对患儿心理造成的影响贯穿于心理发育的全过程,在不同的年龄阶段又表现出不同的特征。在实践中,医务社工需要选择合适的时机和手段对患儿心理进行干预,帮助患儿树立自信心,从而减轻患儿与同龄人的社交障碍,可以轻松入学、平和地与人相处。心理干预还将提高患儿对后续康复治疗的依从性,提高手术效果。这一模式带来的良性循环也将促进患儿家庭早日回归社会,其社会效益更加深远。

(李玉婵)

第五章
以儿童和家庭为中心的医疗与护理

折翼蝴蝶的逆袭

——系统性红斑狼疮患儿全人关怀的思考

一、案例背景

13岁的胡蝶(化名)刚上初一,她美丽大方,爱好舞蹈,6岁开始练习芭蕾舞,至今已参加大大小小的比赛数十次,并且多次获得奖项。她的昵称是轻舞飞扬,她的梦想是进入上海芭蕾舞团。可就在进入初一不久,她被诊断为系统性红斑狼疮、狼疮性肾炎,经过治疗,胡蝶的病情恢复平稳。然而糖皮质激素的不良反应却非常明显,半年来,她的体重长了10千克,身高却基本没长,手臂、后背的毛发也变得非常茂盛。最近妈妈发现她话变少了,常常独自发呆,有时还悄悄落泪。

思考问题

1. 系统性红斑狼疮患儿经过药物治疗病情稳定,但现在出现了少语、喜发呆、情绪低下的情况,究竟是狼疮活动还是其他什么原因呢? 我们怎样才能有效地与患儿沟通,获得有效信息呢?

2. 如何才能实现系统性红斑狼疮患儿的全人关怀?

二、案例分析

1. 有效的医患沟通是发现症结所在的必然因素

古希腊医学家希波克拉底曾说过:有两件东西能够治病,一种是语言,另一种是药物。有效的医患沟通能够帮助医生了解患儿的诉求,也能够让患儿理解医生,提高依从性。如果说医患沟通是医生给患儿开具的一份心灵处方,那么倾听就是开具这份处方之前所需的询问、检查和分析过程。在倾听过程中,医生应该站在患儿的角度,传递同情、理解的情感,包括肯定、关爱的眼神。

经过评估,目前胡蝶的病情平稳,出现的精神症状并非狼疮活动导致的。那么她为什么会出现少语发呆呢? 朱医生打听到胡蝶以往喜欢跳舞,为她准备了一份芭蕾舞者的八音盒,带她来到安静的会议室,避开父母,听听她自己的想法。朱医生先跟她回顾了一下之前的治疗经过,然后说:"你之前每月都要过来用药,我们应该也是老朋友了,但是我发现最近你怎么不爱讲话了呀? 有什么问题可以告诉老朋友吗?"胡蝶还是支支吾吾,朱医生接着说:"没关系,有什么问题都可以告诉医生哦,多让一个人知道,也许就多一个办法呢。"胡蝶看着八音盒发呆,朱医生看着她说:"你是不是想继续跳舞啊?"胡蝶说:"我这个样子还怎么跳舞啊。"朱医生坚定地告诉她:"相信医生,我们一定能让你重返舞台,但是你得告诉我们你心里到底是怎么想的。"接下来胡蝶就打开了话匣子,她告诉我们,因为她没长身高只长体重,所以在班级里显得又矮又胖,还有同学在背后偷偷给她起外号,因为自己很笨重,并且之前跟她说避免剧烈运动,所以跳舞很久没练,再练习也力不从心。朱医生倾听了胡蝶的话,非常坚定地告诉她:"相信医生,只要你配合医生,我们一定让你重塑身材,逆袭舞台。"胡蝶抱着八音盒,重重地点了下头。

2. 患儿—家庭—医生三方良好合作必能事半功倍

系统性红斑狼疮是一种慢性疾病,短期目标即控制病情活动已经达到,但是长期目标是维持疾病持续稳定,减少药物不良反应,提高患儿的生活质量。经过前期的评估,患儿病情基本稳定,而经过与患儿的沟通,我们发现患儿迫切需要解决的问题是长身高、减体重,融入集体,实现自我价值。从治疗方面来看,我们需要在保证患儿疾病不活动的前提下,尽可能地减少不必要的用药,并且尽可能以最小量的激素剂量维持疾病缓解状态。但是目前患儿身高增长速度确实减慢,并且超重,这些仅仅依靠我们的力量是不够的,还有哪些专业可以帮助胡蝶呢?

我们组织了一次多学科的讨论,邀请了内分泌科、康复科、营养中心、心理科的医生们,我们给各科的医生们展示了胡蝶发病前和目前的照片,希望各专业的医生能够协助我们一起帮助胡蝶,让她重拾信心,重新走上舞台。大家看了照片,纷纷觉得惋惜,特别想帮助这个曾经美丽的孩子,并且都很有信心让这只折翼的胡蝶重新翩翩起舞。内分泌科医生说道:"我们也碰到过很多因为使用糖皮质激素而矮小的患儿,进行生长激素治疗后,患儿的生长速率可以达到治疗前的2倍,并且可以在第2年的治疗中继续保持正常的生长速率,而停用糖皮质激素半年后再继续给予生长激素治疗,平均速率可从2.2 cm/年增长到7.8 cm/年。因此我们非常有信心能让胡蝶身高增长。"营养中心医生认为,系统性红斑狼疮患儿因为使用糖皮质激素而食欲增加,加上户外活动减少,容易出现高脂肪饮食现象,形成恶性循环,因此需要给患儿制订详细的饮食计划,包括蛋白质、碳水化合物、脂肪以及膳食纤维、微量元素等的摄入。康复科医生建议,大体重儿童进行运动干预一般以中低强度、较长时间的有氧耐力运动为主,辅以适当的阻力训练,运动需要循序渐进,同时需要结合患儿病情及时调整运动强度。心理科医生强调,患儿目前出现了情绪低落的状态,我们需要积极干预,以防进一步发展。

我们安排胡蝶以及她的父母跟相关专业的医生进行了沟通,胡蝶听说自己能够长高非常高兴,表示一定配合医生。接下来内分泌科医生评估了胡蝶的相关指标,判断可以进行生长激素治疗,然后给胡蝶制订了生长激素治疗的详细计划以及随访计划。营养师给胡蝶制订了饮食计划,胡蝶妈妈听得非常认真,自己购买了一本营养大全,希望在保证热卡营养的同时,能够实现饮食多样化并且做到口味的改善。康复科医生根据胡蝶的体重以及各个关节的评估,给她制订了运动计划,胡蝶也非常配合。心理科医生邀请胡蝶每月参加一次科室组织的青少年沙龙,通过与同龄人的沟通,参加一些集体活动提高自信,增强社会融入感。

经过一年的努力,胡蝶的病情始终维持稳定,目前维持小剂量糖皮质激素及羟氯喹的治疗,注射生长激素以来,身高从156 cm增长到了160 cm,体重从68千克减到50千克,由于糖皮质激素量的明显减少,患儿的向心性肥胖情况也改善,恢复了瓜子脸。经过康复锻炼,患儿的身体素质增强,已经恢复练舞半年,由于舞蹈功底尚在,因此舞蹈考级也很顺利。

3. 期盼的种子,耐心地浇灌,必将盛放出美丽的花朵

这天,我们收到一封信,打开信是一张照片,胡蝶站在领奖台上,亭亭玉立,原来在近期举办的市级舞蹈大赛中,她获得了二等奖。然后是一封手写的信:"小时候的我特别喜爱跳舞,我想我应该一直能够跳下去。可是我得了这个病,它打断了我的计划,让我的梦想破碎了,曾经在多少个夜里我独自流泪,我不敢告诉爸妈,因为他们已经为了我的病操碎了心。但是你们帮助了我,就像黑夜中的一盏灯,点亮了我的路,让我重新走上舞台,让我不再被人嘲笑,让我更加有信心能过好未来的每一天。"

三、案例点评

系统性红斑狼疮好发于女性,由于青春期女生爱美的天性,在使用糖皮质激素等药物引起身体发胖、身材矮小后可能会带来一系列的心理问题。作为专科医生,不仅要关注疾病的诊治效果,更要关注患儿的生活质量,让患儿能够正常地生活,正常地社交。专科医生需要精准评估患儿病情,狼疮患儿是一个完整的人,切忌仅仅用免疫指标来评估病情而无休止地用药,我们要胆大心细,尽可能减少糖皮质激素用量,减少药物不良反应,用最小的药物剂量维持长期的缓解。此外,专科医生需要集结相关专业的医生,指导患儿的饮食、运动,进行心理疏通,对于有指征的身材矮小患儿,通过注射生长激素来帮助患儿改善身高。我们需要常常与患儿沟通,不仅是病情,更是生活上的困惑。特鲁多名言——有时是治愈,常常是帮助,总是去安慰,特别适用于我们的慢性病患儿,用心倾听,用爱感受,希望我们的慢性病患儿都能具有良好的生活质量。

(朱亚菊　郭桂梅)

哮喘无忧，顺畅呼吸
——儿童哮喘管理的临床实践

一、案例背景

8岁的朵朵（化名）原本是一个活泼开朗、聪明漂亮的女孩，自4岁在外院诊断为支气管哮喘（简称哮喘）后，因一直未重视，未坚持定期随访、按时用药，导致哮喘一直无法控制。最近2年，她每年都因哮喘发作至急诊就诊。频繁的哮喘发作导致朵朵无法像其他小朋友一样按计划完成各项学习任务以及参加各项体育活动，学习成绩下降。此外，每到哮喘高发季节（春季、秋季和冬季），她都要一直戴着口罩，憋不住地咳嗽喷嚏，让同学们不自觉地与她保持距离，渐渐地，朵朵也变得越来越少言寡语，很难再听到她爽朗的笑声。朵朵的父母也因她的病情一直反反复复感到焦虑与无奈。

去年冬季哮喘又如往年一样"如期而至"，这次朵朵的父母慕名来哮喘门诊就诊，通过医护联合门诊、规范化的治疗以及融合信息管理，给予患儿疾病全周期的护理，帮助朵朵一家走出阴霾。

思考问题

1. 如何依托门诊做好哮喘患儿的全程管理，帮助患儿更好地管理疾病？
2. 智慧医疗如何在慢病全程管理中发挥其独特的作用？
3. 在关注疾病的同时，如何关注并促进患儿的心理健康？
4. 如何为每一位哮喘患儿提供个性化的长期随访方案？

二、案例分析

1. 哮喘患儿的疾病全程管理

哮喘是儿童最常见的慢性疾病,然而却有一部分哮喘儿童处于控制不良阶段。门诊作为哮喘诊断、治疗的重要实施场所,在哮喘管理上起着重要的作用。依托门诊为哮喘患儿提供专业、系统、个性化的哮喘全程管理服务,能够切实帮助患儿及家属有效地控制和管理疾病。传统的门诊因缺乏护士对哮喘患儿专业的管理和指导,导致家长们缺乏相应的防治知识,是儿童哮喘控制不良最主要的原因之一。为了更好地帮助患儿及家属有效地控制和管理哮喘,医院构建了医护合作的多团队哮喘管理门诊,以患儿需求为出发点,为每一位哮喘患儿提供一对一的专业服务,让每一位哮喘患儿及其家属在门诊就诊时能有更多的时间与专业人士进行交流沟通,提升了哮喘自我管理能力以及治疗依从性。

在本案例中,朵朵在上海儿童医学中心哮喘管理门诊就诊时,先由医生为朵朵进行系统的检查与评估,共同制订哮喘诊疗、随访方案以及哮喘行动计划。后续由哮喘专科护士接诊朵朵及其父母,为朵朵建立个人档案,评估朵朵及其父母哮喘管理相关的知识水平、药物吸入技术、文化水平、哮喘管理中存在的主要矛盾,以及家庭经济水平等,哮喘护士通过评估的结果给予相应的指导和情感支持,通过护士的指导和疏导,朵朵掌握了正确的药物吸入技术,朵朵妈妈更新了对疾病的看法,重拾了战胜疾病的信心。

2. 慢病管理中的智慧医疗

哮喘是一种慢性疾病,通过长期、规范化、个性化的治疗几乎都能获得有效的控制,但院内干预无法对其产生长远的影响,随着时间的推移,自我管理能力以及治疗的依从性逐渐降低,且离院后哮喘自我管理能力直接影响疾病的结局。依托信息技术的高速发展和智能手机的普及,手机应用程序提供全周期护理成为健康管理的新模式,其中微信公众号与手机应用程序相比,具有可及性强、无须安装及卸载、占用内存空间小、大众接受度较高等特点,在儿童哮喘的院外管理中具有很大的潜力。

上海儿童医学中心呼吸内科自创微信公众号,在此公众号里有量身定做的"哮喘无忧"模块,用于儿童哮喘的全程管理。该模块包含:定期推送哮喘控制相关量表、哮喘管理咨询、动态监测患儿院外的哮喘控制情况,医务人员从"哮喘无忧"后台提供的数据全面掌握患儿离院期间的整体情况,从而弥补父母记忆偏差而导致所提供健康信息的遗漏,有助于医务人员提供更精准的个性化诊疗方案。

在本案例中,朵朵在门诊就诊时,哮喘专科护士帮助朵朵妈妈关注微信公众号,并指导如何使用"哮喘无忧"模块。"哮喘无忧"定期向朵朵妈妈推送最新的形式多样的哮喘管理相关知识及科普;每月推送哮喘控制量表,监测朵朵哮喘控制的情况,一旦发现异常,护士利用系统在线上提出针对性的干预建议;朵朵妈妈在哮喘管理中出现任何问题,也可以用"哮喘无忧"第一时间寻求帮助。在朵朵定期门诊随访时,医务人员已经提前通过"哮喘无忧"后台提供的数据大致了解朵朵哮喘控制的情况以及居家自我管理中存在的问题,再结合问诊时朵朵妈妈提供的信息,为朵朵及其父母提供更精准的诊疗方案以及健康指导。

3. 提升哮喘患儿积极自我概念的干预策略

儿童的自我概念是儿童人格发育的重要组成部分,是儿童对自我形象、自我价值、自我能力及自身缺点的理解和认识。学龄期儿童是自我概念发展的重要阶段,研究显示,哮喘对学龄期儿童的自我概念发展起到负面影响,主要表现在:哮喘频繁发作,导致患儿活动受限,愈发难以融入同龄人的社会生活;缺课、休学的增加,导致学习困难情况加重,学习成绩和在校表现不佳;对哮喘的失控感增加,对疾病康复的信心下降;这些情况都会使学龄期儿童难以得到周围社会的肯定性评价,无能感加重,自我价值感下降,自我概念降低。

在本案例中,朵朵在哮喘门诊就诊时,哮喘专科护士发现朵朵表现得尤为内向,沉默寡言,情绪低落,使用哮喘吸入药物极为排斥,无法按时、坚持用药。这是典型的自我概念降低的表现。对于这种情况,哮喘护士分别对朵朵及其父母进行了心理行为干预,具体方法如下。

对父母的干预策略:① 进行有关自我概念相关知识的宣教;② 指导正确的心理行为干预策略,主要包括给朵朵营造一个温馨、和睦的家庭氛围;经常进行情感的交流,并保持自身良好的心态,避免负面情感的暴露;不过分关注朵朵的缺点,不责骂、恐吓、羞辱和讽刺朵朵,应关心和爱护朵朵,善用鼓励性语言,对优点及时表扬和鼓励,注意保护和培养患儿的自尊心和自信心;督促朵朵形成并自觉维持规律的生活习惯,按时用药。

对朵朵的干预策略:① 采用浅显易懂的语言配合生动的科普视频,让朵朵了解哮喘是可以控制的;不良情绪可诱发和加重哮喘发作,要坚持用药,保持积极乐观的心态;② 教会朵朵以正确的方式表达自己的情绪感受;③ 指导朵朵养成良好的日常生活习惯,保证均衡的营养、充分休息和适当的体育锻炼;④ 在征得朵朵以及其父母的同意后,邀请朵朵加入哮喘管理微信群,通过"同伴教育"效应提升朵朵的哮喘管理能力、治疗依从性,从而重拾自信,促进自我概念的发展;⑤ 通过向朵朵介绍我国游泳名将傅园慧的成功案例,提升其战胜疾病的信心。1个月后,朵朵在哮喘微信群里面的表现逐渐活跃,愿意在群里面分享自己日常的点点滴滴,同时也找到了自己的好朋友,近1个月内未发生哮喘急性发作。

4. 儿童哮喘的长期随访

分级诊疗是指按照疾病的轻、重、缓、急及治疗的难易程度进行分级,不同级别的医疗机构承担不同疾病的治疗,逐步实现从全科到专业化的医疗过程。2016年上海儿童医学中心携手浦东、奉贤两区成立了上海市东部儿科医疗联合体,形成了儿童哮喘分级诊疗网络。通过制订哮喘诊疗规范、提供同质化培训、利用信息技术大大提升了基层医疗机构儿童哮喘管理的能力。

在本案例中,通过门诊访谈,医生发现朵朵居住在奉贤区,交通非常不方便,这也是导致朵朵父母一直未将朵朵带到上海儿童医学中心就诊的原因之一。通过对朵朵病情的全面评估,符合哮喘分级诊疗转诊,医生随即帮朵朵联系她家附近的社区医生,将其所有的疾病信息、诊疗计划转诊到基层医院,同时修订了随访计划:将每月到上海儿童医学中心哮喘门诊随访的计划转变为每月到基层医院随访,随访到第6个月再来上海儿童医学中心哮喘门诊复诊。

时隔6个月,朵朵再次来到哮喘门诊随访时,我们发现朵朵的哮喘得到了有效控制,按时用药,自我管理能力和生活质量大大提升。此外,朵朵比6个月前初次来门诊时更活泼、开朗,还与我们分享了她在学校里发生的小故事,同时也交到了好朋友。

三、案例点评

医学技术关注的是患儿的疾病和症状,是从病本位的角度对人的生理体征进行观察和诊断;医学人文则是从人本位的视角对整体的人进行体验和参与,更多的是从患儿的主体感受上把握疾病治疗的意义和价值。

哮喘是儿童最常见的慢性疾病,长期、规范化、个性化治疗对哮喘的有效控制至关重要,然而由于种种原因,有许多哮喘患儿就像本案例中的朵朵一样,无法坚持规范治疗,导致哮喘反反复复、无法控制。作为医务工作者,除了专注于疾病治疗的本身之外,更多的是要从患儿的角度出发,换位思考如何能通过服务升级,帮助哮喘患儿及其父母有效地管理自己的疾病,更好地融入社会,获得正常的生活及社交。本案例通过医护合作的哮喘门诊、信息技术的应用以及分级诊疗的实施,切实从患儿出发,根据患儿不同的需求,提供360度的全程优质服务以及疾病全周期的护理。有效控制疾病的同时,解决患儿的心理问题、就医问题,体现了现代医学与人文精神的结合。希望此类哮喘管理的新模式能让更多的哮喘患儿"哮喘无忧,顺畅呼吸"!

（周佳丽　张　芬）

豆豆住院记

——以家庭为中心的护理实践

一、案例背景

恰逢秋高气爽的时节,空气里到处弥漫着芳香。梧桐和槐树的枯枝落叶被风卷起,在空中打着旋儿,刚刚落下又被卷起。风儿轻轻吹拂过豆豆的脸庞,豆豆手里正玩着他最爱的恐龙泡泡机,一口吹下去,五颜六色的泡泡排着队飘出来,在秋日阳光的照耀下格外光彩夺目。一旁的爸爸正搭着帐篷,妈妈准备着野餐的食物,全家都沉浸在快乐的氛围中。

公园里遍地都是帐篷,许多狗狗也在你追我赶地肆意玩耍。"喀喀,喀喀……"突如其来的咳嗽声打破了这一切的美好,只见豆豆小脸涨得通红,咳嗽咳得停不下来。妈妈连忙跑过去,撸了撸豆豆的背部,拿起保温杯给豆豆喝了一口温水,却未见明显的好转。看着豆豆满头大汗的样子,妈妈着急地喊爸爸去开车,一起往医院赶。

豆豆经历了验血、胸片等检查后,确诊为哮喘急性发作,收入病房治疗。面对焦虑、手足无措的父母和烦躁、不愿配合治疗的豆豆,护士积极开展以家庭为中心的护理模式,帮助豆豆一家走出阴霾。

思考问题

1. 什么是以家庭为中心的护理? 其核心原则有哪些?
2. 住院患儿以家庭为中心的护理人文关怀要点有哪些?

二、案例分析

1. 以家庭为中心的护理的概念与核心原则

以家庭为中心的护理(family-centered care，FCC)是一种认可与尊重家庭在有特殊健康需求的小儿中所起的关键作用，支持家庭各自承担独特的护理角色，对监护者与护理专家在提供各层次护理中一视同仁的护理模式。其核心内涵是儿科护士应关注整个家庭的重要作用，通过尊重、分享、合作和参与，鼓励、支持和指导家庭参与儿童健康照顾的各个方面，有效满足患儿情感、心理、社会等方面生长发育的需要。

以家庭为中心的护理核心原则有：① 尊严与尊重：倾听和尊重患儿和家庭的想法，制订护理计划和决策时考虑到他们的知识、价值观、信仰和文化背景；② 信息共享：评估家庭学习模式及信息接受程度，提供完整、诚信以及客观的信息，设计符合家庭能力和需求的学习方法；③ 参与与合作：识别并肯定患儿及其家属的优势，帮助他们塑造自信并且鼓励他们参与护理和决策；④ 协作与沟通：把家庭当作患儿的主要照顾者和支持者，强调沟通方式，允许自由表达，建立医患双方的信任。

2. 以家庭为中心的护理人文关怀要点

(1) 满足患儿住院期间对家庭情感上的需要，帮助父母重拾照护患儿的信心。

患儿入院后因生活习惯改变、疾病不确定性、家长的焦虑、介入性治疗的不舒适与不安全感而产生心理和行为上的冲击与压力。护理人员如果掌握患儿的改变并预先告知家长，将能提供给患儿生理、心理等全面的照顾，也能协助家长接受患儿患病的现实，减缓患儿患病对家庭的冲击。

住院治疗改变了家庭正常生活的轨迹。家长的焦虑和患儿对陌生环境的排斥都需要高度重视。护士还可以通过以下方式让家长和患儿尽快消除焦虑情绪，积极配合治疗。

① 熟悉环境：豆豆入院时，护士热情主动地接待豆豆一家，耐心细致地逐一介绍病区环境、病房设施，让他们尽快熟悉病区环境，消除患儿对陌生环境所产生的紧张、焦虑的情绪。

② 疾病科普：利用现有的科普宣传单和多媒体影像资料，加上护士对疾病的介绍，让家长和患儿了解哮喘相关疾病知识和观察注意要点，能使家长更好地照护患儿的生活起居，同时通过画画、游戏等患儿感兴趣的方式进行科普宣教。

③ 加强沟通：医患沟通是整个医疗过程中的一个重要环节,加强医患沟通可以增加患儿对医务人员及院方的信任,增加医者与患儿之间的信息交流和相互理解,增强患儿战胜疾病的信心,最大限度地取得患儿的密切配合。护士特别注意与豆豆的沟通方式,关注豆豆的情绪变化,耐心地进行有效沟通,给豆豆树立了战胜疾病的信心,也取得了家长的信任。

（2）与家长共享信息,建立信任,共同决策,协助患儿顺利完成治疗。

医生开具雾化吸入的医嘱,在护士执行的过程中,豆豆哭闹不止,排斥雾化治疗。护士在与家长的沟通中,了解到豆豆喜欢恐龙,并观察到豆豆怀里一直抱着一只恐龙玩偶。护士将雾化面罩戴在恐龙玩偶的头上,用童趣的语言演示雾化吸入的过程,雾化结束后,护士还给小恐龙洗脸,清除残余在颜面部的药液,逗乐了豆豆,让豆豆也跃跃欲试。在爸爸妈妈的陪伴下,豆豆顺利完成了第一次雾化,并觉得雾化治疗是一件有趣的事。

以家庭为中心的护理模式主张将家庭成员带来的信息和建议纳入临床护理决策中,护患双方相互协作、相互配合,不仅可以满足患儿的生理及心理需求,促进康复,同时可以满足家属情感上的需要,明显改善护患关系。案例中护士从豆豆妈妈那儿获取到豆豆感兴趣的信息,为护士和豆豆的沟通架起了桥梁,成为突破口,分散了豆豆的注意力,让豆豆觉得雾化吸入是一个好玩的游戏。

家庭在儿童疾病治疗中扮演着重要的角色,儿童的疾病可影响家庭的支持系统及生活。医护人员需要视家庭成员为维护健康的重要参与者,要指导家长如何妥善地照顾患儿,满足家长和患儿在一起的需要,认同家长在患儿疾病治疗过程中的重要作用,并为患儿及家长提供适当及需要的护理。

（3）笃信家长是患儿最好的照顾者,最大限度给予家长和患儿心理支持。

儿童哮喘是一种由多种细胞和细胞组分共同参与的气道慢性炎症性疾病,具有气道高反应性特征。该病是一种严重危害小儿身体健康的常见呼吸道疾病,病程较长且反复发作,治疗及护理不当会产生不良后果。

注重以人为本的理念,了解患儿及家长的需求,重视和支持家庭在哮喘患儿治疗和护理中的作用。制订照顾计划时,要把家长当作很重要的一员,关注哮喘患儿及家长的心理状态及所面临的压力,协助家长认识患儿的心理变化及需求。

① 尊重与倾听：应多倾听,从倾听中获取信息,并寻找到豆豆及家长的心理需求。

② 鼓励支持：在治疗过程中,护士积极鼓励豆豆妈妈一同参与照护豆豆,讲

解药物作用、解释使用方法、互相交流,共同促进豆豆康复。

③ 效果与评价:在完成治疗后,护士建议豆豆妈妈简单复述,确认妈妈是否掌握,并经常与妈妈讨论适合豆豆的照护模式。在疾病治疗的过程中,家庭与医护人员应全方位合作,共同完成护理决策。

FCC通过环境护理、心理护理、用药指导、饮食指导以及疾病健康指导等方面来对患儿进行护理,能明显提高哮喘患儿的生命质量,提高肺功能。并且FCC呼吁护理人员应综合考虑哮喘患儿及其家长生理、心理、社会各方面的状况,为哮喘患儿及其家长提供全面的健康维护。

(4) 促进家长掌握必要的照护能力,鼓励家长有效、持续地参与患儿的护理。

护士为豆豆和家长进行健康教育并建立随访复诊计划。由于该病的康复期较长,有家长参与的家庭护理显得尤为重要。早在2005年Kumar就认识到FCC是儿童哮喘康复的关键。2014年Payrovee进行了对照试验,干预组家长接受教育讲座、观看示范性教育影片、小组讨论等干预措施,对照组家长则接受常规护理,两组均填写哮喘患儿生存质量表。经比较证实,父母及家庭会给哮喘患儿带来正面影响,可提高哮喘患儿的生存质量。可见,有父母参与的FCC有利于儿童哮喘的康复。

针对豆豆的出院药物,护士帮助家长掌握药物的使用方法、注意要点和雾化器的使用注意事项,指导家长学会观察药物的不良反应,并提醒家长连续两个月、每月一次的随访以及饮食的注意要点等。豆豆是过敏体质,对尘螨、花粉、狗毛都过敏,护士与家长沟通,并指导防护要点,尽可能地做到早预防,降低哮喘复发的风险。

FCC在儿童哮喘防治、改善预后过程中非常重要,通过对照试验比较FCC及延续性护理在非重症哮喘患儿中的应用效果,最终得出实施FCC及延续性护理可以缩短住院时间、减少住院费用、缓解家长焦虑心理、提高患儿生命质量的结论。出院后,护士仍定期电话回访豆豆的家长,询问病情控制情况,并给予关心和支持。

三、案例点评

FCC模式在儿科的广泛应用,不仅可以提高家属满意度,改善护患关系,最重要的是可以提升护理质量,有助于患儿的早日康复。实施FCC对整个家庭以及护理人员的重要意义在于为患儿创造以家庭为中心的护理条件,注重患儿出院后的随访,护患相互理解,更好地发挥双方优势。

　　豆豆在一次初秋的外出游玩中,接触到不同的变应原,引起了哮喘急性发作。他在就医的过程中,对陌生的环境、医疗器械感到害怕,从而排斥、不配合检查和治疗。护士遵照 FCC 模式,尊重患儿和家长,认真倾听,让家长参与到护理决策中,与家长一同合作完成豆豆的治疗,进行有效沟通与信息共享,最终让豆豆顺利配合雾化操作和所有相关治疗,树立了豆豆战胜疾病的信心,建立了良好的医患信任关系,让家长学会了在日常生活中如何更好地照顾患哮喘的豆豆,帮助豆豆早日痊愈、自由呼吸。

(蔡晓炯　沈南平)

生命最初的温暖

——围产期母婴护理

一、案例背景

安安(化名)是一名珍贵儿。他的妈妈多次尝试怀孕但是都没有成功,今年初通过试管婴儿终于成功受孕。在怀孕27周时,安安妈妈因患有重度子痫前期、妊娠蛋白尿、妊娠水肿于产院办理入住,并给予保胎、降压等治疗。在此期间,由于血压不稳定,医生建议终止妊娠。安安的来之不易,让妈妈格外紧张,十分担心安安的安危。安安出生时体重仅为950克,由于病情危重,被转运至某儿童专科医院新生儿重症监护病房(neonatal intensive care unit,NICU)救治。入院后,医生对安安进行了系统检查,他被诊断为"超低出生体重儿、超早产儿",面临着巨大的考验,从此开始了为期2个多月的NICU漫长之旅。

思考问题

1. 如何理解发育支持护理在早产儿临床诊疗中的重要意义? 如何在临床照护中贯彻发育支持护理理念?

2. 如何理解母婴联结打破对早产儿及母亲的影响? 如何为住院期间的早产儿"系上"母婴联结?

3. 对于尚处于临床试验阶段的医疗技术应用,医护人员应该如何与家长进行沟通? 家长在选择参与该创新技术的过程中有何权益保障?

4. 对于早产儿家长指导,医护的主要角色和任务是什么? 作为医护人员,如何给予家庭科学、专业的支持?

二、案例分析

1. 早产儿发育支持护理：理解和回应未成熟生命的需求

早产儿是新生儿群体中发育不成熟的一类。尽管这些脆弱的生命尚不能通过语言来表达自己的舒适和痛苦，但他们的舒适和痛苦理应获得同样的尊重。除了常规诊疗外，如何回应他们的需求，让这些新生命获得如同母体般温柔的呵护，对促进其发育成熟具有重要的意义。

随着围产及新生儿救治医疗技术不断发展，早产儿的救治成功率大大提高。近年来，发育支持护理（developmental supportive care，DSC）在 NICU 中得到广泛应用。发育支持护理模式提出将早产儿视为主动参与治疗的"合作者"。这种照护理念要求医护人员观察早产儿行为，了解早产儿需求，思考自身专业行为对早产儿可能的影响，并适当改变工作形态。具体来说，医护人员应根据早产儿暗示性的表情、行为、活动来制订和实施个体化发育支持护理计划，实时根据早产儿的表现及需求调整照顾步伐。通过提供个体化的体位放置、喂养计划、母婴皮肤接触机会，抑或是优化 NICU 声光环境、集中进行各类诊疗操作等一系列综合照护措施，达到降低早产儿住院期间的生理应激，促进近、远期生长和神经行为发育。越来越多的研究表明，发育支持护理可以达到促进其近、远期生长发育的作用。

在本案例中，安安在入住 NICU 后，医护人员对安安实施了一系列发育支持护理，包括为安安佩戴眼罩，遮蔽 NICU 的强光刺激；通过及时关闭医疗仪器报警、轻关暖箱门、控制医务人员在患儿床边说话音量等措施，减轻 NICU 的声音刺激。除了降低物理环境的刺激外，护理人员还将早产儿包被折叠成"鸟巢"形状来提供体位支持，使早产儿的肢体呈现胎儿在母体宫内"生理性屈曲"的状态，使其更有安全感。床位护士每日根据当日治疗方案尽可能安排护理操作集中进行。为减少频繁静脉穿刺等医源性刺激带来的疼痛，入院后第一周护理组长就为安安制订"脐静脉置管联合外周经中心静脉置管"长效静脉管理方案。在大家的精心照顾下，安安的体重慢慢增加，开始变得强壮起来。

2. 早产儿住院期间母婴联结的护理实践

母婴联结指母亲与婴儿通过行为和情感相互交流的过程，通过视觉、听觉、触觉、嗅觉等感官互动，形成双方生理及心理的紧密联结。这种联结自胎儿出生前便已存在，生命早期紧密的母婴联结不仅能够促进婴儿的生理稳定性，而且对其日后心理、社会行为的发展具有重要作用。

由于住院患儿基数大,目前国内大部分 NICU 仍然实行封闭或半封闭的管理模式。这种管理模式限制了早产儿与母亲多感官的互动,不仅打破了生理上的母婴联结,而且在社会、心理层面亦对双方产生巨大的影响。对早产儿而言,他们经历从母体子宫至 NICU 住院环境的巨大改变促使早产儿不断通过协调机体功能,以适应外界改变。当早产儿的调节能力与外界刺激不能达到平衡,就会导致一系列生理乃至神经心理发育紊乱问题,如智力发育障碍、感知行为异常、学习能力低下等。对母亲而言,除了产妇常见的产后焦虑或抑郁外,她们还面临生后早期的母婴分离,以及对患儿疾病预后的重重担忧。此阶段若没有畅通的信息沟通及正确的社会心理支持,可致母亲更多的负面情绪,甚至造成心理疾病,降低其对宝宝的照护能力。

由此可见,医护人员应充分理解母婴联结打破对于患儿及母亲双方的影响。在住院期间,患儿与母亲互相作用,相辅相成,我们应将"早产儿的家庭"作为一个整体给予专业支持。严格来说,早产儿是未成熟的胎儿,故其出生后早期需要尽可能为其营造类母体子宫的多层次生态环境。这不仅包括了温度、湿度、光照所形成的适宜的物理环境,也包括多感官互动的社交互动环境。

住院期间,护士们常常为安安提供适宜的多感官刺激。例如,给安安播放MP3 记录的妈妈心跳声;在进行治疗操作时,播放安安妈妈唱的童谣;在夜晚为安安佩戴眼罩,建立光循环等。每次安安听到妈妈熟悉的声音,仿佛回到了在妈妈肚子里的时候,让他更加有安全感,睡得更香,长得更好了。不仅如此,NICU的医护人员在了解到安安妈妈产后住院,不能来 NICU 探视宝宝后,积极地与其通过信息澄清、确认来达成双方信任。负责治疗的医生每周都会通过电话为家长解答病情,护士们每隔几天便给家长发安安近期的照片,让他们及时了解安安的病情变化;同时医护人员也邀请家长通过线上云探视系统,一同见证安安的成长。

3. 创新技术应用中的伦理规范

为给早产儿营造类母体宫内环境,该儿童医院新生儿团队研发了一款"宫内环境模拟舱",在一定程度上弥补了妈妈无法在 NICU 陪伴的遗憾。许多创新技术发明在研发的过程中给患儿及家庭带来获益的同时,也伴随着一定的风险。专业的医护团队应尽可能保障双方的权益,并尽可能将患儿风险最小化。本案例中,在安安入院后的第二周,病情稳定。这一天,安安家长接到了来自新生儿病房的一通特别来电,医院邀请安安家长参与一项创新技术临床试验——"宫内环境模拟舱"。接到电话后,安安爸爸应邀来到了 NICU 现场,实地观摩并了解该技术。项目负责人为安安家长介绍了该技术发明的原理,对患儿可能带来的获益和风险,在使用过程中的技术安全保障,家长需要配合的事宜,以及具有随时退出的权益。家长在经过一番商议后,决定积极地加入项目,并签署了知情同意书。在"宫内环境模拟舱"使用期间,医护人员为家长解答困惑,并定期提供使用期间的宝宝照片、视频等影像资料。这些温馨的小举措都使爸爸妈妈更加放心,同时也为该新技术能够代替家长的陪伴感到安慰和舒心。

4. 早产儿家庭宣教指导方式的实践:家庭参与式照护

家庭参与式照护(family integrated care, FICare)是基于爱莎塔利亚的人文新生儿护理模式发展而来,是指在新生儿专科护士对家长进行教育和指导的前提下,允许家长进入 NICU 参与和学习早产儿住院期间的非医学性常规生活护理的一种照护模式。本案例中,医护人员就是应用了这一照护理念,使家长在早产儿住院期间,通过理论及实践一体化的培训,达到"知行合一",有效提升照护技能;这亦是医患同行、延续性专业服务的一种专业探索。经过近三周的治疗后,安安体重日渐增长,终于可以出暖箱了。这一天,安安妈妈受邀进入 NICU 学习早产宝宝的日常照顾技能,为其回家做准备。在长达 5 周的住院治疗后,安安一路过关斩将,体重从原本的 950 克长到了 2 300 克,原本瘦瘦小小的他变得肉嘟嘟的,等待安安的是爸爸妈妈开心的笑容和温暖的怀抱。

三、案例点评

随着围产及新生儿医疗技术的不断进展,对早产儿的救治已不仅仅是对疾病的救治,更是对完整生命的尊重及呵护。发育支持护理强调了对早产儿不能表达的需求的专业回应,多感官互动创新技术为打破"NICU 母婴分离"的困境提供了新思路,家庭参与式照护强调了专业照护的延续性。可以看到,通过近20 年的临床实践,完善的不仅仅是医学技术,更是对患儿生存系统、社会支持系统和生命质量的不尽追求。

(汤晓丽)

第六章
跨学科团队合作

青春期厌食症，藏在身体里的魔鬼

——营养多学科团队组团打怪

一、案例背景

小文（化名）是一名七年级的女生，从小文静、乖巧、自律又懂事，学习成绩也是年级名列前茅，从不用家人操心，用妈妈的话说不是第一名就是第二名，所以妈妈一直很尊重小文的想法。了解到小文在小学五年级的时候就开始有减肥的想法，虽然那时还不是很胖。进入中学，她周围有同学减肥，小文这才开始了减肥的真正行动，前后有过节食、断断续续地喝减肥茶等。直到2020年冬天，学生们开始居家学习。这段时间，小文的减肥之路就正式开始。她每天5点起床，设定了严格的运动和学习交叉时间表。每次的运动量也是非常大，数千次跳绳，数次跳操，吃少量的食物，缩短休息和睡眠的时间。居家的这4个月，体重的下降带给她强烈的信心，运动量也不断加大。这时父母的劝阻已经没有任何作用，她已经无法控制自己的行为，内心认为还可以继续变瘦，变得更加"漂亮"，直到出现头晕、无力、昏厥、体重下降12千克，被当地医院确诊为"神经性厌食、重度营养不良"。自此，小文开始了长达2年的治疗和随访。

思考问题

1. 如何让青少年正确认识营养和生长发育，避免过度节食？

2. 如何让患儿接受治疗，配合多学科医疗？

3. 如何通过多种治疗形式改善患儿症状？

4. 如何进行青少年神经性厌食的家庭支持？

二、案例分析

1. 通过有效的医患沟通，增进患儿对神经性厌食特殊问题的认识

小文处在青春期，心智较敏感，主观意识强。这时期的患儿对生活的认识，学习的压力，同学、家人之间的相处有明显的感受力，同时受到社会、网络世界的影响，判断力和辨别力有限，容易因自己的主观判断而走极端化。经过多次沟通，医生了解到小文处于生长发育期，体重在半年内增加了5千克左右。这其实是很正常的体重增加，因为她的身高也在增长。由于她的同学可能还没开始发育，于是她无法接受自己正常的生长变化，她坚持认为是自己发胖了。

与她进一步交流之后，我们发现她在面对青少年的生长发育时，内心是十分恐慌的，而这也反映了她和家人的互动之间存在一些问题。首先，她无法接受第二性征的出现。她无法接受正常的脂肪增多，她的认知就是"我胖了"，再加上社会上充斥着身材焦虑比如"A4腰""反手摸肚脐"，于是她就坚持要减肥。

其次，小文害怕长大，她觉得长大成为大人之后会有很多责任。她认为在她的家庭中，她的妈妈并不幸福，爸爸对家庭也多有忽视。小文内心对成为一个"成熟的女人"有很多的害怕和恐惧，这也是她发病的心理因素之一。对生长发育、变成成熟大人的恐惧，让她开始对自己不满意。她不满意日渐成熟的身体，她希望自己"瘦"，永远保持没有发育时候的幼稚身材。她开始节食，然后大量地运动。对于这样一个追求完美又自律的孩子，只要认定了目标，她就一定会完成。她能忍受饥饿，她可以忽略自己身体不适的感受，可以坚持不懈地运动，每天跑两三个小时。她的体重开始快速地下降，从原来的163厘米、45千克，减到35千克，甚至到后来跌到不足30千克，可以说是骨瘦如柴。

神经性厌食通常始于青春期早期，比较典型的是13~14岁，但8~11岁的儿童出现这种进食障碍也并不罕见。神经性厌食通常从节食开始，逐渐发展至威胁生命的饥饿状态。往往这些患儿有一些可被识别的诱因，比如体型遭到嘲笑，同学之间开始节食，父母在节食，转入一个新的学校或新的年级，或进入恋爱关系，节食往往是神经性厌食的起点。

在诊疗过程中，怎样通过有效的沟通，让青少年了解特殊时期的营养需要，避免过度节食呢？

（1）疾病科普。神经性厌食存在情绪不稳定、焦虑、限制饮食摄入等情况，是病死率最高的一类精神疾病。这些患儿多数年龄偏低，多发于青少年群体。他们治疗动机低，大多数是被父母要求来接受治疗的。还有些父母没有意识到

神经性厌食是个严重的问题，只是觉得孩子不愿意进食是青春期"正常"的叛逆行为，不是一种疾病。临床上很多患儿达到了诊断标准，但是家长仍不当一回事，因此需要医生不断地进行大众科普宣传、科普教育，提高大众对厌食症的认识和重视，早就医、早诊断、早治疗。

（2）倾听患儿的心声。患儿来自不同的社会家庭，以往的生活经历引发他们节食，而节食的最终目的是外形看起来更美，表现更佳，引起更多人的重视，让自己更加"完美"。了解他们内心的想法，可以解决他们的困难。所以医生和营养师在和患儿初步沟通时，应充分听取他们的想法，不做对错判断，建立有效的沟通。

（3）共情与理解。营养医师或营养师在进行患儿诊断时，需了解患儿的过往饮食习惯，通过营养评估，在与患儿的交流中获取相关信息：① 患儿对饮食营养的认知；② 让患儿表达健康的审美观点；③ 确保患儿和家属获得全面的饮食营养教育；④ 建立患儿和医生之间的信任，满足部分患儿的特殊饮食要求；⑤ 建立初步饮食认知干预方法。

2. 通过规范的营养治疗，改善患儿临床症状

小文在明确诊断后，一时还不能转入某精神类医院，因为她还出现了中度贫血、心包积液、肝功能异常、双下肢明显浮肿、电解质紊乱等情况，这些临床异常都是长期营养不良造成的。医院营养科和消化科联合制订了个体化治疗方案，消化科首先确保生命体征的稳定，纠正电解质紊乱、贫血和肝肾功能异常，维持正常胃肠功能。营养科补充各种必需营养素，肠内、肠外营养组合搭配。起初小文抵触口服饮食摄入，认为任何饮食都会产生卡路里，抗拒营养补充。小文对营养摄入的剧烈反应是大多数神经性厌食患儿共性的表现。

（1）提高患儿的认知。由于神经性厌食是威胁生命的精神类疾病，可导致全身各个器官系统的并发症，因此特殊的营养治疗非常重要。营养师在了解患儿的想法后，深入沟通知道患儿节食的目的，判断之前的体重处于体重指数的哪个阶段，初步认同患儿的部分想法，并告知现在的营养状况已经危及生命，明确目前身体状况。

（2）患儿表达饮食观点。营养师应让患儿充分表达哪些食物会影响体重，目前身体状态的感受等。营养师在稳定小文的情绪后，满足她一部分的特殊饮食要求，同时告知各种营养素对"美"和"身体"起到的特殊作用，在治疗期间需要接受新加入的饮食。

（3）双方建立初步饮食计划。营养师在得到患儿的初步认同后，可鼓励患儿做"饮食日记",用"试试看""尝试"的口吻,鼓励患儿接受营养师的初期营养计划(同时在治疗期间预防再喂养综合征),让患儿每餐进食前后拍照,逐渐增加进食量,尝试完成各类食物,让患儿设立每周进食目标。

(4)建立一个后备计划。患儿会表达多个"失败"的可能因素,如"不饿""腹痛""腹胀"等。营养师应给予发生各种不适的解决方案,如减慢就餐速度,后期调整饮食种类,身体严重不适时医生会给予救助等。同时营养师也可提出条件,患儿在不能完成特定饮食医嘱的情况下,还会有特殊的"惩罚机制",比如增加管饲等治疗方式。患儿不会马上执行饮食医嘱,过程中会多次反馈饮食摄入后身体不适,其中部分是心理作用,他们害怕体重会恢复;部分是由于患儿长久没有正常进食而出现短暂腹胀不适,随着进食量持续增加,不适感会逐渐减轻。临床医生和营养师应根据患儿临床表现给予评估,并充分安慰,必要时给予药物辅助治疗。

3. 保障青春期患儿心智健康成长

小文在医院住院治疗1个月后,体重有所增加,在营养治疗中要预防再喂养综合征,与医生、营养师建立及时的沟通,根据各种临床化验结果,循序渐进地进行饮食调整,逐渐摆脱疾病困扰。病情稳定后再转入精神类专科医院进行系统治疗,从心理治疗、家庭治疗、营养治疗3个方面入手。

(1)精神动力学治疗。精神动力学治疗能够解决发展性问题并给患儿带来强烈的自我意识以及持久的信心和效能感。患有神经性厌食的儿童很难感到自信和独立,他们会把控制进食和体重与其有关独立和自信的心理和情感需求相混淆。医生和心理治疗师通过倾听、解释、指导、鼓励和安慰等帮助患儿,缓解其情绪不成熟、恐惧、焦虑和抑郁等问题。入手点可以是青春期常见的问题,包括学习以及原生家庭,通过提供更多的信息来正确认识和对待自己,提高治疗的依从性,建立信心,主动配合治疗,同时建立良好的医患关系。

(2)认知行为治疗。认知行为治疗是治疗进食障碍循证依据最多的疗法,可纠正患儿的不良认知,特别是对自己体型和体重的歪曲看法,进行认知重建,根除症状,预防复发。认知行为治疗主要采用阳性强化法,物质和精神奖励相结合,达到目标体重后给予一定的奖励。在治疗的第一阶段是规范进食模式,设定膳食计划和监控以及减少暴食和清除行为,通过记录食物摄入情况和体重来进行自我监控。治疗的第二阶段是继续监控患儿的进食,如必要时可延长或维持规律进食模式的时间,将患儿原本回避的食物重新引入他的饮食中。最后一个阶段是治疗后改善的维持情况,制订预防复发的策略,为可能到来的应激状况做好准备。

(3) 人际关系治疗。青少年的心理治疗包括 5 个主要领域:悲伤、角色冲突、角色转换、人际缺陷和单亲家庭。与青少年神经性厌食最相关的是角色冲突、角色转换和单亲的影响。他们经常通过破坏性、反社会或自我惩罚性的行为来把他们与父母之间的角色冲突付诸行动。所以对帮助青少年解决矛盾和角色冲突有重要影响的是问题的本身和父母的参与。

(4) 辨证行为治疗。治疗师通过教授情绪调节、人际效能、痛苦忍受和正念等一系列技能来帮助患有神经性厌食的青少年,这些技巧可被灵活应用于不良行为(如暴食、自伤、物质滥用)患儿的负面情绪调节。治疗师可以个人或小组的形式教授这些技能。

4. 通过以家庭为中心的治疗策略提升治疗成效

小文在精神类专科医院治疗的 1 个多月里,完成医嘱规定的用餐量,体重有所上升,认知行为上有所改变,逐渐接受体重的变化,能控制运动行为,身体机能有所改善;同时,临床生化指标稳定,基本达到出院标准,后期门诊随访。在小文入院治疗期间,她的父母也同时参加家庭治疗。出院后,患儿和家属根据之前的治疗方式开展家庭治疗,在此过程中会面临各种困难,如情绪和饮食摄入再次出现波动等,他们该如何操作呢?

(1) 家庭互动模式。家庭治疗需要探索神经性厌食的产生原因和维持家庭互动的模式,在家庭成员都认可的基础上调整家庭互动模式。往往家庭治疗神经性厌食的效果不好,有部分患儿的发病因素来源于家庭。发病初期,在家庭治疗的同时可以尝试门诊治疗,但患儿出现以下情况需住院治疗:① 患儿躯体情况差;② 躯体高风险或喂养风险;③ 自伤、自杀等情况。

(2) 家庭治疗计划。患儿和家属前后需要开展 20 次的家庭会谈,分为 3 个阶段:第一阶段通过调动和增进父母的影响力,让父母暂时承担起照顾患儿饮食和恢复体重的责任;第二阶段在患儿恢复体重后,父母逐渐归还对饮食的掌控权;第三阶段处理青少年阶段的普通议题,如独立和分离。

(3) 及时与医生和营养师沟通。在家庭治疗的过程中,也需要定期向主诊医生和营养师反馈病情,继续参与线上家庭治疗培训,调整情绪变化,进行用药用餐量的定期反馈。家庭治疗离不开跟医生或专科治疗师、营养师的合作,这样才能降低反复住院的概率,从根本上解决问题。

　　小文进行了两年的家庭治疗，在此期间也短期住院 4 次，有因为体重增长而再次限制饮食的行为，曾因为长期营养不良造成肝功能指标异常而入院治疗 3 次。门诊随访从每周、每月复诊，逐渐调整为每季度复诊，并且和营养师随时线上沟通用餐量。经过这两年的治疗，小文从心理上逐渐摆脱了神经性厌食，从行为上接受食物，从体重上恢复到正常偏瘦的水平，重新回到校园，恢复中学生的正常生活。

　　三、案例点评

　　在现代社会，许多疾病的治疗已经不仅仅限于对躯体本身的治疗，更多的是从躯体、行为到心理的治疗。有条件的还可以"治未病"，从个体、家庭、社区、学校、社会团体等方面进行"全人关怀"，包括自我关怀、社会关系、机构支持和环境友好四大板块，整体关注生命历程，全面平衡当下，充分注重个体化。

　　神经性厌食是一种严重的精神疾病，其特征是饥饿和营养不良，共存的精神类疾病发病率高，治疗阻力大，并且存在并发症和自杀导致的高死亡风险。通常发病在青春期或青年期。全球发病率正在上升，特别是在亚洲和中东。发病因素呈现家族聚集性和心理风险因素包括完美主义、认知僵化和儿童焦虑症。

　　在小文的神经性厌食的治疗案例中，各科多位临床医生从心理治疗、药物治疗、营养治疗三方面紧密结合，运用全人关怀视角，从身体、心理到社会支持全方位给予患儿关爱。心理科、消化科和营养科共同组成多学科团队，建立患儿、家属、医生、营养师之间的纽带，积极探索疾病因素，制订个体化治疗方案，长期随访治疗，最终改善患儿认知行为和身体状况。

（赵卓琦　洪　莉）

"曙光中'胰'路前行"

——多学科协作医疗模式

一、案例背景

夏天是一名13岁的女孩,1年前开始出现间断腹痛,程度不剧烈,并未引起重视,后疼痛频次增加。在当地医院完善检查示中度贫血,嗜酸性粒细胞比例明显增加,囊尾蚴 IgG 弱阳性,考虑寄生虫病。阿苯达唑治疗后夏天的症状并没有改善,反而出现了胸闷、呼吸困难,又转至省人民医院,胸腹部 CT 示胰腺密度不均、腹盆腔积液,左侧胸腔大量积液伴左肺膨胀不全,予胸腔闭式引流2周后症状改善。出院后不久夏天仍然感觉胸闷,并时时诉腹部不适,半年内体重减轻5千克,为进一步诊治辗转来到我院。我们给夏天复查了胸腹部 CT,发现左侧大量胸腔积液、胰管扩张、胰尾部假性囊肿,血液和胸腔积液中淀粉酶及脂肪酶均升高,随后的磁共振胰胆管成像(magnetic resonance cholangiopancreatography,MRCP)发现从胰腺假性囊肿延伸至胸膜腔的瘘管,最终诊断为慢性胰腺炎并胰腺胸膜瘘。

思考问题

1. 多学科协作的医疗模式对于难治性疾病为何如此重要?
2. "共享决策"模式的实施关键是什么?
3. 医生可以通过哪些方式践行公益?

二、案例分析

慢性胰腺炎合并胰腺胸膜瘘的治疗非常棘手,需要联合多学科进行治疗。

多学科协作模式是交叉、整合、集中、精准化、个体化的诊疗模式,也是生物—心理—社会医学模式的延伸,该理念旨在使传统的个体经验性诊疗模式转变为团队慎重、准确和合理的规范化诊疗模式。它以患儿为中心,以多学科为依托,最大限度地为患儿提供了合理、有效、便捷的医疗服务。对临床医务人员而言,多学科协作模式是整体专业水平的展现和知识深度和广度的延伸,对患儿及其家属而言,避免了往返就诊于各个科室之间的麻烦,可享受一站式的医疗服务,减少医疗费用,给医患双方带来了双赢的结果。

1. 多学科协作医疗模式的实施

夏天尽管被明确诊断为慢性胰腺炎并胰腺胸膜瘘,但治疗上仍然困难重重。我们先是对她进行了保守治疗,包括禁食、补液、抑制胰酶等。为了改善她的营养状态,我们邀请营养科为她定制了急性期的全肠外营养及病情缓解后的全肠内营养方案。由于大量胸腔积液已经影响了呼吸,在心胸外科的帮助下,我们成功安置了胸腔闭式引流管,引流出较多血性胸腔积液后夏天呼吸困难的症状得到明显改善。经保守治疗1周,她仍然持续有胸腔积液引出,并时有诉腹痛。以往儿童胆胰疾病通常需要外科手术干预,但手术创伤大,可能出现胰腺功能不全,部分患儿术后复发,面临二次手术,带给患儿及家属极大的痛苦及经济负担。为了给这类患儿提供更好的治疗方法,我们已通过医联体与成员医院联合开展经内镜逆行胰胆管造影术(endoscopic retrograde cholangiopancreatography, ERCP),为胆胰疾病儿童进行介入治疗的新尝试。事实也证明,这是一项为胆胰疾病患儿带来福音的成功尝试,但仍有极少数患儿出现 ERCP 术后胰腺炎。为了缓解他们的疼痛,我们还与中医科跨学科合作,外敷芒硝来帮助缓解疼痛。针对夏天的情况,我们计划对她进行 ERCP 介入治疗。

面临重大医疗决策时,传统的"家长式决策"即医务人员在不考虑患儿及其监护人观点的情况下直接做出决定,已逐渐被抛弃,取而代之的是"共享决策"(shared decision making, SDM),即一种患儿或监护人与医务人员共同决定医疗和护理过程的新型医疗模式。SDM 模式包括 4 个关键的特征:① 至少医患双方共同参与,即患儿或监护人与医务人员;② 双方共享信息;③ 双方都知晓可选择的方案及其细节;④ 双方就决策达成一致。研究证实,SDM 可提高患儿对医疗护理的满意度,并增强治疗依从性。此外,高收入国家越来越多地将其纳入医疗保健政策和职业教育。换句话说,SDM 正在被引入医疗政策和专业教育,因为它在提高患儿对医疗护理的满意度和增强依从性方面的作用已经得到证实。

2. 家属参与共同决策和治疗

自夏天患病以来,爸爸妈妈带着她辗转多家医院,已经疲惫不堪,看着插着管子躺在病床上日益憔悴的宝贝女儿,他们每天都心疼不已,而当被告知我们计划为夏天进行 ERCP 治疗时,他们更是满怀疑惑、焦虑。通过深入交流才发现,他们并不明白为什么自己的女儿会患慢性胰腺炎这种"成人病",而且治疗这么多天也不见效,他们私下也打听到胰腺胸膜瘘要外科手术才能治疗,但我们不仅没有安排夏天去做外科手术,反而建议做一项从来都没有听过且有风险的内镜介入手术。为了解答他们的疑惑、缓解他们的心理顾虑,也让夏天更加了解自己的疾病,我们先是通过讲解图片、视频对他们进行了慢性胰腺炎、胰腺胸膜瘘和 ERCP 治疗的科普,也将我科既往经 ERCP 成功治疗儿童胆胰疾病的案例耐心给他们讲解,告知了 ERCP 治疗常见的并发症以及我们的应对措施。随后,我们邀请夏天以及她的爸爸妈妈共同参与到治疗方案的抉择中,我们不仅给出了 ERCP 治疗的方案,也提供了外科手术、内科保守治疗的备选方案,并帮助他们分析各种治疗方案的利弊。最终,夏天以及她的爸爸妈妈与我们达成一致,同意进行 ERCP 治疗。

3. 推动医学公益性的实践

希波克拉底说"医术是一切技术中最美和最高尚的",医学本来就具有公益性,而医生做公益是通过另一种方式治病救人。我国传统中医文化提倡医者"仁爱、济世、大医精诚",这体现了我国文化对医者的基本要求。医院公益性的内涵体现在医生在为患儿诊治时提供可及性、公平性、适宜性、保障质量和安全的医疗卫生服务,向外延展则包括义诊、支边、举行健康讲座、突发公共卫生事件救治、救济捐赠、帮助弱势群体等。

夏天来自偏远的山区,爸爸妈妈为了给她治病已经花费了所有的积蓄,为了做 ERCP 治疗又开始四处借钱。曾几何时,我们看到蹲在走廊和电梯里不断打电话筹钱的家属,都会感到力不从心,而现在我们与其他医院联合成立了患儿救助基金,有了这个基金,一方面给家属带去了经济方面的支持,另一方面也给患儿和家属送去了一份关怀、一份温暖、一种被关注和被保护的力量。这份基金就像一场及时雨,给这个平凡的家庭带来了生的希望,愁云满面的爸爸妈妈终于露出了久违的笑容。有了这份医疗助困基金的支持,夏天顺利完成了 ERCP 治疗,好转出院,出院后我们仍然对夏天进行着长期的随访。针对慢性胰腺炎患儿,我科形成了相对完善的慢病管理体系,对每位来我科进行 ERCP 手术的患儿都建立了非常完善的病史档案,有利于病情的跟踪。对于患儿出院后的管理,我们也为其提供保障,建立了线上交流群,由医生、护士为其解答病情和指导治疗,让他们相信医生和护士永远默默地守护在他们身边,为他们保驾护航、拔除荆棘,开辟出一条光明大道。

三、案例点评

医学模式从生物医学模式向现今的生物—心理—社会医学模式的转化,强烈地表现出医学对人文精神的渴求。著名卫生法学专家徐青松教授总结了医学人文精神的三要素,即人本、仁爱和公益。人本即以人为本,多学科综合诊疗的特点在于"以患儿为中心",根据每一个患儿的疾病特征制订个性化的治疗方案,团队合作不仅提高了医疗效率,也使医疗资源得到最大化利用。仁爱即仁者爱人,在医患沟通中要善于倾听,投入感情,具有同理心,良好的医患沟通增加了医患之间的信息交流和相互理解。而随着人们对医疗环境中儿童权利的认识和尊重日益提高,患儿的观点在医疗决策中变得越来越重要,鼓励患儿参与医疗决策,准确地向他们传达信息,并支持他们做出明智的决策,可以提高患儿对医护的满意度和依从性,增强患儿战胜疾病的信心。公益即人道主义,作为医护人员有责任,也有义务为更多的社会大众服务,以全面推进健康中国建设,为人民提供全方位、全周期健康服务。

(张佳瑜 邓朝晖)

"听见未来"

——极重度听力障碍患儿的温暖就医路

一、案例背景

6月5日,耳鼻咽喉科接诊了一名仅6月龄、名叫诺诺(化名)的外地患儿。陪同家属神色慌张、焦虑不安,自述诺诺出生以来,所做过的每一次听力检查结果均为未通过,根据患儿病情和诊疗常规,本次6月龄需要再次复查听力情况。家属内心有着诸多疑虑和担心:"诺诺完全听不见声音? 那岂不是聋哑人? 我们家里没有一个聋哑人啊,怎么小孩会这样子? 是什么原因造成的啊? 那长大后是不是也不会说话? 以后上学怎么办? 还能过正常人的生活吗?"此时,诺诺的爸妈已经声泪俱下,经过温情安抚后,家属情绪逐渐平稳。医生为患儿开具全面听力检查和耳科影像学检查,结果显示,患儿为先天性双耳极重度听力障碍。医生委婉地告知家属,经过长达2个小时的耐心沟通和讲解,家属接受了诺诺的病情,后续积极配合进行了人工耳蜗植入手术。在术后1周,患儿进行首次术后人工耳蜗开机,面对突如其来的陌生声音,患儿感到紧张、害怕。患儿慌张的哭声却唤起了家属久违的笑容,此刻,父母开心、激动、感恩,为听见未来希望之声落下了幸福的泪水。

思考问题

1. 开设"绿色就医通道",便捷患儿就医流程的考量是什么?

2. 如何有效告知"坏消息"?

3. 病情讲解和委婉告知的重要性体现在哪里? 如何做到委婉告知?

二、案例分析

1. 开设"绿色就医通道",便捷就医流程

为保证检查顺利性,耳鼻咽喉科听力中心的全面检查均为预约制,且检查前准备条件严格。患儿初次就诊,考虑到患儿为外地人员,住宿不便利,且患儿家属情绪处于消极状态,中心为该患儿额外增加检查名额,护士和检查技师都给予暖心医疗服务。护士耐心安抚患儿,使其能够顺利使用镇静药,从而促进患儿达到听力检查所需的深度睡眠状态。此外,护士全程陪护在检查床边,保证在意外发生之时能够第一时间做出处理。检查过程中,患儿多次存在苏醒状况,陪同家属在极度紧张的状态下并未能有效地安抚患儿入眠,家属多次想放弃检查,此时,护士如同母亲般安抚患儿。与此同时,在患儿条件并非特别良好的状态下,技师凭借丰富的临床经验,为患儿精确完成听力检查。检查完成之时,家属向技师和护士表示诚挚的感谢。全面的术前检查使耳蜗植入手术更加顺畅。

医—护—技的团队协作为患儿提供了满意的医疗服务,极大地方便了患儿的就医路。开设患儿"绿色就医通道"的主要考量在于:① 异地就医的患儿存在住宿和出行的不便利,与本地患儿相比,在一定程度上增加了就医难度和就医成本。本着"以人为本"的原则,我们医护力所能及地帮助,减少患儿的困难和成本,为本不富裕的家庭节省开支。② 相信医务工作者都不免遇到过患儿家属不配合、不理解、无端投诉的情况。在一些特殊情形下,患儿的情绪反应会增加医生的诊疗难度,对患儿温情照顾,在可行的情况下切实提供就医便捷,能够一定程度增进医患信任,缓解焦虑情绪,进而避免可能的医患纠纷,提升患儿及其家属的就诊满意度。

2. 检查结果"坏消息"的告知

完成听力检查后,患儿家属带着听力检查报告返回门诊,当医生看到检查结果时,内心也不由得为家属感到难过,听力结果显示患儿为极重度听力损失,诊断为"双耳极重度感音神经性耳聋"。与此同时,面对忧心忡忡却又急切希望知道检查结果的父母,如何让父母平静地接受结果成为一个难题。解读回单时,"迂回委婉"成为此次结果告知的关键。从询问家属,患儿在家里对声音是否有反应开启与家长的谈话,了解家长对听力障碍的了解程度、对于听力障碍人群的态度,与家长深入交流,并建立信任。

例如,询问家长是否见过听障人士,如何看待听障人群,是否看过央视的《千手观音》节目,觉得他们的生活和我们有什么不一样,是否知道什么样的人群为

听障人群，如果我们有听障的情况会怎么办，觉得我们老了之后耳背了算不算听障，从而使家长在思考中慢慢接受患儿的听力测试结果。此时，当家长主动思考和参与进来后，就会不由自主地将自己带入听障环境中，在有心理准备的情况下，接受这样的听障结果变得相对容易，减少情绪崩溃情况的发生。

通过解读回单报告前的思考讨论，医生能够更加充分地了解患儿和家长的想法，也为接下来的"坏消息"告知进行心理准备。相关问题的思考和讨论能够让患儿家属更加全面地了解患儿的病情和社会状态。同时，我们老了之后的听力下降，也是听力障碍的一部分，家属会认识到，听力障碍问题并不可怕，他们亦非另类，从而减少患儿家属的担忧和排斥心理。医生应帮助患儿家长认识到听力障碍患儿的社会生活状态和社会成就，从而降低家属消极情绪，看到未来的希望，引导家属积极向上的心理建设和自信心。如果直接告诉家属"坏消息"，极其容易造成家属崩溃情绪的发生，从而在此状态下，家属无法积极配合医生对患儿的治疗，并且容易陷入自我怀疑和自我审视，严重者会放弃患儿。医生冷静但不冷漠，温暖的不仅是就医环境，更是人心，救赎的不仅是疾病，更是希望。人文关怀，至关重要。

3. 耐心讲解病情和告知干预手段

当患儿家属开始接受患儿检查结果时，我们再细心为家属讲解患儿检查报告：每一根曲线代表什么意思，患儿的结果属于哪一级别的听力损失，不同级别的听力损失分别有什么干预方法，是否可以使用人工耳蜗植入手术干预。人工耳蜗是现代医学的重要成果之一，是目前国际公认的能使双侧重度或极重度感音神经性耳聋患儿重获听力的唯一有效装置。1982 年至 2010 年初，全球有十几万聋人使用了人工耳蜗，其中半数以上是儿童。人工耳蜗植入在我国开展始于 1995 年，现在人工耳蜗植入术的技术水平已较为成熟，科技的不断进步让耳聋患儿及家属对人工耳蜗有了更进一步的了解，也多了一种选择人生的机会。医生耐心全面的讲解，让家属清楚认识到自己患儿的病情，知晓目前有着成熟稳定的手术植入技术，能够建立强化家属的信心，并且能促进医患之间的信任，加强家长和医生的配合。

医生与重症患儿的沟通首先要面对"告知坏消息"的挑战，坏消息是一种消极的应激源，它会将患儿带入严重的创伤应激和角色混乱状态，进而产生更严重的健康损伤。为此，医生需要克服来自多方面的告知障碍，稳妥地将坏消息传达给患儿或患儿家属，并在此基础上建立治疗同盟。坏消息的告知策略包括以下几个方面。

（1）建立关系。

（2）做好患儿和患儿家属管理。

（3）采用渐进的阶梯式告知。

（4）做好治疗过程告知。

（5）了解患儿和家属的想法，接受他们的担忧。

（6）恰当地表达同情与安慰。

（7）给予切合实际的希望。

（8）提供支持，建立治疗同盟。

4. 缓解经济困难，开展爱心帮困项目

人工耳蜗手术患儿的治疗费用和术后康复费用对于该患儿家庭而言宛如天文数字，对该患儿家庭造成重大压力。家属在面对高额费用时再一次陷入两难的地步，再次想要放弃治疗。根据以往此类患儿的相关经验，经查询，该患儿符合本院基金救助项目条件，医生向家属讲解并指导家属准备申请材料，通过"临床—护理—患儿—社工"多团队的积极配合，患儿获得经济援助。患儿如期完成人工耳蜗植入手术，手术顺利，术后1周耳蜗开机。开机那天，诺诺第一次听见外界如此陌生的声音，害怕，慌张，紧接着哇哇大哭。患儿可以听见声音了，久违的笑容此刻在父母脸上绽放，患儿听见了声音，父母听见了希望。

5. 耳聋患儿的家庭支持

（1）多与家属进行交流，把解决家属的心理问题放在首位，同时详细讲解人工耳蜗知识，结合成功案例，通过图片、短视频等途径让家属对人工耳蜗的功能、植入方法、康复效果及安全性有全面的了解，同时让家属知道耳蜗术后可享受耳蜗植入体的终身质保，减轻家属对经济上的后顾之忧。家属的心理负担有效减轻后，才能更好地配合医护人员参与到对患儿的护理过程中来。

（2）病房主色调鲜艳，装饰以卡通图案为主，营造出家的氛围。入院后护士就带患儿参观病房、病区环境，准备玩具及游乐室，带其玩耍、游戏，在游戏过程中调动患儿主观能动性，经常鼓励及表扬，增强自信心。

（3）请资深的语训老师教导医护人员基本的语训知识与技能，方便与患儿进行交流，耐心倾听他们的心声。

（4）要保障小月龄患儿的安全，床边安装好围挡，尖角处使用柔软的角贴防止撞伤，加强家属的健康宣教及安全防范意识。在治疗过程中，护理人员要留意患儿及家属的心理、经济及家庭等问题的变化，最大限度地帮助患儿，从而减轻他们的压力，树立恢复听力治疗的信心。在医疗和护理的过程中，每一个细节都应体现对耳聋患儿及家属细致入微的关心，使他们舒心，把人文关怀做得更好。

三、案例点评

医疗讲究"以人为本"，这是人文关怀的核心。医护人员在接诊患儿的过程中，多学科的团队合作让诊疗流程更加顺畅。面对耳聋患儿及家属这一特殊群体应给予更多的关心、照护，更多心灵上的慰藉。

长期处于无声环境的患儿及其家属都背着沉重的包袱，它来自社会、家庭、经济、心理等多方面。而要改变耳聋患儿的命运需要经济上巨大的支出，并承担手术带来的心理压力，以及手术后患儿对于人工耳蜗的接受程度，这些心理负担和压力的承受者不仅仅是患儿，从某种意义上来说更是家属，所以人文关怀的对象不仅是患儿也包括家属。

（陈　洁　方旭华）

为"小 A"们撑起保护伞

——发育行为儿科学中的人文关怀

一、案例背景

杨杨(化名)是一名小学三年级的学生。从幼儿园开始就是出名的调皮鬼,经常爱搞一些恶作剧,上小学也没改掉陋习,上课不专心,下课就撒泼,学习要用鞭子抽,好吃又贪玩儿,出门就闯祸,脑细胞直直的,昨天犯的错今天就忘了。《家校练习册》上天天被写红字,告状电话响不停,每天作业做到晚上十一点,体育课上打打闹闹经常把人弄伤,学习成绩差,而且上课还影响其他同学,同学家长直接到班主任那里要求不要跟他同桌。回到家里也是天天看不到好脸色,好像这世界上所有人都在讨厌他,杨杨也因此变得非常自卑。2 年前,爸爸妈妈带杨杨来到医院发育行为儿科就诊。医生从父母处了解杨杨在家、在校情况和老师提供的信息,对杨杨的智力、行为、情绪等进行相关的测试和分析。综合病史和检查结果,杨杨被诊断为注意缺陷多动障碍(attention deficit hyperactivity disorder, ADHD),简称多动症,自此开始了长达 2 年的随访。

思考问题

1. 发育行为儿科疾病的诊治遵循生物—心理—社会模式,在对患儿的长期随访过程中,发育行为儿科医生应当承担哪些角色,发挥哪些作用?

2. 在 ADHD 诊治中医教结合为何显得重要? 如何真正有效实现医教结合?

3. 在新的医学模式下,发育行为儿科医生如何发挥创新精神,探索全新的干预方法,让 ADHD 儿童和家庭从中获益?

二、案例分析

1. 隔着处方笺的一路陪伴，彰显人文关怀的温暖力量

杨杨明确诊断后，开启了长达两年的随访之路。医生采取了一系列治疗，包括建议父母参加父母培训小组、药物治疗、行为矫正，以及建议家长加强与教师的联系，取得教师的支持和帮助。三年级学业的难度大幅提升，杨杨又出现了明显的焦虑情绪。医生加用了调整情绪的药物，鼓励杨杨参加兴趣班。每次父母来代配药时，医生都会在处方笺上写下鼓励的话语，并让父母将这份鼓励转交给杨杨——"开学了，保持期末考试的干劲，期待你更大的变化！""好好跳舞、唱歌，这是你的优势！""学习控制情绪，跳舞还有再提升的空间，加油！"在一张张特殊的"行为处方"的陪伴和激励下，杨杨在一点点改变，在艺术舞台上也找到了另一个自我，获得了非常多的荣誉，变得更加自信和阳光。

发育行为儿科学是顺应医学模式从生物医学模式转变为生物—心理—社会模式而逐步发展起来的儿科学分支，其学术的核心是儿童的发育和行为，着重关注在发育过程中出现的与发育相关的器官系统疾病以及心理问题、社会和学习能力问题。ADHD 是一种童年时期发病，症状一直持续到青春期甚至成年的慢性疾病，在不同的年龄阶段，可能合并不同的问题，因此对 ADHD 患儿的管理是一个长期的过程。这要求发育行为儿科医生必须广泛关注环境、关注社会、关注人的心理并具有良好的人文素质。不能说陪伴和鼓励一定能治愈患儿的心，但要让爱成为沟通的桥梁，尽力使这些患儿现有的功能发挥到最大，让他们不要错过教育和成功的机会，让他们长出能抵御生活中各种风雨的"翅膀"。

2. 医教结合，整合力量，促进儿童全面发展

在长达两年的随访过程中，杨杨的父母在医生建议下与老师取得了密切的配合，老师定期反馈杨杨在学校的表现情况，医生以此作为依据合理用药，及时调整药物剂量，家校医联动，使杨杨得到全方位的关注，潜能得以最大限度发挥。当杨杨出现焦虑情绪时，医生又及时联系了学校的心理老师，在药物治疗的同时，定期对杨杨进行心理疏导。

医教结合是指医生和教师通力协作，在疾病的评估、诊断、治疗和预防中共同发挥作用。从广义上看，医教结合是生命科学和教育实践相结合，将家庭养育、学校教育、医学干预等各个方面相互整合，利用药物治疗、综合康复、多重干预等手段，帮助患儿健康快乐地成长。ADHD 的疾病管理中需要医教结合，在临床评估阶段，医生需要结合教师的意见；在治疗阶段，家长和教师需要提供咨

询,在专业人士的指导下进行干预。医教结合提供了一个合作的平台,使得ADHD儿童能够得到全方位的共同关注和综合干预。

教育是医教结合的纽带,医生和教师都可以担当教育的责任。其实许多发育行为儿科的疾病都需要教育的支持,这是一种和谐的教育,使得儿科医生走出象牙塔,分享自己的专业知识,把儿童疾病的可行性筛查和治疗措施交到教师和家长手中,并取得教师和家长的积极支持和帮助,这样才能对儿童的发育和行为疾病显现医学和教育优势互补的叠加,最终改善儿童的生命质量。

3. 医体结合,探索创新,量身定制特别的治疗方案

暑假期间,医生与专业体育学院的老师们联手,开创性地为ADHD患儿们量身定制了"运动夏令营",开发了有较多注意分配的运动。对于ADHD儿童,运动的作用与药物治疗ADHD的原理类似,可以调节多巴胺、去甲肾上腺素、5-羟色胺等神经递质的水平,从而改善注意力和多动冲动行为。

杨杨的父亲分享了杨杨在夏令营期间的变化。第一周,启动困难有了明显改善,杨杨变得任何事情都会立即去做,丝毫不拖沓。第二周,杨杨突然自己用笔写下了今日待办事项,并且坐地铁时会提前一站做好下车准备,还提醒下一站要下车了。第三周,杨杨给自己定了日运动计划:跳绳600个,原地跑步1 000米,平板支撑和开合跳2~4组,并且都是自发完成,不用家长催促。

ADHD的危害,体现在以"学习困难、退学率高"为代表的学习功能受损,以"亲子关系差"为代表的家庭功能受损,以"伙伴关系差、自卑"为代表的社交功能受损。ADHD的治疗需要长期的管理和干预,包括药物和非药物的综合干预。行为矫正、有氧运动等越来越多地被证实对改善ADHD患儿的功能损害有效果。科学的运动不仅可以改善ADHD的核心症状,还能有效减少抑郁、焦虑等共病。经过运动干预后,ADHD儿童的注意缺陷改善,执行功能增强,社会适应能力也提高,由此形成正向的良性循环。在传统治疗模式下,医生应当积极探索尝试有循证依据的治疗方案,提高儿童的生命质量。

目前,杨杨成绩逐步上升,不再是两年前那个处处被批评的调皮鬼了,变得更加自信阳光。最近一次就诊,杨杨带来了自己写的一篇感想——《我的成长经历》,记录了自己的成长蜕变过程。

"那些事都发生在两年前。三年级暑假,爸爸妈妈把我带到了这里接受治疗,我的信心突然之间恢复了。原来有那么多的小朋友和我一样,我从自卑当中看到了一丝光芒和一丝希望。在一次次的谈话治疗中,我改正了一个又一个缺

点,结交了一个又一个朋友。看到我的进步,老师也对我恢复了信心,赞扬声多了,与我玩耍的同学多了,我上课回答问题的次数多了……在我的逐步改进下,学习成绩也在不断提高,现在我的成绩已从班级的倒数变成了名列前茅。"

三、案例点评

发育行为儿科学是顺应医学模式从生物医学模式转变为生物—心理—社会模式而逐步发展起来的儿科学分支。发育行为儿科疾病的治疗摒弃了以往只强调生物学因素的片面观念,追求的不仅是躯体上没有疾病,还包括精神和心理状态良好以及功能的完好;现代教育理念注重以人为本、全面发展,和医学上的人文关怀不谋而合,也正是在这个背景下提出了医教结合的观点。

ADHD 是发育行为儿科中典型的慢性疾病,对 ADHD 患儿的管理是一个长期的过程。在这一过程中,发育行为儿科医生应当成为提供不间断支持的陪伴者,建立家长、学校、医生之间的纽带,并且积极探索、创新干预方法,尽力发挥 ADHD 患儿的潜能,实现 ADHD 患儿的全面发展。

(金志娟)

第七章
儿童青少年权利保护

尊重、有利、不伤害、公正

——医学伦理在儿科临床研究方面的应用

一、案例背景

患儿王思思（化名）患有特应性皮炎。一到夏天，她就会全身瘙痒，即使在空调环境下不出汗仍会瘙痒明显，严重时甚至影响睡眠。思思今年7岁，她与特应性皮炎的战斗也持续了7年。据思思母亲回忆，思思父亲有过敏性鼻炎病史，属于特应性体质，母亲无过敏症状，思思出生后2个月就出现了面部的红斑、丘疹，还时常出现干燥脱屑。思思到医院就诊，当时即诊断为特应性皮炎，使用医生处方用药后，思思的特应性皮炎得到了明显的缓解，但停药后不久又反复出现皮疹症状。除了特应性皮炎以外，近3年她又相继被确诊过敏性鼻炎以及哮喘，日常生活、学习、运动、饮食、社交等诸多方面受到了影响。

由于化纤等材质一接触皮肤就容易瘙痒，思思的衣服全是精挑细选的全棉材质；了解到特应性疾病的发生可能和摄入的食物相关后，家长给思思的饮食设定了很多限制，比如易致敏食物不能轻易接触，这其中也包括了高蛋白质食物，导致思思必要营养摄入不足而体型较同龄儿童更为瘦小；此外，特应性皮炎引起剧烈的瘙痒症状，尤其容易在晚间发生，影响了思思的睡眠，导致其日间因疲劳注意力不集中，影响了学习专注度，瘙痒症状也使她心情烦躁。为此，在多次就诊且过敏源检查提示思思对屋尘螨/粉尘螨以及树花粉过敏强阳性（即重度过敏）后，医生建议可以试试粉尘螨脱敏治疗。2年的脱敏治疗虽然漫长，但功夫不负有心人，持续性的粉尘螨低刺激有效地降低了思思对尘螨的敏感度，复测的过敏源结果也有所缓解。

思考问题

1. 这项临床研究提出的出发点是什么?

2. 这项研究要考虑哪些关键问题?

3. 医学伦理为何要参与儿科临床诊疗?

二、案例分析

1. 预防为主的医疗保健更加重要

儿童特应性皮炎也被称为异位性皮炎,是一种最常见的慢性反复发作的炎症性皮肤病,以皮肤干燥、剧烈瘙痒和湿疹样损害为主要特征,且病情反复发作,较难治疗。儿童特应性皮炎的病因是非常复杂的,一般与遗传、免疫、环境等多因素相关。儿童特应性皮炎目前尚无完全治愈的有效疗法,但可通过规范治疗,缓解或消除临床症状,进而提高患儿的生活质量。那么,能否在已经明确有特应性疾病病史的遗传背景下,早期干预预防特应性疾病的发生,将后期的治疗提前到早期进行预防,减少对患儿以后生活质量的影响呢? 对婴幼儿来说,预防为主的医疗卫生保健非常重要。但什么时候干预? 如何进行干预? 这是尚未明确的诊疗难题。是否可以在出生早期即新生儿期就进行用药干预? 在出生早期用药是否可以明显降低其特应性疾病的发病风险? 新生儿的肝肾功能发育尚未健全,过早的药物干预在用药安全方面是否可行? 如何确定新生儿用药的必要性和安全性? 国内外目前尚未建立明确的指南或标准,日常诊疗很大程度上依靠医师的主观经验性判断或评估。

2. 从保护儿童的角度来审视研究方式

考虑到特应性皮炎是一种慢性炎症性皮肤病,好发于儿童,大多于婴儿期发病,在儿童后期往往易伴发其他特应性疾病,包括过敏性哮喘和过敏性鼻炎,严重影响患儿身心健康和家庭生活质量。为寻找有效的特应性皮炎预防策略,临床医师发起了一项婴儿早期尘螨口服免疫治疗预防或推迟过敏进程发展的临床研究,并提交医院伦理委员会伦理审查。

医院伦理委员会审查发现,研究所用的尘螨滴剂为上市药物,药品说明书提示的适应证为特应性皮炎治疗,适应人群为4周岁以上的儿童。伦理委员会认为这项研究者发起的临床研究为超说明书用药的探索性研究,一是超适应证用药,研究选择的受试者为预测具有该类疾病特应性体征(预测高风险人群)的新生儿,目的是探索药物对该类疾病的预防作用,而药品说明书没有该年龄段婴儿使用安全性、有效性的证据，及预防使用的相关临床证据，在缺乏成人和(或)较大龄儿童预防使用有效性、安全性临床证据的情况下，选择预测高风险人群的新生儿进行预防作用研究，可能使新生儿置于不可预测的研究风险之中；二是超适应人群用药，通常应有较充分文献资料、动物实验及相关临床研究依据支持，选择儿童作为受试者应有成人相关临床研究依据(如果适当)，必要时应有幼龄动物实验数据，而选择新生儿通常还应有较大龄儿童临床研究依据。因此，医院伦理委员会的审查意见是要求研究负责人补充资料，以充分证据证明以 0～7 天新生儿为研究受试者的伦理合理性，以及风险最小化措施。

3. 医学伦理参与儿科临床诊疗的重要性

本案例涉及超说明书用药。超说明书用药的本质是试验性临床治疗，试验性临床治疗是临床医师针对某一类病例或特定个例所采用的探索性临床治疗，或为了明确诊断，或为了提高疗效，其中包括扩大或改变适应证、改变剂量、改变剂型、改变给药途径等。为探索医学科学规律、积累医学知识、推动临床诊疗发展，相当一部分临床医师在实施试验性临床治疗时会开展研究者发起的临床研究，本案例就是一项研究者发起的临床研究。儿童这一群体的特殊性，决定了儿科超说明书用药可造福患儿，但也存在着很大的风险。在儿科超说明书用药的试验性临床治疗和临床研究中需要权衡可能的风险与预期的受益，既要让患儿得到合理的药物治疗，又要避免超说明书用药的潜在风险，因此儿科医务人员需要掌握医学伦理学基本原则、医学伦理规范要求，提高临床诊疗和临床研究中伦理问题的识别能力、处理能力，医学伦理的参与尤为重要。

儿童不同于成人，处于连续不断的生长发育过程，不同年龄期的儿童在生理、病理、心理方面差异很大，医学伦理参与儿科临床诊疗和临床研究主要涉及医患沟通和儿童特殊保护两个方面。

在医患沟通方面，通过开展医学人文和医学伦理培训，增强儿科医务人员从事儿科医疗服务的使命感，始终秉承患者至上的职业精神，在临床诊疗和临床研究中坚守人文情怀和遵循尊重、有利、不伤害、公正的医学伦理原则，把患儿的利益放在首位，选择使患儿的痛苦最小、耗费最少、效果最好、安全度最高的诊疗措施，并尊重患儿及其父母或监护人的自主权；提升儿科医师的沟通技能和共情能力，在医患沟通中以一种平和的心态管理好自己的情绪和表情，发自内心地表达对患儿的共情、同理心、关爱，传达出对生命的敬重，以良好的行为、语言、作风，增强患儿的信任感、依赖感，取得患儿父母或监护人的信任。

　　在儿童特殊保护方面,通过伦理委员会,建立完善的儿童患者特殊保护体系。一是伦理委员会依据相关法规规定、医学伦理原则对涉及儿童的医学研究、新技术临床应用等进行伦理审查,并对已批准的临床研究或开展的新技术临床应用进行持续跟踪管理。二是伦理委员会基于医学伦理原则对临床诊疗或技术进行充分风险受益评估,为陷入临床决策困境的诊疗技术提出医学伦理咨询意见或建议。三是伦理委员会遵循儿童受试者的安全和健康放在优先地位的原则,建立儿童受试者保护的操作规程,基于儿童受试者利益最大化的原则,从研究目的、研究背景、方案设计、质量控制和质量保证、儿童受试者保护、风险受益评估、隐私保护、知情同意等方面对涉及儿童的临床研究项目、新技术临床应用项目、临床诊疗方案等进行客观评估,提出有效的风险控制措施建议,避免儿童被置于不必要的风险之中,尊重儿童的意愿,在儿童发育和智力程度允许范围内取得儿童的赞同。

　　三、案例点评

　　医疗行业的特殊性和医学本身技术发展过程中的局限性,使医疗风险无处不在。除本案例提及的超说明书用药外,新技术的临床应用、诊疗方案的制订等都需要儿科医师在较短的时间内充分认识医疗风险与受益的关系,并做出有利于患儿的最佳选择。

　　但在具体的临床诊疗实践中,会出现很多令临床医师陷入两难选择的困境。此外,儿科临床诊疗不仅仅是技术实现的过程,儿科医师面对的是无行为能力或限制行为能力的儿童和他们的父母或监护人,需要通过不断沟通与交流来获取患儿有限认知范围内和父母的信任与支持。儿科被称为"哑科",一方面,儿童患者的认知能力和语言表达能力都在成长成熟过程中,使其与儿科医师无法有效或无法完全有效沟通,另一方面,儿童就诊过程中的医患沟通常以与父母沟通为主,父母对患儿的关注容易导致其过度担忧或焦虑,继而降低其对沟通信息的理解认同。上述这些都给儿科临床诊疗带来不少难题,同时也更加需要儿科医务人员熟练掌握和运用医学伦理知识。

(奚益群　钱秋芳　唐　燕　华圣元)

"希希的困境"

——儿童青少年自我伤害的评估与干预

一、案例背景

一日深夜,15 岁的女孩希希(化名)由母亲陪同来到医院急诊。希希有呕吐、胸闷、头晕、咽痛的症状,她说几小时前因为考试压力睡不着觉,便吃了几颗奶奶的安眠药,不料出现了明显的不适症状,幸好母亲听见了希希的呻吟声,才赶紧送医。医生为希希查体的时候,发现她的小臂上有好几处陈旧的平行伤痕。医生问起希希服药的数量和伤痕的由来,希希的反应支支吾吾。为了安全起见,医生给希希洗了胃,并嘱咐在急诊过夜观察。医生担心的是,希希这次服药的理由也许不像"睡不着觉"这么简单,很可能是有意地过度服药,构成了自我伤害。

思考问题

1. 患儿的主诉症状和体格检查中有哪些异常可能是自我伤害的风险信号?

2. 为什么医务工作者需要关注儿童青少年的自我伤害? 自我伤害行为有哪些危害?

3. 当医生怀疑患儿有自我伤害风险时,应当注意哪些沟通原则?

4. 除了生理症状的处理外,在心理健康层面,医生如何为患儿和家长提供进一步的建议?

二、案例分析

1. 自我伤害的风险信号

自我伤害是指任何有意让自己受伤的行为,常见的类型包括有意割伤、烫伤自己的身体,或者过量服用药物。其中,割伤的位置多在手臂、大腿等日常能够被衣物遮盖的部位,常以平行伤痕出现。本案例中虽然希希表示服药的目的是助眠,但不能告知服药数量,以及出现了过度服药后的药物中毒现象,则不能排除服药具有自我伤害的意图。

2. 自我伤害的危害

心理学角度一般认为自我伤害是一种个体应对压力的方式。该行动本身具有多重目的,其中最常见的目的是缓解强烈的负面情绪,其他目的包括:消除情绪障碍带来的麻木感受,或是对他人施加影响。大部分自我伤害行为并不伴有自杀的意图,而是一种让自己不至于做出自杀行为的自我保护,但也有部分的自我伤害者想要尝试结束自己的生命。不论哪种情况,自我伤害代表着儿童青少年存在社会心理层面的适应不良,而且这类行为并不能从根本上解决社会心理困扰,反而容易固化成为一种不健康的情绪和压力应对方式,让儿童青少年反复进入"情绪痛苦-情绪过载-惊慌-自我伤害-短暂缓解-羞耻内疚-情绪痛苦"的恶性循环中。如自我伤害行为没有得到及时的干预,有可能造成更为严重的社会心理困扰,甚至发展出确实的自杀意图和实际尝试。因此,尽早识别自我伤害的风险信号是重要的。

3. 自我伤害评估和干预中的沟通原则

洗胃以后,希希的症状有所缓解,看上去暂时脱离了危险。医生决定跟希希和妈妈多了解一些情况。留观室里的希希看上去情绪有点低落,当听到医生说"还想了解一些情况"的时候,希希显得十分紧张局促,低着头抠着指甲却不说话,偶尔抬头瞥向母亲。母亲有些责怪希希考试前夕发生了这个"意外",都不知道第二天能不能正常考试。医生看出希希的不自在,便问母亲是否可以先单独和希希聊一聊。

有一些人认为,与儿童青少年谈论自我伤害的话题是不好的,是表达对这种行为的鼓励。这其实是一个误区。对于青少年来说,出于心理健康问题和自我伤害的耻辱感,谈论自己的情绪困扰以及他们应对困扰做出的自我伤害行为是极其不易的。坦诚的讨论并不会鼓励青少年采取自我伤害的行为,反而能够让他们感到被尊重、倾听,并重新思考是否有更好的方式应对压力。

当医生与儿童青少年谈论这一话题时,应当注意以下原则:① 注重隐私的保护。医生应尽量在独立安静的空间内进行谈话,有时青少年会因家长在旁而不能坦诚表达自己的想法,可以请家长暂时回避。② 坦诚表达和询问。医生可以坦诚地告知患儿,自己观察到的一些情况使其担心患儿存在自我伤害的风险,表明需要进一步询问患儿一些问题。坦诚而不遮掩的态度是在向患儿发出对话的邀请。③ 表达同理,采取非批判的立场。尽管不赞同患儿采取自我伤害的行为,但在谈话的过程中,医生需要通过语言、语调、姿态传达同理而非批判。要记得许多采取自我伤害行为的儿童青少年曾在向他人诉说自己的内心困扰时被否认甚至责怪,这使本尝试寻求帮助的他们经历更多的孤单无助。同理和非批判的态度能够帮助患儿在谈话中安全地表达自己的真实情绪和想法,也在感受人倾听和关爱的过程中得到新的情绪体验。

母亲离开后,医生轻轻拉上了周围的帘子,让周围的环境尽量显得隐私一些,也将自己怀疑和担心的问题诚实地告诉了希希。他告诉希希,在很大的压力面前产生低落的情绪很正常,这些都没有错,但也许了解了情况以后他可以帮助希希一起想到更好的办法来处理情绪。听到医生的语气温和,没有责怪她的意思,希希低着头说起了自己的困扰。在过去的一年内,希希在学校里遭到同学孤立,让她的情绪越来越低落。她对照着网络上对于"抑郁症"描述,觉得自己符合好几条。希希曾几次向父母表达过自己想看心理医生,却遭到了父母的不解和责怪。他们说,情绪不好都是因为希希"遇到问题不够坚强",还让她不要向其他人去透露自己的情绪状态。情绪困扰并没有因为避而不谈而有任何好转,每当强烈的负面情绪让她无法忍受,希希就拿刀片在自己的手臂上划,皮肤的疼痛似乎可以暂时让她平静下来。最近的两周,希希因为准备期末考试倍感压力,她希望专心备考,却常常感到全身疲惫、精神不能集中,备考也很不顺利。这让希希本就低落的心情愈发沮丧、焦虑,似乎看不到任何希望。于是在考试来临的前夜,她找出了奶奶的安眠药,吞下了十几颗。

4. 自伤患儿的人文照顾要点

医生判断,希希目前的症状很可能符合重度抑郁障碍,需要更加全面地评估才能明确诊断。除了从安眠药的影响中恢复以外,希希还需用更长时间接受心理咨询或精神药物治疗,这个过程需要家庭的参与和支持。

有自我伤害行为的儿童青少年通常经历较为严重的抑郁、焦虑情绪困扰,心理健康问题的详细评估需要由专业人员进行,为患儿后续的治疗提供依据和指导。医生需要向患儿和家长说明进一步评估的必要性，并介绍医院哪些人员能够进行相关评估、他们会做什么。如医院内有临床心理科、精神科医师或医务社工，医生可以发起会诊或转介；如院内没有这类专业人员，则需向患儿和家长介绍可以使用的院外资源，如精神专科医院等。

要注意的是，不同的患儿和家长对心理健康方面的评估或就医的接纳程度不同，这与社会环境中对心理健康问题的污名化有关。医生在给予建议的时候应留意患儿和家长的接纳程度，及时澄清误解，帮助他们对评估的重要性有合理的认知。

医生耐心地向希希和母亲解释了自己的判断，母亲既内疚又困惑："如果我们早一点带孩子看心理医生就好了。"医生将希希转介给了医务社工，并告知他们医务社工将在第二天来进行更为详细的评估，降低患儿出院后的自我伤害风险，并帮助他们了解出院后可以寻求的心理健康相关服务。

三、案例点评

儿童青少年的情绪调节能力受到其大脑发育阶段的影响，通常心理学研究认为负责情绪调节的大脑前额叶在 20～25 岁时才能发展完成，在此之前青少年虽然能够感知情绪，但可能尚未发展出有效的情绪调节策略，对特定行为的后果认知也受到限制。这便是青少年容易采取自我伤害行为来应对环境压力和自身负面情绪的原因。

因患儿所需的治疗不同，医生与患儿接触的时间长短不一，通常局限在患儿就诊或住院的时间内。如果把目标设定在帮助青少年完全恢复心理健康，以此摆脱自我伤害的风险，是不切实际的，因为心理的成长和改变通常需要一段较为漫长的时间。但即便医生只有一次的机会接触自我伤害的患儿，也可以把握有限的机会带来许多积极的影响，这很可能就是患儿和家庭开始改变的起点。

儿童青少年的成长是生理、心理、环境因素彼此交融作用的复杂过程，社会心理发展尚未完全成熟的群体对于自身和周围事物的感知和认识日渐丰富，因此也难免面临多重压力。而对压力的适应不良则会给儿童青少年带来社会心理困扰，严重的情况下可发展出不同类型和程度的自我伤害行为，甚至可能伴随自杀意图。

在医疗场域中，儿童和青少年的自我伤害评估和干预需要不同学科的配合，医生作为与患儿接触最早的专业人员之一，应当具备相关的敏感度，尽早发现风险信号，掌握恰当的沟通原则，提供专业建议，并联合其他社会心理方面的专业工作者共同给予及时的帮助。

（陈京之）

让荆棘路不再漫长

——创伤儿童关怀救助

一、案例背景

宁宁(化名)今年10岁,母亲和继父皆为外来务工人员。某天凌晨,继父与母亲在家发生争吵并动手,宁宁帮母亲时与继父发生冲突,被继父用榔头敲击头部。宁宁逃出家门至姨母家求救。姨母一家报警并带其前往医院就医。经查,宁宁颅骨多处断裂、凹陷性骨折,深度超过1厘米,若不妥善处理,未来有可能引起继发性癫痫。同时姨母一家去宁宁住处寻找其母亲及继父,结果除激烈打斗痕迹外两人皆不知所终,姨母一家就宁宁母亲失踪一事一同向警方报警,后警方通报在某郊外小树林内宁宁母亲与继父已双双身亡。

思考问题

1. 当接诊疑似遭受家暴或虐待的儿童青少年时,我们怎样做才不会造成他们更大的痛苦?

2. 面对突发性丧亲的儿童时,我们如何协助儿童和其家人共同处理哀伤?

3. 当儿童遭受创伤事件后,我们可以通过怎样的方式来帮助家庭提升抗逆力,实现"创伤后成长"?

二、案例分析

1. 疑似遭受家暴或虐待儿童的沟通与干预

当接诊疑似遭受家暴或虐待的儿童青少年时,医务人员应该:① 创造让儿童感觉安全与舒适的环境氛围;② 牢记无论儿童受虐程度有多严重,他们在许多方面依然有健康、正常的一面;③ 没有谁会比自己更了解自我感受,儿童也是如此,询问儿童对目前的状况有什么需要或想法;④ 允许儿童叙述事件并表达他们对此的感受。

经过几个小时的紧张手术,宁宁暂时转危为安,转至 ICU 进行进一步治疗和观察。第二天在充分了解相关背景后,医务社工跟随主治医生前往重症医学科进行探访。当医生对宁宁进行常规检查时,宁宁表现出情绪反抗并出言"讨厌死了,滚开"。社工在一旁给予抚触,与医护合作对彼此身份进行自我介绍,共同说明现阶段宁宁所处病房环境、已经接受的治疗和将要进行的相关检查,在同一时间内表达多种不同的关心。在随后阶段的探访中,当宁宁保持沉默时,社工给予充足的同理与倾听支持,并采用澄清、对焦、摘要等引领性方式,引导宁宁叙述自我感受和身体需求,医护团队时刻保持镇定、平和、温暖的态度,促使宁宁情绪得到稳定,感受安全氛围。

2. 协助丧亲儿童和家人处理哀伤

与普通疾病丧亲者完成与亲人的临终道别并正常进入哀伤期不同,突发性丧亲因缺乏临终告别程序,丧亲者往往在还没有完成哀伤适应的情况下,被突然推入哀伤情境之中。突发丧亲所导致的创伤性哀伤会使儿童产生巨大的精神痛苦,进而可能罹患创伤后应激障碍或延长哀伤障碍,甚至引发抑郁、精神崩溃和自杀等风险,可引起成人后的人际关系问题。此时需要协助他们完成以下 4 项任务:① 帮助儿童及家人接受亲属已死亡的事实;② 体验哀伤反应;③ 适应没有该逝者的世界;④ 开始新的生活。

家庭遭遇重大创伤意外事件,特别是儿童的突发性丧亲,会导致家庭结构、家庭关系、家庭环境、家庭沟通和家庭生活质量等家庭功能都受到严重破坏。任何家庭结构的变化都会直接影响家庭功能作用的发挥,从而影响儿童的身心发展。在医疗场域中,儿童稳定的家庭功能有助于建立良好的医患关系,有助于提高治疗依从性。考虑到宁宁已遭受严重身心创伤,医务社工协调姨母一家召开家庭会议,讨论如何告知其母亲与继父均已离世的事实。运用专注、倾听、同理心、尊重、自我披露等会谈技巧照顾姨母一家的情绪,鼓励他们说出对事件的想法与感受,允许哭泣、表达悲伤、说出害怕。同时采用生态系统理论、认知行为理论等多次协助姨母一家与宁宁认识和察觉彼此的哀伤情绪,正视宁宁母亲非正常死亡带来的冲击,纠正他们自责、错误的理解,处理好消极情绪。强化家庭内部、外在朋辈群体间的支持系统,共同处理丧亲议题,促进正向改变。

3. 提升创伤后儿童的家庭抗逆力

抗逆力作为一种社会心理治疗的方法和工具,是指个体内在的弹性适应能力,寓意"创伤后成长"。当儿童遭遇创伤事件,不仅是儿童自己,整个家庭都会被笼罩在阴影之下,承受着来自生理、心理、社会的多方压力,此时促进提高家庭抗逆力显得尤为重要。帮助这类家庭提升抗逆力,我们要与他们一起:① 探讨家庭对现有问题的感受和信念;② 引导家庭成员表达内在情绪;③ 讨论未来生活方式可能发生的改变;④ 总结家庭有用的应对策略;⑤ 积极链接社会资源,协助家庭建立和维持支持网络;⑥ 引导家庭成员共同探讨如何让家庭"更美好"并尝试采取行动。

促进家庭抗逆力的一个重要因素就是家庭成员有能力维持家庭生活的正常运行,尽量保持一切如常。除了对儿童进行治疗外,我们还应对家庭成员进行社会心理健康治疗,帮助家庭发展适应和应对能力,进行合理的家庭分工和安排,建构"以家庭为中心"的照护策略。由于宁宁除了姨母外无其他亲属,此后将会与姨母一家长期生活,因此需要让姨母、姨父、表姐和宁宁都做好家庭成员增加,家庭生活方式改变的准备,面对未知未来,引导家庭成员分别表达自己的看法,一同罗列面临的问题是什么,是短期还是长期问题,优先解决目前的现实问题。

由于宁宁的情况对于这个从"临时"转为"正式"的家庭而言具有高度挑战,因此社工帮助家庭成员共同梳理目前所能依靠的社会支持性网络,如妇联、街道、派出所、学校等机构,寻求正规渠道支持,并分析家庭发展其他亲友同学等非正式社会支持网络的可行性。

因宁宁相关医疗费用较高,而所有费用目前均由姨母一家支付,故家庭经济可能面临困难。医生与姨母一家沟通宁宁病情时,详细解释了各环节大致的治疗费用,明确治疗的必要性,同时提供申请救助渠道,告知家属医院在某基金会内设有专项基金,根据宁宁的情况可以申请救助,避免这个暂不稳定的家庭因费用陷入更深的困难。社工一方面协助姨母一家办理申请基金的相关材料,并与基金会积极沟通,争取在可允许范围内让基金会给予最大限度的资助;另一方面,社工也同姨母一家一起查询了解当前医保报销政策,特别是异地就医治疗的报销流程,减轻家属在了解医保报销方面所花费的精力和时间。之后好消息传来,基金会在知晓宁宁的情况后,除了原本的资助额度外,还另积极寻找潜在资助方,为宁宁进行单独劝募。

1个月后宁宁出院,医务人员再次告知出院后需要关注的事项,叮嘱需定期复查,及时做相关康复。姨母一家向医务人员表达对住院期间获得帮助的感谢,他们表示虽然前路依旧面临重重困难,但只要保持热爱生活的信念,苦难虽不会立即结束,但相信生活通过努力可以变得更美好。

三、案例点评

像宁宁这样受伤入院的患儿背后原因复杂,可能是自己调皮捣蛋,可能是家长疏忽照看,也可能是遭受成人都会感到可怕的遭遇。医学是科学也是人学,再精湛高超的医疗技术也必须要以患儿和家庭配合为前提,而这类伤害不可能一次治疗就"药到病除"。医务人员要了解倾听每个儿童及其家庭的独特故事,并尽己所能提供一定帮助,降低这类创伤性丧失儿童在未来成长阶段中可能会有的后遗症效应。

在治疗因暴力事件入院的儿童时,医务人员初期应采取危机介入模式,先处理儿童因此事件带来的情绪压力。对大多数儿童来说,我们以尊重的态度与他们一起合作更有帮助。仔细倾听他们的想法,满足他们的需求,特别要强调医务人员不能带有自己的主观想法或对事件有预判性的看法。医务人员可以在同一时间内表达多种不同的关心,但不是漫无目的谈论,一定要以儿童本人为优先,接着才是创伤事件。

在处理儿童问题后要关注处理家庭的其他需求,医务人员的所有谈话都应采用简单易懂的非医疗术语,协助儿童及家庭形成对目前疾病和医疗环境的清晰认识,告知儿童的疾病进程及预后发展。医生可借助团队中医务社工等力量,通过支持性会谈,关心同理家属情绪,明确家庭成员对当前危机事件的看法,讨论家庭的应对方法,并对可能采取的决策做好心理准备。通过整合各类资源寻找可获得的情境支持,努力提升家庭抗逆力,逐渐度过危机。

(谢 一)

"你就是你,不一样的烟火"

——性发育异常的医患沟通及医学理论

一、案例背景

明明(化名),3 岁 6 个月,出生时产科医生发现明明的外生殖器外观和其他男孩不一样,阴茎特别小,双侧阴囊褶皱多。产科医生将明明外生殖器的异常如实告诉了他的父母,同时建议给明明做一个染色体检查,明确明明的染色体性别。但是父母心疼明明那么小就要抽血,并且认为明明大了阴茎自然会长大,因此没有采纳医生的建议。现在明明已经上幼儿园了,还要蹲着小便,因为站着小便会尿湿自己的裤子、鞋子。明明的父母意识到要带明明来医院看一看。儿童内分泌科医生给明明仔细进行了体格检查,发现他的阴茎特别小,长 1.5 cm,尿道开口位置不正常,尿道开口不是在龟头,而是在阴茎体远端。双侧阴囊发育也很差,有很多皱襞,双侧阴囊内并未触及睾丸。而在左侧腹股沟处触及到类似睾丸组织,质地稍硬,右侧腹股沟处未触及。医生诊断明明为性发育异常(disorder of sex development,DSD),随即给明明完善了相关检查,发现他的染色体嵌合(45,X[11]/46,XY[89]),确定为 45,X/46,XY DSD。超声检查提示双侧阴囊未见睾丸结构,左侧腹股沟上段见类睾丸样回声,右侧腹股沟未见睾丸样回声,盆腔见子宫样组织。

思考问题

1. 专科医生与患儿父母如何沟通,能够使他们更好地了解 DSD 诊断并减少面对 DSD 时的心理伤害?

2. 明明下一步性腺处理决策将如何制订? 在 DSD 治疗决策过程中需要遵

循哪些伦理准则?

3.明明存在染色体嵌合,其抚养性别将由谁来认定与分配? 性别分配过程中需要考虑哪些因素及需要注意什么?

二、案例分析

1.有效良好的疾病告知,建立医患相互信任

DSD是一类性染色体核型、性腺和外生殖器表型不一致的疾病,45,X/46,XY DSD是其中的一种类型。这种疾病较为罕见,患儿及家长往往对这种疾病认知度较低。鉴于儿童的理解力及认知情况,尝试向DSD患儿本人适度解释病情通常在4岁以后,需要使用适合不同年龄段儿童易懂的语言以及选择易理解的交流内容。本案例中的患儿小于4岁,所以医生选择与其父母沟通病情。为了尊重患儿的隐私,医生将患儿父母请至单独的接待室,主治医生同时正式介绍自己。医生坐在患儿家长面前,保持持续的眼神接触。在沟通过程中,医生要避免使用容易误解、带有歧视性含义的术语,比如雌性间体、男性假两性畸形、真两性畸形等。描述外生殖畸形时可以描述为"你的孩子生殖器看起来与其他男孩不同"或"你孩子生殖器的外观与儿童的常见外观不同"。医生可将DSD解释为儿童的一种自然变异导致其不能以生理特征对男女的性别进行划分。除需要注重使用合适的言语交流外,非语言交流如目光接触、手势、身体运动、面部表情和动作等也不容忽视。两者都是维持良好医患关系的关键。医患沟通过程中,认真、真诚、富有耐心非常重要,因为它可以给患儿及其家属传达温暖、同情、安慰和支持。医生应该避免出现烦躁等消极的面部表情。

针对患儿性腺存在于腹腔,内分泌科医生邀请了泌尿外科医生进行会诊。泌尿外科医生充分了解患儿病情后,做出的医疗决策是通过腹腔镜检查及性腺活检明确性腺类型。泌尿外科医生就患儿手术的必要性,手术方式选择依据,术中和术后可能出现的并发症及意外情况,手术时间安排等跟患儿父母做了详细的沟通与知情告知。

医患沟通结束后,需要给患儿父母留下充足的思考与接受时间,在这期间医生需要继续陪伴在患儿身边,以备患儿父母随时和医生沟通不确定或者存有疑惑的问题。良好的沟通有利于患儿及其家属充分了解病情,促进对医疗团队的信任,提高治疗依从性,保证医疗工作的顺利进行。

本次沟通中医生需要向患儿父母传递的信息包括：① DSD 是一类染色体核型、性腺表型以及性腺解剖结构不一致的疾病。② 患儿的诊断为 45，X/46，XY DSD，属于混合性性腺发育不良。③ 患儿右侧性腺可能存在于腹腔，需要通过腹腔镜进行检查。患儿染色体存在嵌合，需要对其性腺进行活检，明确性腺类型。④ 患儿需要完善相关性激素检查以及功能试验评估性腺功能。

患儿父母知晓明明的病情后，对内分泌科及泌尿外科医生提出的进一步检查方案表示充分知情并选择按医生计划进行。

2. 坚持儿童利益最大化，守护儿童更好地成长

DSD 患儿性腺处理等重要决策过程需要多学科团队（multi-disciplinary team，MDT）的参与。MDT 核心组成科室因 DSD 患儿的年龄、DSD 的类型及不同医疗机构而存在差异，但通常包括内分泌科、泌尿外科、妇科、遗传科、心理科及医学伦理委员会。MDT 应委派一名成员向患儿及家长传达治疗方案，以避免家属受到不同信息的干扰。

DSD 任何治疗措施的实行，首先考虑的是儿童的利益最大化，包括儿童短期和长期的生理和心理健康。MDT 对 DSD 决策过程中目前普遍遵循以下 6 条伦理准则：① 尽量减少影响儿童身体健康的风险因素（包括恶性肿瘤、骨质疏松症、肾上腺危象和尿路梗阻等）；② 减少儿童的心理社会不利影响；③ 尽可能保留生育潜力或生育能力；④ 尽可能保留或促进性生活满意度；⑤ 治疗上尽可能为将来保留选择余地（如性别转变、生育选择）；⑥ 尊重父母的意愿和信仰。

明明在腹腔镜下进行了双侧性腺活检术。腹腔镜下性腺活检发现左侧性腺位于腹股沟，为曲细精管组织；右侧性腺位于腹腔内，为条索状纤维组织，未见卵泡和曲细精管；腹腔内见子宫。相关激素检查以及功能试验提示患儿体内存在睾丸组织，睾丸间质细胞功能正常，但睾丸支持细胞功能低下。MDT 向明明父母沟通的治疗方案是明明右侧性腺位于腹腔内，为条索状发育不良性腺，发展为生殖细胞肿瘤的风险非常高，需要予以切除。左侧性腺位于腹股沟，为曲细精管组织，需要将性腺转移到可行自我检查和影像学检查的区域，以利于早期评估性腺肿瘤风险，左侧睾丸行下降固定术。

3. 性别认定以患儿为本，促进儿童社会性发展

DSD 患儿在性别认定时，需要 MDT 综合评估，同时重视患儿父母的意见以及患儿本人参与性别分配决策。MDT 综合评估要考虑性腺的位置、发生生殖细胞肿瘤的风险、外生殖器表型、青春期及之后的性腺功能、生育潜能、激素替代

情况、可能进行的手术方案等。此外,患儿的大脑性别也不能忽视,儿童本身有自我意识,可以决定自身性别,也就是"大脑性别"体现,通常在青春发育期或以后。因此如果患儿本人参与性别分配决策,在青春期前 DSD 儿童则需要作为"中性"来抚养。但是受到中国传统文化影响,考虑到 DSD 患儿的身心健康和社会适应,以及患儿父母的意愿,抚养性别的确定以及必要的生殖器手术通常在患儿年龄较小时完成。这时,对性腺的处理需要为将来可能的性别转变保留余地。

医生就明明何时进行性别认定与其父母进行了沟通,顾及明明的成长环境及社会适应,明明父母强烈要求尽早确定抚养性别及后期治疗。MDT 在保证儿童利益最大化的原则下,对明明的性别认定进行了综合评估,同时尊重明明父母的意愿,最终确定明明按男性抚养。下一步泌尿外科医生将为明明行尿道下裂成形术,让其可以和正常男孩一样站立排尿。遵循为患儿保留性别转变余地的原则,明明盆腔内无症状的子宫组织将予以保留,待后期其自我性别认同明确时,再予相应处理。MDT 还注重明明及其父母的心理建设,MDT 中的心理医生给予了明明父母心理疏导,也会对明明进行长期心理评估和引导。在社会支持层面,医生还应积极链接相关教育、经济等社会资源,开展社区健康教育与外展服务,对公众进行性健康教育,普及公众对性发育异常相关疾病的认知。

三、案例点评

DSD 患儿因外生殖器性别难辨,家庭往往陷入深深的焦虑和恐慌之中,内心敏感脆弱。患儿及其家长在这种心境之下,医生对患儿的共情既有利于促进信任关系的建立,又是建立良好医患沟通的关键。有效良好的医患沟通有利于患儿充分了解病情,缓解焦虑情绪,减轻心理负担,提高治疗依从性。

DSD 的综合治疗需要 MDT 密切配合,向儿童和家长提供准确充分且易于理解的医疗信息,支持儿童和家长参与医疗决策,处理因疾病所带来的焦虑、羞耻等情绪困扰,推动关注儿童权利保护与倡导儿童利益最大化,促进医疗团队与儿童家庭的合作,对于一些复杂的伦理议题组织伦理专家讨论。

多学科医疗团队应竭力保证患儿的连续性医疗照护,最大限度地减少患儿和家属的心理和身体创伤,提升生活质量,促进患儿的社会适应,帮助患儿顺利地回归家庭、学校和社区。同时,积极倡导 DSD 患儿与家庭的权利,推动接纳且友好的社会环境以消除疾病带来的歧视与污名化,促进患儿的社会参与和最佳发展。

(周莎莎 李 嫔)

第三篇

人文技能

第八章
普通疾病的医患沟通

让狼疮性肾炎孩子"破茧成蝶"

一、案例背景

15岁的妮妮（化名）因"双下肢水肿1周余"就诊，入院后经血液、尿液检查，临床诊断为系统性红斑狼疮、狼疮性肾炎，需要做肾穿刺检查明确肾脏病理，以便于明确疾病的严重程度和制订进一步的治疗方案。儿童系统性红斑狼疮累及肾脏的概率高，病情较成人严重，不仅对儿童的身体健康造成极大危害，而且长期的药物治疗特别是激素应用会影响儿童生长发育，导致肥胖、骨质疏松、严重感染等不良反应，从而影响儿童的学业和心理健康。这位既往活泼健康、学业优秀的孩子顿时失去了往日的笑容，也不愿意跟人交谈，就像蚕茧一样把自己紧紧地封闭起来。家长一下子搞不清具体情况，赶紧查百度，初步了解了疾病的严重性和复杂性，还听说治疗药物的应用会有很多严重不良反应，真是越查越害怕，对孩子的将来非常担心，一家人陷入极度痛苦与茫然之中。

思考问题

1. 如何通过换位思考的方式，帮助家长做出合理的决定？

2. 针对系统性红斑狼疮的患儿，应如何实施医患沟通？

3. 如何通过患患沟通的形式，提升人文关怀的成效？

二、案例分析

1.学会换位思考,帮助家长共同决策

换位思考是指人对人的一种心理体验过程,将心比心,设身处地,是达成理解不可缺少的心理机制。它客观上要求我们将自己的内心世界,如情感体验、思维方式等与对方联系起来,站在对方的立场上体验和思考问题,从而与对方在情感上得到沟通,为增进理解奠定基础。

医患双方之间应该是一种平等关系,但现实生活中确实可能存在医患双方的不平等性及医疗信息的不对称性问题,使得患儿及家长处于相对被动和服从地位。在医患沟通过程中,由于绝大多数患儿家长医学知识有限,加之精神紧张,有时会感到茫然和难以取舍。在这种需要家长做困难抉择的情况下,医生可以通过换位思考方式向家长解释复杂难懂的医学问题,以便于帮助家长做出最合理的决定。

医生站在家长的角度,不仅要设身处地去思考孩子目前面临的疾病诊疗问题,而且还要根据孩子身体状况及家庭经济能力等各方面情况,运用自身丰富的医学知识和临床经验,帮助孩子选择一个最为合理、有效、经济的治疗方案,最大限度地保护孩子和家庭的利益。医生可以推心置腹地告诉家长,如果是我的孩子,在这种情况下我会做怎样的决定,作为孩子的家长同时又是孩子的医生,相信一定会做出最有利于孩子的决定。这样的解释应该很容易被家长理解和得到家长的认可,做出的决定也一定会有利于医生开展医疗工作,从而使患儿得到最佳的诊治。

2.优化沟通方式,促进医患和谐关系

(1)平等地与家长交谈,就孩子的病情进行针对性讨论,告知孩子目前的疾病诊断和疾病严重程度,后续准备进行的检查、检查目的和可能存在的风险,以及进一步的治疗方案和疗效预判。

(2)在交谈过程中需要耐心地倾听,缓解家长焦虑心情,了解家长的真实想法,并做出相应的解释和反馈,避免医疗矛盾产生,这也有利于后续医疗工作顺利进行。

(3)经过血液、尿液和肾脏病理等检查,孩子被明确诊断为系统性红斑狼疮、狼疮性肾炎Ⅳ型。医生应告诉患儿和家长该疾病的缓解率,用真实可靠的数据帮助患儿和家长建立治疗疾病的信心。

(4)帮助患儿家长了解相关疾病检查和治疗的大概费用,包括肾脏病理费

用,狼疮性肾炎患儿整个治疗时长以及后续随访计划,有关儿童狼疮性肾炎的医保政策等。

(5) 结合成功诊治的实实在在的案例情况,告诉家长和孩子只要坚持规范用药和规律随访,即使是起病时病情严重的患儿,疾病也可以得到很好的控制和缓解,患儿可以得到很好的康复,也不会耽误学业,孩子的未来还是值得期待的。

3. 组织"患患沟通",增强治愈疾病信心

对于一些较为严重的慢性疾病患者,特别是儿童患者,既往患儿的预后会直接影响孩子本人和家长坚持长期治疗和规律随访的依从性,而依从性恰恰是影响这类疾病预后非常关键的因素。有时候,患儿的口碑相传比医生本人或医院宣传更容易得到其他患儿的信任。为此,对于儿童狼疮性肾炎患儿,我们建立了患儿的家长微信群,请老患者的家长和年长患儿作为志愿者跟新诊断的患儿家长和孩子直接进行沟通和交流,增加孩子和家长治疗疾病的信心,并且让家长和年长患儿完成从被鼓励者到鼓励者的角色转换,做到良性循环。通过既往狼疮患儿家长的就诊经历和孩子的长期预后给狼疮患儿家长群带去积极正面的情绪,增加战胜疾病的信心和医患信任度,带动新病人和家长积极配合医生治疗,提高治疗的依从性,从而改善狼疮患儿整体预后。

妮妮在初始治疗时接受了两位之前诊断为狼疮性肾炎患儿和其家长的鼓励。一名患儿发生过危及生命的血栓性微血管病变,曾经连续输血浆 47 天,经过积极治疗,孩子病情已经完全缓解,目前在门诊随访治疗,回学校上学后继续保持学霸地位。另外一名患儿经积极治疗,规律随访,在门诊随访治疗期间顺利完成初中、高中的学业,并顺利考入大学,去年已经大学毕业。

经过 6 个月的积极治疗,妮妮的病情得到完全缓解,在随后的门诊随访过程中,定期复诊,药物规范减量,按医嘱控制饮食,病情一直保持稳定,无肥胖体型出现。出院 2 个月后妮妮重新回到学校上课,治疗 3 年后考上了医学院,孩子妈妈在第一时间把这个好消息告诉了经治医生。狼疮多发生于年轻女性,因面部会出现蝶形红斑又称为"蝴蝶女孩"。妮妮冲破了束缚自己的硬茧,重燃展翅飞翔的希望,并且主动成为志愿者,去鼓励后面诊断为狼疮性肾炎的孩子和家长。

三、案例点评

本案例讲的是一例病情严重的狼疮性肾炎孩子的诊治过程。在平时的临床工作中,我们会在很多诊治环节面临跟家长的沟通交流,有时候我们按照诊疗规范去做不一定能得到家长的理解和依从,可能是因为我们只关注到了疾病本身,

而忽视了医疗的本质在于回归人性关怀的本真,有时是治愈,常常是帮助,总是去安慰。在开展医学人文关怀的时候,我们一定要有换位思考的意识,然后会发现医患双方的目标从来都是一致的,从而帮助家长做出最有利于孩子的诊疗决定。同时我们可以应用既往成功救治的实例帮助患儿和家长建立治疗疾病的信心,提高病患治疗依从性,改善疾病预后。尽可能地帮助病患家长们建立可以互相沟通交流的平台,互相鼓励,可以起到协助医生做好解释工作的作用。大家要充分认识到医治罹患严重慢性疾病儿童的最终目的是做好对患儿长期身心健康的管理,让孩子们健康地回归社会。

（殷　蕾）

惊厥带来的困惑

一、案例背景

亮亮（化名）是一名 5 岁男孩，因"发热伴头痛 3 天，呕吐 2 天，惊厥 2 次"就诊，既往生长发育史正常，否认家族性惊厥病史。门诊脑电图检查为高度异常，临床拟诊中枢神经系统感染可能，经腰椎穿刺脑脊液检查明确诊断为病毒性脑炎，予阿昔洛韦抗病毒治疗及脱水、营养神经对症治疗，1 周后亮亮热退，精神恢复正常，家长对疗效满意。但 10 天后亮亮又出现了局灶性惊厥发作，动态脑电图显示：轻度异常脑电图，左侧颞区可见痫样活动。复查脑脊液常规、生化及免疫球蛋白均正常，但头颅磁共振检查提示：左侧颞顶叶皮层信号异常，脑炎后脱髓鞘可能，明确诊断为病毒性脑炎继发性、局灶性癫痫。给予奥卡西平抗癫痫治疗，患儿仍有间断性惊厥发作，家长对治疗方案提出疑问。2 周后复查头颅磁共振检查，提示皮层下异常信号较前略增多，故再次复查脑脊液，并行脱髓鞘病变寡克隆抗体及自身免疫性脑炎相关抗体检测，结果寡克隆抗体阳性，提示脑炎后脱髓鞘病变。予糖皮质激素规范治疗后患儿惊厥得到有效控制。

思考问题

1. 惊厥发作后，应如何向患儿及其家属告知病情？
2. 当治疗过程出现波折时，应如何与患儿及其家属沟通？
3. 如何通过疾病控制与健康促进来提升医患关系？

二、案例分析

1. 掌握病情告知要点，是建立良好医患关系的基础

惊厥是儿科常见的急诊症状，而且临床病因较多。由于家长在小儿发生惊厥时往往会表现出恐惧、紧张、无助、焦虑等多种负面情绪，因此当小儿发生惊厥后，医师如何与家长进行沟通，是建立良好医患关系的基础。

从国内目前的家庭组成情况看，患儿往往是家庭内父母甚至祖父母辈关注的焦点，一旦惊厥发生，整个家族成员往往伴随紧张、无助、焦虑等情绪反应。在惊厥的急性期，患儿惊厥刚止，父母等亲属的焦点还在刚才发生的惊厥事件，此时并不适于做详细的病情告知。

此时的首要任务应为简要清晰地向家属说明目前患儿的病情及现状，安抚其情绪，并告知可能的原因和即将进行的诊疗计划。临床上常见的告知话术有："惊厥是儿童期较常见的症状，如持续时间短的话，对大脑发育的影响不大""目前孩子情况已经稳定，但为了明确惊厥的原因，我们需要做一些相关的检查，如腰椎穿刺、头颅磁共振等"，并根据病情做好腰椎穿刺谈话、知情同意书的签署等工作。

2. 娴熟良好的沟通技巧，是缓解医患矛盾的关键

儿童神经内科疾病往往比较复杂，如果治疗顺利或预后良好，常可得到家长的认可与配合；如果治疗过程波折、不顺利，或疾病反复，常会让家长感到措手不及，进而造成对医生所执行诊治方案的误解、质疑、不配合，甚至产生愤怒的情绪，如不能及时有效地进行沟通，最终可能演变成医疗纠纷，加深医患之间的矛盾。如何掌握此阶段的沟通技巧，是缓解矛盾、增加互信的关键环节。

就像上述案例中，在看似诊断明确、用药治疗有效时，突然出现惊厥反复，让家属感到措手不及。而此时家属往往会质疑医生的专业判断是否正确，进而可能会因为不理解而产生愤怒情绪，有时候甚至会演变成医患矛盾或纠纷，因此正确处理此种情况需要临床医生具有良好的沟通技巧。

在会谈开始前，谈话医师必须认真做好会谈的准备工作，包括当下对患儿病情的准确评估，对患儿目前的病情变化有合理的医学解释，对患儿后续病情可能出现的变化（或进展）有充分的预判，以及提出下一步将采取最恰当的治疗方案，这样在实际会谈操作中，能让家长感受到所接触的是具有一定专业素养的医生，为建立与家长的互信关系打下基础。这也是俗话说的"不打无准备之仗"。

同时在这种情况下，Calgary-Cambridge 指南提供了一种良好的沟通模式。

开始谈话前,先确定除了患儿家属之外,参与谈话的医生至少有两位,一位是患儿的主管医师,是病情告知的主要实施人,另一位是其上级医师,目的是可以把握并修正会谈方向。在谈话开始前,向患儿家长认真介绍与会人员的身份,以利于双方建立联系。在实施谈话的过程中,采取开放式提问,鼓励患儿家属更完整地表达其意见、担忧及期望,这样既能避免封闭式提问"黑暗中摸索"的尴尬,又能让医生有足够的时间和空间来倾听和思考。常用的话术有:"您认为最令您担忧的事是什么?""您有什么线索吗? 您有什么依据吗?""我怎么样才能最好地帮助您?""您希望我们对此能做什么?"

一旦我们清晰地了解了患儿家长负性情绪的原因,接下去就是如何回应其情绪,运用接受、移情、关心、理解,以使患儿家长感觉医生对他们能真正理解与接受,进而结束对感受的讨论而不让谈话陷入下降螺旋。常用的话术如:"我认为我现在已经理解了您的感受,让我们一起来看看,怎样来解决孩子的实际问题。"

同时,非语言沟通也是一种重要的手段。"你对这个治疗方案满意吗?"伴之以目光接触、双手摊开,以及一种询问的面部表情,会显示出医生在真正的倾听。换一种形式,也说相同的话,但伴随着合上笔记本,双手在桌上重击,快速看一眼患儿家长,然后离开,都提示医生并不想倾听家长的想法,并不想知道家长给予的答案。常用的非语言沟通包括:姿势、接近、身体举动、面部表情、眼部动作、声音线索、环境线索等。

会谈的目的是期望医患双方能在某些层面上达成共识,彼此相互信任、共同理解和共同参与决策制订。在此需要特别指出,接受并不是同意。第一步,我们发现和倾听,确定患儿家属的担忧和期望。第二步,我们接受并承认患者的观点以及他们拥有这些观点的权利,但不一定同意他们的观点;然后停顿一下,以便患儿家长可以说得更多。第三步,解释我们对有关患儿问题的专业认识,以达到双方共同理解的基础。

医患双方协商约定接下来的步骤,使双方明确角色和责任,而建立意外事件应对预案是结束会谈过程中关键的一步。

3. 疾病控制与健康促进,是增强患儿信任的重要环节

儿童神经内科疾病的药物治疗具有用药周期长、药物不良反应多的特点,如何向家长解释、沟通用药的决策问题,是提高疾病治疗效果、改善预后的重要因素。

在小儿神经系统疾病中,抗癫痫药物及糖皮质激素是最常使用的两类药物,与其他药物相比,具有用药周期长(通常以月、年为单位计算)、药物的不良反应多(对各系统均有潜在影响,对患儿认知功能的发育尤为明显)等特点。因此,医生既要交代清楚药物的各项不良反应,又要让患儿能在家属监护下安全、长期、规范用药,这也是我科医生的一项专业技能。

与共同参与决策制订紧密联系的一个概念是"和谐",即患儿与医生之间达成的一种协议,在决定是否、何时以及如何用药时充分尊重患儿的想法和愿望。医生应认识到:"在使用医生所推荐的药物上,患儿及家长的决定是第一位的。""当医患关系是一个协商过程,对所建议治疗的理解不断增强并认同时,患儿遵从治疗方案的程度就会增高,其健康状况就能得以更好地改善。"

这也在沟通过程中,向医生提出了更高的要求。绝对不能以所谓医生的专业权威来迫使患儿遵从医嘱,而是需要从用药的利弊、不良反应发生率的高低、可能造成不良后果的轻重程度等方面,通过循证医学数据比较的方式让家属共同参与用药决策的制订。当然这里所说的参与决策制订并非指让家属从医生所罗列的几种药物中做出选择,而是通过解释与计划的过程,让家属能理解医生目前所选择的用药方案是对患儿最有利的。

在本案例中,医生向家长解释说:"患儿的癫痫是继发性癫痫,与所患的病毒性脑炎相关,脑炎后继发癫痫虽不常见,但临床也不少,相关病灶在磁共振和脑电图检查中都得到证实,所以必须用药控制癫痫发作。""如果不治疗的话,亮亮以后可能还会有惊厥发作,长时间、多次的惊厥发作,可能会造成大脑的不可逆损伤;而用药治疗虽然治疗时间较长,可能要4~5年,但癫痫发作可能会逐渐得到控制,甚至痊愈。""虽然有出现不良反应的风险,但医生会根据亮亮的临床情况来做出相应调整,尽量做到药效最好、不良反应最少,只要在专科医生的指导下使用药物治疗,还是很安全的。""现在的抗癫痫新药,对孩子认知功能的影响、不良反应的发生率都较以往的老药有了很大的改善,用药的利与弊请你相信我们专业医师的判断。"

三、案例点评

医患之间能否建立一种良好的相互关系取决于有效沟通,其特征表现为:① 一定是互动而不是直接传递的过程;② 减少不必要的不确定性;③ 需要计划和思考期望达到的效果;④ 表现出动态变化;⑤ 遵循螺旋模式。

现行的医患沟通模式已逐渐从"以医生为中心"向"以患者为中心"的医疗模

式转变,医生关注的是疾病框架(包括症状、体征、检查结果、潜在病程),而患者更关注患病框架(包括想法、担忧、期望、情感、思想和对生活的影响),前者的目的是做鉴别诊断,而后者则在乎医生是否理解自己独特的患病体验,最终将两个框架有机整合后,提出解释和计划,从而共同理解和共同参与决策制订。

将 Calgary-Cambridge 指南灵活掌握并运用于儿童神经系统疾病医患沟通教学中,能大大改善目前现阶段下脆弱的医患互信关系。

(葛　欣　王廉文)

疑雾消散后的改"斜"归"正"

一、案例背景

9岁的小瞳(化名)是个话少而敏感的男孩,因为偶尔斜视一直在复查。妈妈告诉医生,小瞳近来和人交往时常常一只眼睛不自主地看向别处,视力也逐渐变差。妈妈因为小瞳的眼睛整夜整夜睡不着觉,小瞳也因为斜视遭遇同伴的嘲笑,慢慢地,变得不愿意和人沟通,越来越内向,成绩一步步下滑。妈妈带着他慕名来到某医院,希望通过手术解决小瞳的斜视问题。医生为小瞳进行了检查,发现眼底视盘有些苍白,结合小瞳妈妈提供的病史及一大摞检查结果,诊断为:① 间歇性外斜视;② 视神经萎缩(原因待定)。医生认为小瞳暂时不适合手术,须首先明确视神经萎缩的原因,和小瞳妈妈进行了充分的沟通,并帮助联系了国内知名的神经眼科学专家协助诊断。小瞳妈妈双眼含泪,连连道谢,并且带着小瞳给医生深深地鞠躬,完全同意目前的处理。

思考问题

1. 在患儿及家长的诉求和医生的处理原则不一致时,当如何处理?

2. 如何通过与儿童有效沟通,更好达成医患共识?

3. 如何从细节中体现医学人文精神?

二、案例分析

1. 当患儿及家长的诉求和医生的处理原则不一致时的沟通技巧

(1) 专业而耐心地解释:医疗行为具有非常强的专业性,专业的词汇、表述常常让患儿及家属无法理解。此时,医生需要设身处地、不厌其烦,将相关内容坦诚、平实告知,充分尊重患儿的知情权、自主权。

(2)医患协商,一起做出医疗决定:作为医生一方,给患儿提供治疗意见时,往往只考虑病情的严重程度和最好的诊疗方式。但是患儿的理解力、配合度、病人家庭的承担力等,也要作为治疗决策的重要考量。医患关系是一种平等的关系,应在患儿及家属充分了解患儿情况的背景下,由医患双方共同做出决定。

(3)主动提供的"额外帮助"有时可帮助医患达成共识:人体是复杂的,还有许多未知的领域需要探索。真正能治愈的疾病是有限的,要接受治愈只是"有时"。医者仁心,医生的角色不仅仅是医病,更要帮助和安慰,要"医心"。理解患儿的难处,在力所能及的范围内动动"恻隐之心",这种帮助对于患儿而言常常具有非凡的意义,而患儿反馈的温情也常常能给医生带来"心灵的温暖"。在这种情况下,医患双方也更容易在医疗活动中达成一致意见。但是"额外的帮助"也要警惕"好心办坏事",要有自我保护意识,不违反医疗常规。

1个月后,妈妈带着小瞳来门诊复诊,告知医生,小瞳的视神经萎缩是基因突变导致的,但好消息是:目前已经稳定,视力进一步下降的可能性很小。妈妈说话的语气与上次相比明显轻松了许多。医生告诉妈妈,可以通过手术解决小瞳的斜视问题。医生与妈妈就斜视手术进行了充分的沟通,妈妈欣然接受手术。小瞳对手术疼痛方面仍然存在顾虑。医生又就疼痛问题与小瞳进行了沟通,并对他进行了鼓励,终于打消了他的顾虑。

2. 与儿童充分有效的沟通,有利于达成医患共识

儿科医生在实际工作中常常会忽视对儿童的人文关怀,认为是麻烦且没有必要的。诸多文献证实了儿童可能在手术后出现心理病理反应,包括抑郁症和行为、睡眠和饮食障碍,而良好的沟通构建了达成医患共识的桥梁。

良好的沟通需了解不同年龄段儿童对于全麻手术的关注点:4岁内的婴幼儿接受不了与父母(尤其是母亲)的分离,要避免长期的母子分离,避免因为不愉快的经历影响今后心理的正常发育;孩子更愿意接受来自父母告知的关于手术的信息;带熟悉的玩具可以产生安全感。5~8岁的儿童心理发育逐渐成熟,能短期离开父母,对新鲜事物好奇;术前角色扮演、提前了解手术室环境等可有效降低焦虑。8~12岁的儿童最顾虑的是手术的疼痛,他们往往对麻醉没有清晰的概念,需要在术前仔细沟通疼痛问题,术后的细心护理也能缓解孩子对疼痛的焦虑情绪。12岁以上的青春期患儿对麻醉开始有顾虑,需要仔细和患儿沟通,

取得孩子的理解与配合。

除了年龄因素以外，还需结合孩子本身的性格特点采用不同的沟通方案。本案例中的患儿内向、敏感，此类儿童手术当天有较高的术前焦虑可能，极易引起术后行为、情绪障碍，因此尤其需要进行针对性的术前沟通。

手术顺利结束了，虽然小瞳两只眼睛都做了手术，却只有一只手术量大的眼睛被盖住纱布。医生告知家长，术后清醒后可以看见东西，会让孩子更安心。术后第一天，由于术前的积极沟通，小瞳状态非常不错，接下来只要按照医生说的去做，就会慢慢恢复！

3. 细微之处点滴人文关怀，有利于降低患儿的恐惧和焦虑

如果进行双眼斜视手术，常规双眼同时包扎。患儿苏醒后无法视物，虽然持续时间很短（第二天就会去除），但对于儿童来说，经历了一次深睡眠后，醒来突然发现无法视物，会加重焦虑感。医生将其中一只手术反应相对轻的眼不予包纱布，患儿术后就能视物。这个看似简单的细节，可大大减少患儿本身的焦虑感和不安全感，降低护理难度。临床上有很多暖人的细节，比如查体时搓热双手，做手术标记时尽量做在患儿不易看到的地方（如手臂手术标记做在手臂后部）等，虽然没有通过语言沟通，但是都非常好地体现了细节中的人文关怀。

半年后小瞳来门诊复诊，双眼炯炯有神，性格开朗了许多。妈妈告诉医生，孩子的学习成绩也提高了，立志以后也要成为一名优秀而有爱的医生。门诊医生感慨：这就是作为一名医者最充满成就感的一刻——医病而且医心。

三、案例点评

临床上，当医生的治疗方案与患方接受情况有出入时，应当在充分保证患方知情权的情况下，由医生与患方协商确定。在此过程中，提供合理的力所能及的帮助，在治疗进程的顺利推进及医患双方良好关系的维系中发挥重大的作用。儿童手术治疗中面临的不仅仅是来自家长的顾虑，更不能忽略作为手术承受者本体——儿童所承担的生理、心理负担。针对家长以及患儿的充分沟通，可以消除其焦虑，提高配合度，降低手术护理难度，保证手术治疗效果。

现代医学的核心价值是医学精神与人文精神的融合。在医疗的过程中建立的联系是多层面的，除了专业方面对于疾病的了解外，更有精神层面与患儿的沟通。医疗实践中提到的"尊重患者，一视同仁"强调的是要尊重患者的人格与权利，对待患者不分民族、性别、职业、地位、财产状况，但其实患者的"年龄"往往容易被忽略。儿科医生所面对的对象——儿童处于生理和心理发展

的重要时期,一些事件往往会对其后期的发育形成重要的影响。针对不同年龄阶段、不同性格特点的儿童进行个性化的人文关怀,提高患儿本身的参与感,可以在减轻患儿焦虑的同时增加与家属间的相互信任合作感,使治疗更加全面,也更加和谐。

(刘　红　邹蕾蕾　李　谐)

脑积水患儿的重生之路

一、案例背景

3岁的冬瓜（化名）在10个月时因头围增大和呕吐，查出重度脑积水，在当地医院做了脑室-腹腔分流术，术后脑积水得到缓解。冬瓜的脑发育并没有因此受到影响，在父母的悉心养育下，冬瓜活泼可爱也很聪明，甚至父母会感激这根让孩子聪明的管子，也幻想着哪天能拔除它。

一晃快2年了，一天冬瓜突然出现不明原因频繁的呕吐、头痛，急诊入院后医生诊断为"分流管功能障碍，脑室裂隙综合征"，于是将分流管阀门压力调高，给予脱水、补液等治疗，孩子很快恢复了正常。可未等父母缓过神来，在接下去不到2个月时间内，冬瓜又反复多次出现头痛、呕吐和昏睡，每次都是住院后进行脱水补液治疗。当地医生面露难色且神情严肃地告知父母，目前的情况是分流管并发症，是分流过度所致，如保守治疗无效，需要再次手术，重新放置分流管及抗虹吸阀门，或在腰大池再放分流管，否则会有生命危险，即便再次手术，也不能保证以后管子不会出现类似或新的问题。

父母顿时陷入恐慌中，真不愿相信会有这连医生都感到治疗棘手的并发症，孩子接下去的路该怎么走？想着发病前那么灵气的孩子，父母实在心痛不已，上网查询和四处打听，当孩子第4次发病时果断地连夜驾车赶了600多公里的路，来到上海某医院神经外科求助。

思考问题

1. 脑积水患儿病情复杂,家长心情焦虑、精神崩溃,医生应用怎样的接诊态度和方式?

2. 门诊诊疗过程是医患关系开始建立的起点,医生在实施诊治的过程中必须履行什么义务? 如何让家长认清疾病性质,并为进一步治疗做好充分的心理准备?

3. 护理人员在配合医生的治疗中如何安抚患儿术前的不安? 怎样进一步帮助患儿和家长度过观察期并增强信心?

二、案例分析

1. 提升医学人文素养,增进患儿信任

小儿神经外科疾病的病情复杂,小儿神经外科医生肩负重任,除需要掌握与时俱进、先进的治疗手段外,理解疾病对患方的精神心理压力,增强医学人文精神、人文关怀以及人文学科在内的综合素养在参与神经外科疾病诊治中也是非常重要的。接诊千里寻医的患儿,门诊工作就不可能轻松应对,在问诊交流时医生需详细了解病史和以往的诊治过程,善于倾听,让患方充分表达想法,及时正确引导以缓解家长焦虑情绪,整个就医过程让患方感受医生既有严谨的医学态度又不失亲切和蔼,并心生信任。医生需在重新分析病情后将总结得出的诊治思路反馈给患方,列出可选择的治疗方案和各自的风险点,对最有利病人预后的方案和治疗期间的风险概率进行评估取舍,实施可以让患方共同参与的决策,这样无论后续治疗过程是顺利还是艰难,医患双方都能够共同面对可能性,在充分理解和积极应对下,获得对疾病最后结局的认同。

2. 强化诊疗过程中的医患沟通,达成医患共识

在病史询问过程中,冬瓜一直躲在母亲身后,用怯怯的眼睛偷偷看着医生。母亲说,在赶往医院的路上孩子还是昏昏沉沉的,一天不吃不喝光吐,可到了上海后,突然又精神了,也能吃饭了,这病真让父母心力交瘁。

在了解冬瓜病史并确定目前因分流导致的脑室裂隙综合征后,医生开始仔细分析最初发病时的头颅磁共振影像片,发现左侧脑室明显积水扩大、中线右偏而右侧脑室无扩大,这说明脑积水的真正病因是左侧脑室间孔闭锁导致的梗阻性脑积水,而并非交通性脑积水。医生顿时眼前一亮,是否能利用神经内镜技术将两个脑室之间的透明隔打开,让左侧脑室内的脑脊液绕道进入右侧脑室,再由大

脑吸收呢？手术一旦成功，不就摆脱分流管，让家长的梦想成真了吗！但随后医生的心情又马上沉重起来，确实应验了一句话：理想很丰满，现实很残酷。实施治疗过程绝非想象中的简单，难以操作的原因是分流后脑部快速复位和生长，脑室变得狭小变形，已无法让内镜进入，这与粗线穿不进小针眼的道理相同。但孩子已出现反复头痛发作，说明发作时存在间歇性颅高压，是否此时脑室会暂时性重新扩大呢？只要脑室扩大到内镜能进入操作，就能手术了，但这个手术时机会出现吗？如果手术成功了，那么第二个问题又来了，长达 2 年的分流已改变了内环境，大脑吸收脑脊液的功能下降，水如不吸收会出现致命的颅高压，解救方法则是重新放回分流管，这是家长不愿接受但必须接受的最终结果。因此如何在完成内镜手术后重新建立完善的脑脊液吸收功能呢？万一无法重新建立呢？这是放在医生面前的严峻问题，是风险的挑战，与生命的搏击，是否成功，仍需要时间等待。

此时医生已经为患儿定下了并非针对裂隙征的治疗方案，这一方案需要时间等待和时机把握，并评估手术的可行性。一旦治疗成功，孩子将会得到治愈，而不是对家庭一辈子的拖累，这是一条重生之路。因此在接下来的诊疗过程中为达到更好的医患沟通，需遵循以下原则。

（1）医生将获取的患儿重要信息及诊断依据向家属说明，鉴于神经外科疾病的高风险性，需要让家长正视和面对，并选择提供的治疗建议，通过家长充分问询，共同决策制订达成共识。

（2）将实施过程中可能出现的风险和并发症，医生的应对措施和成功概率告知家长，家长需要知情，在医疗活动中也需要具备承受能力和配合能力。

（3）个性化的治疗体现在不同于一般常规流程治疗，在符合医学规范及具有可行性评估的前提下，医患需要共同努力，战胜疾病。

此时，医生在诊疗过程中的细心和耐心、严谨的诊治思路和细致的沟通答疑，给家长良好的印象，并重启曾经遗失的信任，表示做好时间战的充分心理准备，要与医生彼此信任、守望相助，帮助冬瓜战胜疾病。

3. 重视住院期间的医患沟通，助力患儿康复

父母在医院附近租了房，以便哪天孩子发病可以马上回到医院，争取最佳治疗时机。果然，等待不到 2 周，冬瓜又出现头痛和频繁呕吐，急诊入院拍片后，医生发现脑室确实扩大了一些，有借助术中导航将内镜送进脑室的把握，立即安排了手术。在签订了手术知情同意书后，家长目送孩子拿着小帅帽被推进手术室，心中仍不安并默默祈祷。

在周全和细致的手术操作下,医生不仅打开了透明隔,而且拔除了分流管,并在脑室内埋置了储液囊。不出所料,术后冬瓜出现了急性颅高压和嗜睡症状,通过及时的储液囊穿刺和持续外引流,孩子的症状得到暂时缓解。此时,术后引流管理显得极其重要,因为这需要可能长达几周甚至上月的引流时间过渡,在此期间不仅需要医生密切观察和根据情况进行引流量调节,更需要护士的精心护理和家长的协助配合。

在整个住院期间,护士对患儿的人文关怀让患儿情绪稳定又暖心,主要体现在以下几点。

(1)护理人员在与不同年龄段的儿童沟通时的换位思考:即将自己带入病患家属的现实处境中,想一想同样情境下她们的需求,问题就能迎刃而解了,这样换位思考后的沟通才是有效的,并且很容易被患儿及家长认可。

(2)在做术前准备时,以各种方式抚慰患儿,如告知患儿,"宝宝头痛,医生为了要给宝宝检查头痛、不舒服的原因,需要剃掉头发",同时拿出手机,让患儿选择自己喜欢的小帽子,告患儿医生可以奖励一个小帅帽戴在头上等,这样的小细节,同样能起到安抚患儿情绪的作用。

(3)护士在护理时,需要传递正能量,告知家长一些类似的成功案例,使家长更有信心。

(4)让家长加入脑积水病友微信群,与群内家长进行沟通交流,有助于缓解焦虑情绪,释放自身压力。

(5)让家长认识到家庭护理对于孩子治疗的重要性,在治疗期间对孩子安抚、细心喂养和防止孩子拉扯补液针或引流管,有利于临床和护理工作顺利进行。

5周的住院,一路走来,充满惊心动魄、医患的信任和守护相助,幸运的冬瓜一步步渡过难关,停止外引流后也没有颅高压症状,顺利出院了。1年后,孩子又住院拔除了储液囊,从此身上没有了分流管,疾病得到完全治愈。

三、案例点评

患儿历尽艰辛后成功的诊治经历,体现了医患共同努力在复杂医疗工作中起到的重要作用。在实施医疗行为时,医生展现的自身职业素养、细致的诊治和沟通能力是获取患儿信任的主要手段,对最有利患儿预后的治疗方案和治疗期间可能的风险概率进行评估,医患携手以达成诊治共识,最能体现医学的人文精神,这样即便存在治疗中的风险和坎坷,医患都能坚定信念,争取最终战胜疾病。

(孙莲萍　吕云芬)

"小巨人"护理记
——巨结肠患儿的护患沟通

一、案例背景

强强(化名)原本是一个活泼可爱的孩子,但自从6个月开始添加辅食时,便有了严重的便秘,平日里4～5天才排一次便。随着年龄的增长,便秘的症状逐渐加重,由于长期反复的排便困难,强强出现了重度营养不良且腹胀如鼓。终于,在强强4岁时,父母带着他来到了上海儿童医学中心普外科就诊,入院完成各项检查后,强强被确诊为先天性巨结肠。在手术之前,护士需要先给强强进行灌肠,清空肠腔的积粪后才能进行手术。对此,强强的父亲表示不理解,为什么之前的医院说每天使用开塞露就可以了,而在这家医院需要灌肠。同时由于强强长期使用开塞露,听到需要灌肠就更害怕了,不愿意护士碰他的屁股。看到强强的表现,家长更加焦虑了,不知道该如何回应医生的建议,既怕孩子灌肠吃苦头,又怕不灌肠耽误孩子的治疗。

思考问题

1. 对于强强的表现,护士应该如何对他和他的家长进行有效的沟通?

2. 面对患儿不配合灌肠操作,护士应如何体现人文关怀?

3. 如何在灌肠过程中体现护理的人文关怀?

二、案例分析

1. 通过换位思考的方式,帮助家长做出合适的决定

> 医务人员应主动了解患者的需求,掌握患者对医疗服务的期望和疑虑,提高与患者沟通的意识和技巧,努力减少医患双方由于信息严重不对称造成的不信任。
>
> ——中国科学院院士　陈竺

良好的护患沟通是体现医学人文关怀的重要手段,不仅能够帮助患儿和家属了解疾病信息,同时能够给予其必要的情感支持。沟通良好,病人能主动接受治疗和护理,则有利于疾病的恢复,减少并发症发生。护士在工作中应根据患儿的具体情况,采用恰当的方式与患儿建立良好的关系,及时了解患儿的愿望,满足患儿的需求。

护患沟通是现代医院护理人员必须具备的一种基本技能。在医学科学不断进步的今天,尤其在护患双方医疗信息不对称的情况下,护理人员对患儿的人文关怀、尊重沟通就是影响护理满意度的关键因素。建立良好的医患沟通制度可以缓解医患关系,增加医患间的信任、保证医患双方的利益,全面提高医疗质量。

通过换位思考,护士站在家长的角度,可以帮助护士理解家长现在所面对的困境。同时护士应运用自己的知识帮助家长改变对疾病的认知,让家属知道对于现在强强的情况,灌肠是最经济实惠,也是最容易解除患儿肠道梗阻的方法。对于家长的顾虑,护理人员给予专业的健康教育,具有重要的人文关怀意义。

2. 护士应将人文关怀体现在实际的操作过程中

> **知识链接**
>
> 人文关怀是护理学的本质。
>
> ——M.莱宁格

护理是一门具有浓重人文色彩的学科,具有科学和人文双重属性,人文关怀是护理的核心价值。护理人文关怀就是人文精神在护理工作中的体现,其核心

就是以人为本,其本质是对人的关注,对人生命的珍视,对人精神世界的追求以及对人长远发展的关怀。

当进行侵入性操作时,患儿的不配合往往会引起父母的紧张焦虑,这对护理人员提出了较高的要求,不仅需要考虑患儿的心理需求,还要顾及家属的情感需求。

本案例中,强强处于学龄前期,该年龄阶段的儿童主动性强,独立意识发展迅速,因此对长期使用开塞露具有强烈的抵触情绪。作为护士,应该以温柔平和的语气与强强沟通,告知灌肠对他的好处,并且在配合灌肠后会得到一些小奖励,提高强强的配合度。护理人员应考虑到不同年龄的护理对象,切忌生搬硬套,满足不同年龄阶段患儿的需求。

同样的,在和强强父母交流的过程中也需要耐心倾听。由于在此前的治疗方案与现阶段的治疗方案不同,因此家长对于现有的方案提出自己的想法也属于正常。护理人员应了解家长的真实想法,包括其对于灌肠的顾虑、对于疾病的顾虑,在充分掌握现阶段家长主要的疑问后做出相应的解释和反馈,有针对地缓解家长焦虑的心情,给予患儿家属情绪支持,避免医疗矛盾的产生,同时也为后续的治疗打下基础。

3. 过硬的技术和舒适的环境也能体现护理的人文关怀

人文关怀的服务模式,需要的是真正关怀关爱病人的医务人员,他不仅能帮助病人解除身体上的病痛,更能关心病人病痛解除后的生活质量。倡导人文关怀,理解人文关怀的实质,使医护人员明白他们面对的不仅仅是一个单纯的病人,而是一个有疾病的社会人。医护人员要彻底摒弃以往高高在上、以我为尊的思想,把患儿放在第一位,尊重患儿的人格和尊严,对患儿态度和蔼可亲、解释耐心、严格操作,使患儿在疾病治疗中享受到最优质的服务。

先天性巨结肠灌肠与普通灌肠有一定的区别,由于强强的结肠有病理性狭窄,而灌肠时肛管必须穿过狭窄段达到扩张段,才能真正地将积粪从肠道中灌出,因此在插管的操作上动作要轻柔、缓慢。强强表示有不适症状时可以嘱其深呼吸,配合肛管的插入。如遇到粪便阻塞,应选择轻轻转动肛管,调整合适的位置,而不是立马拔出,减少反复插管而增加强强的痛苦。

此外在灌肠室的布置上,可以在原本纯白的墙壁上挂一些卡通形象的小玩偶,用柔软的灌肠床替代原本坚硬冰冷的灌肠床,在灌肠时播放一些舒缓的音乐,或者给强强播放一些喜欢的动画片,帮助其分散注意力。

在灌肠结束后,护士应遵守之前和强强的约定,给予一些小奖励,鼓励其坚强勇敢的品质,并且每次灌肠结束都予以鼓励和奖励。

三、案例点评

先天性巨结肠是小儿常见的先天性消化道发育畸形,以肠管神经节细胞缺乏为病理学特征,症状为顽固性便秘或消化道梗阻。目前先天性巨结肠的治疗主要为手术治疗。虽然手术方式在不断更新和改进,但术后仍然存在不同程度的排便相关并发症。因此,灌肠在术前的肠道准备中尤为重要,需要护理人员将操作与人文关怀相结合才能达到良好的效果。此外,对先天性巨结肠患儿的管理是一个长期的过程。在这一过程中,专科护士应当成为提供不间断支持的陪伴者,并且积极探索、创新干预方法,有效地管理好患儿的肠道,提高先天性巨结肠患儿术后的生活质量。

(吴安琪)

第九章
危重疾病的医患沟通

乌云背后的希望曙光

一、案例背景

小蕊(化名)是一位 9 岁的女孩,黝黑的皮肤上总是挂着灿烂而又腼腆的笑容。出生后不到 3 个月,小蕊被检查出主动脉瓣狭窄,因为年龄小加上家庭经济困难,当时父母与医生商量后决定先随访。最近 1 个月,小蕊胸闷、气喘加剧、还一直冒冷汗。她在爸爸妈妈的陪同下来到医院。入院完成各项检查后,医生告诉父母,小蕊需要尽快完成主动脉瓣置换手术。父母得知这是一场"大手术",但他们坚信小蕊会平安渡过难关。爸爸妈妈在陪伴小蕊去往手术室的路上不断安慰道:"蕊蕊,你会快快好起来的。你要加油! 爸爸妈妈在外面一直守护你!"然而,"天有不测风云",术后小蕊循环不稳定、延迟关胸,带着体外膜氧合(extracorporeal membrane oxygenation,ECMO)回到胸外科重症监护病房。

思考问题

1. 为什么医患沟通中有效地告知"坏消息"很重要?

2. 在重大医疗决策的家庭谈话前需要做哪些准备?

3. 在家庭谈话过程中和结束时需要注意什么?

二、案例分析

1. "坏消息"的告知在医患沟通中的重要意义

从医方角度来看,"坏消息"的告知是医患沟通中难以回避的内容,并且通常情况下告知坏消息会给医生带来较大的心理压力,因此提前了解有效告知的方法能够帮助医生从容应对医患沟通中的困难。从患方角度来看,患儿以及家属希望被坦诚地告知信息。多项回顾性研究表明绝大多数患儿希望被及时告知自己的疾病诊断和预后状况,即使这些信息会带来悲伤和焦虑的情绪。有效告知疾病信息还体现了尊重患儿自主性的生命伦理原则,以及对患儿知情同意权利的考量。不仅如此,有效的告知能够帮助患儿和家属理解疾病信息,提升医疗满意度,有助于患儿和家属对于疾病的心理适应。

2. 坏消息告知的沟通准备

有效的家庭谈话能够帮助患儿和家属解答困惑,达成对某项医疗决策的共识,促进某项照顾计划的顺利执行,让患儿和家属充分参与医疗过程,尊重患儿的自主权,实践以患儿为中心的医疗理念等。考虑到患儿面临 ECMO 撤机困难,主刀医生计划召开家庭谈话,告知家长病情、解答困惑并就治疗中的困难与家属达成共识。医生邀请患儿的父母参与谈话,同时告知时间和地点以及参与谈话的相关医疗团队成员,明确本次谈话的主要目标为:① 讨论患儿 ECMO 撤机后可能遇到的困难,相应采取的措施以及家长对于抢救的态度;② 给予充分的情感支持,帮助家长提前对于可能产生的危机进行充分的心理准备。家庭谈话前,小蕊的胸外科主刀医生对会谈内容和流程进行了周密的安排。

(1)确定参与家庭会谈的医疗团队人员,在谈话前对患儿的疾病状况和诊疗方案达成一致,并确定由谁主持谈话。

(2)谈话需要在安静且具有隐私性的环境中进行。

(3)参与谈话的医疗人员向患儿家属介绍自己的身份和职责;邀请患儿家属进行自我介绍。

(4)主持人介绍会议目标,告知本次谈话拟讨论的具体议题,按优先次序逐一解释。

(5)建立会议规则,例如每次一位进行发言;允许患儿家属提问并用易于理解的语言进行解答。

(6)明确家庭的主要决策者,协助家庭就医疗决策达成共识。

3. 坏消息告知的沟通实施

小蕊的爸爸妈妈迈着沉重的步子,局促不安地走进会议室。看到会议室有几位穿白大褂的医生,瞬间心里紧张起来,感觉医生要告诉他们关于小蕊"不好"。还没等医生说话,小蕊妈妈的眼泪就夺眶而出,问道:"医生,是不是咱家小蕊没救了？"突如其来的"情绪风暴"席卷了整个会议室，主刀医生邀请父母坐下，留给母亲一些时间让她稍微平抚情绪，说道："确实邀请你们过来是要告诉你们一些不好的消息，但是我们也有信心和你们一道帮助小蕊渡过难关。"主刀医生是本次谈话的主持人，医疗团队和家长围坐在桌子的两旁，社工的座位靠近家长，以便能够及时提供情绪支持。

在告知病情和患儿预后状况之前，主刀医生询问患儿家长已经了解到的信息。医生通过使用绘图的方式帮助父母理解手术过程，并向父母解释什么是ECMO，以及为什么需要使用ECMO进行辅助。医生坦诚地表达了撤离ECMO可能遇到的风险以及医疗团队针对风险进行的预案。在这一过程中，医生询问父母是否理解相关信息并且及时抚慰父母的悲伤情绪。医疗团队通过家庭谈话帮助小蕊父母充分且清楚地了解病情现状、治疗目标与方案，这一过程中医疗团队所有成员积极倾听、同理情绪、解答困惑，其中运用的具体沟通技巧如下。

（1）告知前加以善意提醒，"今天恐怕我们要讨论一些坏消息。"

（2）信息明确扼要；运用"我希望……我担心……"的表述，例如"我希望你的孩子可以尽快从监护室出来，考虑到目前感染还没有控制，我担心孩子撤离呼吸机会比较困难。"

（3）重要的信息放在前面，尝试使用"概括—停顿—正文"的告知顺序，即首先说出信息要点，进行停顿（此时患儿或家属需要时间处理信息，医生同时观察其反应），然后具体解释。

（4）避免使用医疗术语，尽量使用对方能够理解的语言，例如，在使用"ECMO"时需要向家长解释，确保家长能够理解。

（5）介绍信息后询问是否理解。

4. 坏消息告知的沟通结束

医生询问小蕊父母是否还有其他疑惑，总结本次谈话达成的共识，并告诉小蕊父母相应人员的联系方式。小蕊父母表示目前没有其他疑问，感谢医疗团队的支持。小蕊父母说道："医生们的关心和解答让自己觉得很安心。"一般情况下，会谈结束时需注意以下几点。

（1）总结会谈的要点和共识，可以邀请患儿和家属进行复述。"你们能够告诉我这次谈话你了解到的信息吗？"

（2）提出建议并告知接下来的计划。

（3）询问反馈。"你们还有什么希望了解，或者希望让我们知道的吗？"

（4）做出承诺。"整个团队会与你们一起努力帮助孩子渡过难关。"

1个月后，小蕊的胸引管被拔除，渐渐恢复下地行走，她的脸庞再次洋溢起灿烂的微笑。出院那天，爸爸妈妈向所有照顾过小蕊的医务工作者一一道谢，称他们就像"阳光驱散乌云一般"，有他们的陪伴感到很踏实和有希望。

三、案例点评

1. 沟通的重要性

医患沟通是医学临床实践的重要内容，也是医学人文关怀的集中体现。医患沟通需要关注"证据"和"线索"，即"沟通什么"以及"如何沟通"，需要医疗团队在沟通前仔细查找相关的临床证据，团队内部能够达成一致的目标并且有意识地实践有效的沟通方法；了解"患儿及其家属的价值观"也十分关键，需要进行多学科干预，回应患儿和家属的全面需求，倡导患儿的权益最大化；医生需要根据患儿的家庭动力、医疗团队氛围、当地的医疗环境与体制以及所处社会的文化与信念等系统性因素，持续性地学习和调整医患沟通模式，以满足不同患儿的个性化照护需求。

2. 有效沟通的过程

医患沟通中有效地告知"坏消息"可以总结为"六步骤"：第一步准备，准备环境、物品、信息、参与告知成员；第二步评估，评估患儿和家属对病情的理解程度；第三步告知，告知患儿和家属关于疾病治疗和预后的信息；第四步回应，积极地回应和同理患儿和家属的情绪反应；第五步询问，询问患儿和家属对于治疗的目标、担忧、意愿、态度以及支持性资源；第六步计划，执行并且评估会谈中达成的计划。每位儿科医生应遵循医学伦理要求和患儿中心理念，具备有效医患沟通的能力，对于患病的儿童和家庭更需要在沟通中体现个别化的人文关怀。

（张　侃）

温度让危重症患儿暖心

一、案例背景

小虎(化名)是一位13岁的男孩,瘦高的个子,腼腆内秀。他自小体弱,因为先天性心脏病、蛋白尿、间质性肺炎,童年时代几乎是在各家医院度过的。这一次,因为肝肺综合征、重度贫血、血小板减少、蛋白尿,小虎来到上海市儿童医院就诊,住院期间明确诊断为:肝外门体静脉分流(Abernethy畸形)。因为已经出现各脏器功能损害,医生告知父母,肝移植术是小虎想要获得根治的唯一可靠方法。虽然知道这是一场极其艰难的手术,肝源、费用、术后管理无一不充满未知,但联系移植中心后,父母毅然决定:"小虎加油,我们换完肝,一切都会好起来的!"

等待肝源和移植的过程非常顺利,然而,就在肝移植术后第9天,小虎突发颅内出血。虽然及时手术,但是术后出现脑功能障碍、急性肾功能衰竭、移植肝排异反应、腹腔高压综合征、腹部伤口裂开,小虎戴着呼吸机由移植中心转运回到儿童医院重症医学科。

思考问题

1. 儿童重症监护病房(pediatric intensive care unit, PICU)内,如何通过有效医患沟通,帮助家长认知孩子的疾病?

2. 针对可能预后不良的患儿,应如何实施医患沟通?

3. 在PICU长期无陪护的过程中,如何通过有效医患沟通,对家长情绪进行人文关怀?

二、案例分析

1. 展现专业，充分尊重，有助于家长正确认知危重症患儿的病情

考虑到小虎术后的并发症多且重，可能随时面临死亡或植物状态，PICU 医生计划与小虎家长进行谈话，详细告知病情、解答困惑并就治疗中的困难与家长达成共识。医生邀请小虎的父母参与谈话，① 解释当前小虎病情的主要问题、主要医疗措施及可能预后，了解家长对于抢救的态度；② 尽全力积极抢救；③ 给予充分的情感支持，帮助家长对于现已产生的危机和可能产生的不良结局有充分的心理准备。

与家长的谈话在重症医学科家长接待室进行，主治医生围坐在家长两旁，以便及时提供情绪支持。在告知病情和患儿预后状况之前，主治医生向患儿家长展示了孩子的视频、照片，询问患儿家长在前期病情解答中已经了解到的信息，坦诚表达现有的救治可以改善部分脏器功能，但由于脑损伤，可能无法撤离机械通气，拟行气管切开，同时遗留永久肢体运动障碍。医生向家长展示气管切开的示意图，谈话过程中医生询问父母是否理解相关信息并且及时提供情绪支持。

在医患沟通过程中，由于绝大多数患儿和家长的医学知识有限，加之精神紧张，有时会感到茫然，尤其在至亲因重病入住重症监护病房，迷茫、无措甚至是拒绝与否认往往是家长们首先表现出的心理状态。面对这种需要家长在短时间内接受孩子病情变化的情况，医生可以通过在现场陪伴、倾听的方式，让家长身临其境地感受 PICU 的氛围：专业的、严谨的、庄重的、温情的，以便尽快与家长建立信任，解释复杂难懂的医学问题。

2. 针对可能预后不良的患儿，共情与换位思考促进医患关系

PICU 内收治的患儿除病情危重外，合并症多、并发症重、预后不确定也是他们的共同特性。面对家长的心理预期，除了如实告知患儿的病情外，更需采用换位思考的方式，与家长共情，运用自身的医学专业知识和临床经验，帮助家长面对、接受孩子的病情。同时既作为孩子的医生，又作为孩子的家长，向家长分析如果我的孩子面临这样的境况，我可能会怎样想；如果预后不良，做怎样的选择和决定可以做到不留遗憾，以此为孩子选择一个最为合理的治疗方案，最大限度地保护孩子和家庭的利益。

按照 PICU 隔离要求穿戴防护服后，医生可以让患儿父母进入 PICU，向其

解释血液净化仪、呼吸机、心电监护仪、无创血流动力学监测、振幅整合脑电图屏幕上的数值是何意义;严格手卫生后,让父母握住小虎的手,诉说悄悄话;陪同的医护人员尊重父母,表现真诚,主动倾听,给予抚慰。

3. 在PICU长期无陪护的过程中,医务社工与新型探视模式结合,对家长情绪支持进行人文关怀

经过积极救治,小虎的肾功能恢复正常,移植肝排异反应消退,在接受气管切开手术后,逐渐撤离了呼吸机,但是腹壁伤口全层裂开,反复手术清创促进伤口愈合与建立肠内营养的治疗需求,使小虎在PICU里一住便是9个月。家长无法探视,面对巨额的医疗费用,未知的预后,为缓解家长的焦虑,医生通过向医院管理部门申请,医务社工参与,为小虎家长开通视频探视机,为小虎申请了医疗救助基金,也为疫情期间滞留医院的父亲提供餐食与住所。

《爱丁堡宣言》中指出:"病人理应指望医生成为一个专心的倾听者、仔细的观察者、敏锐的交谈者和有效的临床医生,而不再满足于仅仅治疗疾病。"医学是科学与人文的统一,医学与人文社会科学应当是协调、共生、互补、互动的交融关系。儿童重症医学科收治的都是发生器官功能障碍的危重症患儿,绝大部分需要高级生命支持治疗,面对亲子分离的焦虑,对孩子疾病的恐惧,对家长的陪伴和鼓励可以让爱成为沟通的桥梁,让家长在疾病的寒冰中感受到PICU的温度,充分的尊重,如实的告知,构建起信任的桥梁,基于生理、心理、社会、精神层面的全人关怀视角,给予患儿和家长社会支持与心理照顾,帮助患儿及家长降低恐惧、焦虑情绪,帮助家长缓解经济压力,提升抗逆力。

经历PICU整整9个月的艰难救治,小虎移植肝功能正常,肾功能正常,腹壁伤口愈合,气管造口中,可进食流食,肢体活动恢复中,最终转出PICU,进入康复医院继续后续治疗。就在不久前和小虎的视频通话中,PICU的医生们欣喜地发现,小虎长胖了,肢体活动逐渐灵活,而且小虎也记得在PICU和他朝夕相处的医护人员,腼腆地冲着镜头笑。

三、案例点评

医患沟通是人际传播的重要场景之一,从人际传播视角来看,医患双方处于各自的社会角色中,通过语言表达和非语言表达完成双向互动过程。从人际传播的特点来分析,医患沟通既有人际传播的普遍性,又包含着特殊性。医患双方互为传播者和受传者。医患沟通的本质是互动,医患双方通过不断地问询和回复实现信息的互动和传播,二者进行共同决策,沟通在不断传播和反馈中实现。

Burgoon 将其定义为患儿与医生之间的人际传播活动，而这个活动是发生在诊疗室里，以及疾病治疗的场所中。

医患沟通既是医学临床实践的重要内容，又是医学人文关怀的集中体现。有研究者提出同理心水平的提高是改善医患沟通质量非常重要的途径。同理心也称为共情，是一种能够深入他人主观世界、了解其感受的能力。有关研究结果显示，医务人员具备觉察和识别患儿情绪状态的能力、对患儿情感需求给予及时恰当的回应能够更好地促进良好医患关系的建立和临床治疗效果的实现。

对于"坏消息"的告知，需要医疗团队在沟通前仔细查找相关的临床证据，团队内部能够达成一致的目标并且有意识地实践有效的沟通方法。SPIKES 模型通过以下几点，为医生提供了简洁的程序，用于收集患儿信息、疾病告知、情感支持以及患儿和家属参与治疗计划的讨论和制订。该模型可以改善患儿及家属的焦虑和紧张情绪，促进医患之间的相互理解。

> **知识链接**
>
> S：设定沟通环境（setting up the interview）。
>
> P：评估患者对病情的认知（assessing the patient's perception）。
>
> I：引导患者参与协商（obtaining the patient's invitation）。
>
> K：医学专业信息告知（giving knowledge and information to the patient）。
>
> E：移情稳定患者情绪（addressing the patient's emotions with empathic responses）。
>
> S：策略和总结（strategy and summar）。

在医务社会工作者的整合下，上海市儿童医院形成了以儿童健康服务为主线的"生命树"服务模式，建立了以患儿成长支持为核心，辅以家长成长支持、志愿者成长支持、医护工作人员成长支持的"四叶草"医务社会工作服务体系。身、心、社、灵四个字分别代表"身体、躯体""心情、情绪""社会支持"和"精神、心灵"。"身心社灵"作为一个整体具有两层含义：一是指"身心社灵"四个层面，也就是说，该模式以在这四个层面上进行介入为主要形式；二是指四者之间存在的互动关系，即该模式的目标是促进身、心、社、灵四者之间关系的良性发展，进而实现患儿全面健康的目标。对危重症儿童及家长，人文关怀理念深入人心，为不同治疗时期患儿的家长提供不同层面的支持和帮助：如回应疾病初发期患儿家长的拒绝否认与伤心焦虑、治疗中期的疑惑，对于困难患儿家庭进行经济资源链接等家庭支持系统建设，对患儿及家长开展情绪或心理辅导服务等。

　　按照医学伦理的要求和患儿安全的理念，医患沟通与人文关怀对所有住院患儿都适用。"身心社灵"四位一体的全人健康模式以人文关怀、专业知识和积极态度，为患儿及其家庭提供生理、心理、社会和灵性上的帮助，不仅强调照顾患儿的生理疾病，更关心患儿及其家庭的心理问题和社会支持。

（史婧奕　崔　云　张育才）

让危重超早早产儿向阳而生

一、案例背景

天天(化名)是个 G3P1,26 周早产出生的男宝宝,天天的妈妈曾经怀过两胎,第一胎不明原因流产,第二胎出生时有畸形,生后不久抢救无效病故。作为家庭中的珍贵儿,天天的出生体重仅为 800 克,气息微弱,需要呼吸机支持治疗,无法自主进食,需要胃管鼻饲、静脉营养支持。天天的家人们认为这个孩子是上天给他们的礼物,愿意积极配合医护治疗,但也非常焦虑,担心这么小的宝宝能否顺利成长。

天天的主治和主任医师们深刻理解家属们的心情,每周与家属进行深入谈话,阐明患儿在治疗中存在的种种困难,并耐心地回答家属的疑问,建立彼此的信任关系。天天在治疗过程中,先后出现了肺发育不良、撤机困难、感染、喂养不耐受、眼底病变等早产儿并发症。每次并发症的出现,伴随着医生不断及时地解释病情,说明治疗方案,鼓励家长,点亮家长心中生命的灯。在家长的积极配合下,天天宝宝 3 个月后以 2.5 千克的体重顺利出院,之后的随访也显示天天发育得非常正常。

思考问题

1. 现今的医疗手段治疗下,仍有部分超早早产儿在住院时死亡,存活者也可能存在严重的后遗症。如何就超早早产儿即将面临的情况与家属进行有效沟通,建立良好的信任关系?

2. 由于早产儿疾病的特点,在住院过程中出现了种种并发症,如何鼓励、帮助、支持家长?

3. 早产儿的生长发育及后遗症需要长期随访跟踪,如何通过沟通,提高家属出院随访依从率,帮助家属掌握更多健康知识?

二、案例分析

1. 利用语言艺术和情感交流,建立医患信任关系

新生宝宝是每个家庭的希望,但是超早早产儿的病死率较高,即使这些早产儿存活下来,其发生后遗症的概率也相当大。研究表明,在不同经济水平的国家之间,由于社会文化、个人主观观念、宗教信仰的不同,对于超早早产儿的救治态度存在很大的差异。在我国,救治决策是根据患儿情况及父母的愿望决定是否进行积极抢救。因此,医生与父母之间的有效沟通是决定患儿能否生存的第一步。

有效沟通首先要建立患儿家长与医护人员之间的信任关系。其次,信息传递应该准确、容易理解且无偏见,选用合适的表达方式和通俗易懂的语言,根据患儿家长的文化背景及理解能力来进行谈话。病情告知的时候要体现爱心、同情心,态度和蔼,谈话的重点不仅要强调病死率,还应告知相关存活率,甚至可能存在无后遗症的可能,避免影响最后的决策。

对于本案例的家庭而言,宝宝的降生来之不易,父母对于新生命报以极大的热忱。但是患儿出生后即入住新生儿重症监护病房,并且实施无陪护管理,家长无法直接看到患儿,会产生焦虑,如果处理不当,家属对医生的治疗存疑,则会影响患儿的救治。因此主管医生需要与天天父母进行谈话:① 告知早产儿救治目前的成功率,需要长时间在医院住院,并且告知在住院过程中可能发生的常见并发症以及并发症的处理情况;② 强调早产儿抢救成功离不开医务人员的精心救治、患儿顽强的生命力,以及家长的坚守;③ 给予家属充分的情感支持,并且以其他事例帮助家长树立救治的信心。

2. 详细阐明早产儿疾病特点,帮助、尊重家长,点亮家长心中生命的灯

在患儿病情恶化且有生命危险时,医生和家属常常会面临危重症早产儿是放弃治疗还是继续抢救的问题。一方面由于医疗技术水平的发展,医务人员抢救有严重疾病和并发症早产儿的能力不断提升,可能将患儿从死亡线上拉回;另一方面,存活早产儿可能的后遗症,巨大的经济压力,可能使家属放弃对患儿的治疗。无论是放弃治疗还是继续抢救治疗,医生都应尊重家属的选择。

本案例在入院的第一步告知中,尽管家属对疾病的进展有所心理准备,但真正听到坏消息的时候,难免焦虑和不安。因此,在沟通时医务人员应充分体谅患儿父母及亲属的心情,找一间安静的办公室,耐心倾听,鼓励家长倾诉想法并观察家长的反应。由于天天宝宝的降生对于这个家庭来说来之不易,家属的救治愿望非常迫切。因此,在沟通时,医生需要耐心细致地把自己对患儿病情的判断、将要采取的治疗及各种治疗方案的利弊等信息向家长做通俗易懂的解释和说明,并且向家长解释病情时要以疾病事实为基础,真实、准确地进行表述,让家属了解医疗风险,接受可能出现的最坏结果,但不能因过于谨小慎微而夸大病情危险性,加重家长的不安。同时,适时地提供机会让父母与孩子近距离接触,并做好隔离卫生。在床旁解释病情更加直观,同时让父母感受到孩子顽强的生命力,给予家属救治成功的希望。医生需要告知家属医生的立场,与家属统一战线,只要有 1% 的希望,医患人员都会尽 100% 的努力,促使家属配合医师的治疗,给予重症患儿"生"的希望。

3. 制订长期随访计划,帮助家属掌握更多健康知识,促进患儿健康生长

目前早产儿最大的后遗症包括生长发育和营养状况落后、脑瘫、慢性肺部疾病、视觉缺陷等。这些症状要在生后几个月甚至 1 年才逐渐显现,如果得不到纠正,将给社会及家庭带来沉重的负担。因此,在宝宝出院时,就需与家属积极沟通,告知家属 0~2 岁是大脑发育可塑性最强的时期,在此期间实施有组织、有计划的早期干预,能明显改善早产儿的智能和体格发育,改善其预后。医护人员将制订长期随访计划,定期通过电话、微信等联系家属回院随访,及时发现生长发育过程中存在的异常问题,及早实施早期干预,减少后遗症的发生。

为了增加家属的随访依从性,医生对宝宝进行个案化管理,给每个高危儿建立档案袋,详细记录每次随访的体格测量、必要的辅助检查等。由于照护者对早产儿护理知识的缺乏和经验不足,为了促进医患交流,医护人员们还定期开展家长课堂,对患儿的吸氧、喂养、洗浴、注意事项等进行全面的教育,并且也请康复科医师指导,帮助家长掌握常用的婴儿操,在家中进行练习。同时,在每次随访中,医护人员还会主动照顾家长的情绪,对他们关心的问题进行详细解答,并帮助家长们摆脱焦虑,树立护理早产宝宝的信心和能力。经过医护人员和家长的共同努力,天天宝宝在 2 岁时智能和生长发育评估中完全达到了正常宝宝的水平,并且没有发现任何后遗症,在接下来的生命里,天天将会和其他小朋友一样健康成长。

三、案例点评

生存或是死亡,是医疗永恒的主题。当超早早产儿出生不可避免时,医护和家属就要面临严肃的选择。由于对早产儿所要面临的问题不明确、不了解,对早产儿后遗症和治疗费用感到担忧,部分家属在宝宝出生后就放弃了治疗,生命还未绽放就从此凋零。但是作为医者,抢救生命、医治疾病至上,为了不放弃任何一个生命,医患沟通非常重要。

医患沟通的第一步就是要建立起患儿家属的信任感。由于早产宝宝的生长非常缓慢,通常需要住院 2～3 个月,个别甚至在半年以上,因此医患的沟通需要长期、定期进行。患儿刚出生时,医生应将家属最关心的问题,例如早产儿的存活率、后遗症、费用问题及救治团队以往救治成功的比例详细地告知家长,希望这些答复成为支撑他们参与整个过程的信念。救治过程中,尤其在患儿病情变化时,对家属的担忧、疑问应进行充分的解释,给予家属救治成功的希望。出院后仍需对宝宝进行长期随访,并引导家属积极参与,促进父母与早产宝宝的情感交流,从而避免后遗症的发生,让宝宝健康成长。

(赵冬莹　钱继红)

家庭营养支持助力短肠患儿筑梦未来

一、案例背景

涵涵（化名）是一个13岁的男孩，但是他从来没有上过一天学。6年前的一次肠梗阻使他失去了一半的小肠，术后反复的感染和并发症又让他在这6年间接受了大大小小7次手术，最终原本3米多长的小肠只剩下了11.8厘米，并且经历了一次小肠延长术。涵涵在这6年来辗转多家医院进行住院治疗，在长期肠内、肠外营养的支持下，13岁的少年勉强可以达到9岁孩童的体重，却始终无法出院，更无法像其他小朋友那样上学、吃大餐、外出游玩。目前涵涵的生命虽然无威胁，但无法脱离肠外营养，难道要终身住在医院里吗？

涵涵的母亲带着他来到了新华医院儿消化营养科，希望能有奇迹发生。入院后，医生对涵涵进行了全方位的评估和多学科的讨论，得出的结论是涵涵存在重度营养不良，剩余的肠道功能不足以满足他的正常生长，目前来说，长期肠内、肠外营养是最佳的治疗方案。于是如何让"生存"变成涵涵的"生活"成了这个病例最重要的课题。

思考问题

1. 涵涵行肠切除术已超过2年，小肠自身代偿能力已经稳定，可以预见基本无完全摆脱肠外营养的可能性，因此在告知家属病情的同时，如何帮助家属树立信心和寻求合适的治疗方法？

2. 孩子在6年治疗过程中，一直放置鼻胃管，曾经拒绝放置胃造瘘管。如何让家长和患儿都了解胃造瘘管的益处,明白这是目前最佳的选择,减轻不必要的顾虑?

3. 孩子无法脱离肠外营养,若一直在院内治疗,则无法上学,无法正常和同龄人交流,无法融入社会,缺乏生活质量。如何帮助他们?

二、案例分析

1. 告知不良预后,积极帮助家长确定最佳治疗方案

"坏消息"的告知模式主要包括 SPIKES 模式、ABCDE 模式、SHARE 模式、PEWTER 模式和 NURSE 模式。在此病例中,我们参考了 SHARE 模式的四要素:支持的告知环境、运用易懂易接受的语言告知坏消息、提供可供选择的治疗方案和预后信息、做出妥当的保证和提供情绪支持,并先后和家长、患儿本人进行沟通。我们找了个安静的办公室,先和家长谈话,告知目前的病情及不良的预后,沟通过程中观察家长的接受程度,通过张弛有度的沟通方式让家长认识到目前病情的不良预后,同时也要让家属树立带病生存的信心。由于需要患儿配合长期肠外、肠内营养,而且患儿已经 13 岁了,因此要重视患儿本人的知情权,把病情向患儿本人告知,让他对自己的病情有充分的了解,这样才能做到积极配合治疗以获得更好的生活质量。于是,我们也邀请患儿一起来参与我们的谈话。

主要的沟通内容如下:

(1)目前病情介绍:孩子处于短肠综合征恢复期,小肠代偿功能已基本稳定,在目前的状态下,小肠移植术风险极高,患儿仍需要肠外营养才能维持生命,这就预示着肠外营养可能是长期甚至是终身的。

(2)患儿曾接受一次小肠延长术,效果不理想,小肠移植手术目前成功率极低,预后差,长期肠外、肠内营养治疗是目前最佳的方案。

(3)缓解家长及患儿本人的焦虑情绪:向他们介绍一些长期肠外营养的成功病例,帮助家属树立信心。在此过程中,鼓励患儿及家长积极表达情绪和疑问,尽全力解除他们的担心。

在与患儿本人沟通时,需采用更加的温和、生动的方式:

(1)你现在的这个状态叫作短肠综合征,小肠被切除以后,食物没有办法被充分吸收(用图片解释肠道的位置和功能),无法维持你的正常生长,这也是你总是要住院的原因。

(2)为了能够让你和正常孩子一样长大,我们只能通过静脉输注营养和通

过胃管把营养液缓慢注入消化道,而这些治疗的实施都需要你的配合和努力,所以治疗过程中你有什么不适和要求也可以及时向我们或者你的爸爸妈妈提出,让我们一起努力把不适和不方便降到最低。

2. 实施胃造瘘的沟通重点与技巧

科内医生先进行内部讨论,肯定了该患儿放置胃造瘘管的必要性,同时分析其拒绝的原因,可能有以下几点:① 不愿意再次手术;② 对胃造瘘不了解,害怕出现并发症;③ 对护理胃造瘘管有所顾虑。

内部讨论完毕后,医生邀请孩子和家长一起谈话。科室又准备了一些常见操作的科普宣教手册,结合手册上的图片内容向孩子和家长说明胃造瘘管的放置过程以及胃造瘘术的伤口,告知和鼻胃管相比胃造瘘术的优势:① 不用频繁更换管道;② 造瘘管固定于腹部,孩子面部外观不再受到影响,可以更好地像正常孩子那样生活,也不影响洗澡、运动等日常生活;③ 不会因胃管的留置引起鼻咽部不适,对于生活质量的提高有很大帮助。然后,医生邀请做过胃造瘘的孩子、家长和他们聊聊自己的体验,以及家庭护理上的便捷,帮助孩子和家长消除心理上的顾虑,让他们明白胃造瘘确实可以给孩子的未来生活带来裨益。

同时,我们也充分尊重孩子和家长的自主性原则,给孩子和家长一些理解和考虑的时间,让他们对于胃造瘘手术以及今后带胃造瘘管生活这件事做好心理准备,等待家属主动与医生交流,以共同制订诊疗决策。

3. 患儿今后生活质量的改善

患儿目前处于短肠综合征的恢复期,肠内、肠外营养治疗方案已比较稳定,无须其他特殊治疗,可在基层医院继续治疗。为实现白天上学、夜间输注肠外营养,在我们的帮助下,患儿家长和家乡当地的医院建立联系,我们将营养治疗方案发给对方,并建立远程会诊机制,以减轻家长、基层医院双方的担忧,初步推动了家庭营养支持。

患儿因长期住院治疗,在社交能力方面有一定的欠缺,好在现在有先进的信息化设备,成为患儿了解世界、了解社会的平台。住院期间,我们定期安排志愿者多与患儿谈谈自己的生活和理想,也组织病房里的孩子们一起参与活动,学习手工劳作。医护人员也经常抽空和孩子进行交流,告知他一些疾病相关的科普和营养知识,努力成为他们的家人。这些举措让患儿在出院回当地治疗后能够更好地与周围的人交流,减轻患儿的自卑心态,并且与人交流时也有自己能够感到自豪的谈资。

三、案例点评

1. 特殊疾病的告知

美国医生特鲁多的名言"常常去安慰，总是去帮助，偶尔去治愈"体现在这个案例上最为合适。这种虽然不是恶性，但是也需要终身治疗的疾病对于病人和家属都是一种负担，为了能够更好地配合治疗，更及时地发现并发症，对患儿和家人的宣教和关怀有时比住院的治疗更为重要。但是医学术语往往晦涩难懂，而患儿的病情又非常复杂，因此在沟通时需要选择通俗易懂的语言进行交流，交流时要有同理心，不要毫无情感地介绍病情。

一般儿科患儿的告知，多重视与家长的沟通，而容易忽略与患儿的沟通。随着儿科学诊疗的范围越来越大，社会信息的流通性越来越快，与青少年患儿的沟通逐渐变得重要。就这个病例来说，患儿需要长时间与疾病作战，与其对他的病情有所隐瞒，不如让他对自己的身体有一个更为全面的认识。但是与患儿的沟通与成年人的沟通有所不同，这就要求儿科医生能够与时俱进，了解各年龄段患儿的兴趣所在，在沟通交流时用他们熟悉或者喜欢的事物作比喻，或者让同龄人之间互相交流，让患儿更能够接受所告知的内容。

2. 告知更优的治疗方案

在该案例的治疗过程中，胃造瘘术一直是医生认为最适合患儿的肠内喂养方式，但是家属由于对未知新事物的恐惧，对这个手术起初是拒绝的。而我们作为患儿的主治医师，认为胃造瘘管喂养确实是最适合长期肠内营养以及长期置管的方案。

因此我们先通过科内会议讨论家长和患儿可能存在的顾虑，对于每一个问题进行一一讨论，做好准备后再与家属、患儿一起谈话，用图解说明手术方式、并发症的情况，还邀请有相同经历的患儿来分享经验，同龄人之间的语言及交流会更有效率。与此同时，我们也充分尊重孩子和家长的自主性原则，不强迫、不歧视。

3. 生理—心理—环境医疗模式在儿科的体现

孩子尤其是久病的孩子大多比较敏感，平时一见到白大衣就容易产生恐惧，因此在整个交流过程中，医生需要与患儿建立互相的信任，不能因为"签字"的是家长，就忽略了与孩子的交流。本案例中，几乎所有重要谈话都有孩子的参与，不仅是为了孩子的知情权，更重要的是要让孩子能够面对自己长期带病生存的事实，并且以积极的态度去面对它。

另外，儿科对医生的要求也比较高，需要医生在学好自己专业、精进自己技术的同时再学习一些人文方面的知识，了解不同年龄段患儿的需求，这样才能以同理心与患儿进行交流，更能够让患儿接受，而不易产生忤逆的心理。

（陶怡菁　颜伟慧）

过关斩将通气道，柳暗花明畅呼吸

一、案例背景

琪琪(化名)是个36周出生的早产儿,生后因为窒息进行了气管插管,半月后病情变化,又出现呼吸急促,当地住院诊断为"重症肺炎、呼吸衰竭",经无创呼吸机辅助通气、抗感染等治疗,琪琪还是有明显气促,需靠呼吸机辅助呼吸,琪琪的父母焦急万分。医生与家属积极沟通,得知琪琪的父母都是农民,对疾病的认知并不多。医生仔细倾听家属诉求,帮助家属理解孩子病情,同时还安抚家属情绪。得到家属的同意后,医生对琪琪进行了支气管镜检查,发现琪琪存在声门下狭窄。医生再次与家属沟通,告知后续还需行气管切开,气管切开后还要做多次气管手术,做好打"持久战"的准备。想到幼小的琪琪要经历接二连三的手术,手术风险大,术后还要面临感染、喂养、呼吸训练等各种问题,家属们疑虑重重,对手术充满恐惧和排斥,对琪琪既担心又心疼。

医护人员充分告知病情,多次与家属谈心,安抚情绪,给家属建立信心。随后,医生顺利地对琪琪进行了气管切开,琪琪的呼吸也逐渐好转。经过多学科合作,在琪琪2月龄的时候又进行了气管成形术、声门下狭窄球囊扩张成形,术后又进行了多次气管镜检查。坚强的琪琪渡过了层层难关,每日尝试封闭气管套管,积极锻炼自主呼吸能力,病情稳定后回家居家护理并定期随访。终于在气管切开5个月后拔掉管子,封闭气管切开伤口,琪琪可以和正常宝宝一样呼吸了。

思考问题

1. 对于手术患儿,该如何沟通,获取家属的知情同意?

2. 针对病情复杂的患儿,应如何解释病情,保障良好的医患沟通?

3. 如何在"医患共治"的过程中提升人文关怀?

二、案例分析

1. 良好的术前、术中、术后沟通,获得知情同意

受限于患儿家属的专业知识,其心理预期与客观疗效、预后之间容易产生认知偏差。同时,手术本身的高风险及术中、术后可能出现的种种问题都可使家属对治疗产生怀疑、恐惧、消极等负面情绪。手术前后以家长能最大限度理解的方式答疑解惑,将为什么要手术、手术怎么做、术中风险、术后并发症等表达清楚,切中要害。充分告知后应获取监护人的知情同意。当术中发现需要改变术式或改变麻醉方式等,也均需经过及时的医患沟通获取知情同意。

本例患儿进行的气管切开、球囊扩张、支气管镜检查都是手术操作。就气管切开来说,首先需向家属表明气管切开的必要性,这些操作都是为了防止意外窒息危及生命。家属对于气管切开存在各种疑虑,如:气管切开是手术,害怕危险;担心切开后容易感染;担心拔不下管,一直带管等。针对家属的顾虑,医生需一一详细解释,例如:① 现在的气管切开安全程度很高;② 气管切开后护理到位,感染也并不一定发生;③ 对琪琪来说,气管切开还能大大降低咳痰不畅导致的肺炎的发生率;④ 气管切开只是一个过渡阶段,带管呼吸一段时间后随着声门下狭窄改善,锻炼经口、鼻呼吸的能力,尝试堵管后能耐受就可以拔出气切套管,切口消毒盖上纱布,一般3～5天就可以自行愈合;⑤ 疾病恢复需要一段时间,这期间也会多次复查气管镜,观察气道狭窄的情况,如果有问题及时处理;⑥ 气管切开最常见的并发症是出血,但后期基本都能止住,其次是皮下气肿,慢慢都能吸收。

2. 注重复杂病情的解释与沟通,帮助家属理解病情

在医疗实践中,医护人员围绕疾病的诊断、治疗会产生各种各样的问题。对于疑难疾病或慢性疾病来说更是如此,诊疗过程中病情的变化、治疗后的转归等都会影响下一步诊治计划。这些问题都需要与患儿监护人进行及时、有效地解释,获取家属的配合。对于疾病的有效沟通,应由经验丰富、专科技术水平高的主诊医师负责,护理人员参与。医护人员应对相关疾病的演变过程了然于胸,对患儿家属的常见疑问进行细心、耐心地解释,正确告知疾病的发生过程和治疗效果,增强患儿和父母等对疾病诊治的信心及对医护人员的信任。沟通环境应安

静、相对封闭,保护患儿隐私,医生应倾听、观察,同时鼓励家长倾诉真实的想法。

在具体沟通实践中应注意以下几点:① 对监护人过高的期望须予以降温,监护人对疾病的相关错误认知须予以纠正;② 对有危险或预后不良,有一定发生率的疾病要交代清楚;③ 对治疗效果不明显或有并发症的疾病,须正面、多次、反复告知监护人。

本案例中,在入院告知、手术前谈话、病情变化谈话等与患儿家属进行多次、详细沟通。本例患儿家属文化水平相对较低,对疾病的认识相对更欠缺,沟通中要注意减少专业用语,使用家属能理解的语言表达。解释病情应详细、形象、通俗易懂,也须让家属了解医疗风险,接受可能出现的最坏结果。病情解释应贯穿住院全过程,每日查房在床旁解释病情,及时反馈相关检查结果、下一步诊疗计划等。

3. 理解家属情绪、心理特点,在"医患共治"中建立良好医患关系

疾病的诊治并不只是医护单方面的工作,家长的共同参与也非常重要。医护人员需充分理解患儿家长焦虑、恐惧的问题所在,表达对家长的理解、关心和支持。在沟通时强调同理心、换位思考的重要性,医务人员应平等对话,对患儿家属的处境表示充分理解和体谅。同时医务人员也应鼓励家属,让家属感受到在与疾病抗争的过程中医生一直在全力以赴,给予家属救治成功的希望。

本例患儿家属尽管有了一些心理准备,但仍有许多疑惑不解及对未知的恐惧,对于病情变化还是会焦虑和不安。医生多次、充分、详细地与家属沟通,充分理解家长对于手术、长期诊治等的焦虑、不确信、担忧,同时也通过安全有效的诊疗控制病情,让家长看到医生的努力和能力,获取信任,安抚情绪。

三、案例点评

对疾病缺乏认知、对未知的恐惧和对医疗缺乏信心是许多家属放弃诊治的重要原因。为了让宝宝得到最佳的诊疗,获得家属的配合,医患沟通非常重要。

复杂疾病恢复时间较长,住院时间也相对长,医患的沟通贯穿疾病诊疗全过程。疾病的诊疗是"共治"的过程,需医护、患儿、家庭共同参与。在不同阶段,家属对疾病关心的内容不一样,与家属沟通的重点也应做出相应改变,在患儿病情变化时,对家属的担忧、疑问应进行充分的解释,给予家属救治成功的希望,提供家属更多的支持。患儿疾病得到诊治的同时,参与"共治"的每个人都会被治愈,心灵得到安抚。

(应晓兰　张　磊　殷　勇)

第十章
疑难罕见病的医患沟通

让先天性上呼吸道梗阻患儿呼吸更顺畅、健康成长

一、案例背景

宸宸(化名)是一位出生1月16天的小婴儿。出生后2天家长就发现孩子呼吸费力,伴有明显的喘鸣声,而且吃奶量很少。一个月来宸宸呼吸费力和喘鸣声都加重了,而且伴有明显的咳嗽气促,到了当地医院检查,诊断为肺炎。抗感染治疗后,宸宸的肺部感染迟迟不见好转,家长遂将患儿转运到了我院。通过检查发现,孩子下颌明显后缩,舌根后坠,同时伴有软硬腭裂。

结合患儿肺部感染迁延不愈和基因检查结果,我院诊断为皮罗综合征(Pierre-Robin syndrome)。该综合征为胚胎时期下颚发育不良所致,表现为下颌发育低下——小颌,或发育正常的下颌后移——缩颌,舌后坠,并经常合并不完全性腭裂。患儿出生后由于小颌或缩颌,舌头后坠,可以引起频繁的呼吸困难,甚至呼吸道的完全梗阻,严重时可以威胁患儿的生命。这一综合征是引起婴儿先天性上呼吸道梗阻的重要病因。

思考问题

1. 如何通过全面分析患儿病情及家庭现实情况,帮助家长做出合理的治疗方案选择?

2. 如何关爱需长期护理的重症患儿家庭?

3. 临床医护可以通过哪些具体的工作,帮助先天性上呼吸道梗阻患儿的家庭?

二、案例分析

1. 全面分析病情并结合患儿家庭实际情况进行治疗方案的选择

对于宸宸的情况,在进行抗感染治疗控制肺部感染后,耳鼻咽喉头颈外科医生给出了两种治疗方案。

(1)必要时气管切开,从颈部置入气管套管,解除孩子的呼吸困难,同时在患儿年龄增大、发育相对完善后进行二期手术,解决气道梗阻问题,再尝试拔除气管套管,封闭颈部造瘘口。这种解决问题的方法是临时性的,对主诊医生而言相对简便快捷,但患儿家长将面临更为沉重的护理压力。

(2)通过微创手术对宸宸短缩的下颌骨进行截骨牵引(目前共识的根治方法),经过数月的不间断牵引,使下颌骨形态得到矫正,从根本上解决孩子呼吸道梗阻的情况。这种方法对于手术技能的要求高,医疗费用相对较高,需要经过3~4个月的随访观察周期,同时也对患儿家长的居家护理提出了更高的要求。

主诊医生怎样帮助患儿家长选择更为合适的治疗方案呢?现代医学的专科化趋势愈发明显,单纯从专科角度考虑问题容易"一叶障目",看到的只是疾病的"冰山一角",而患儿的家庭状况、家族既往病史、家长的受教育状况、理解能力及心理状态,往往在考虑之外,但这些因素却能直接影响患儿的预后和转归。我们在帮助患儿家长进行重大抉择时,应当获得完整的"疾苦"拼图,尽可能在治疗过程中使孩子获益最大化,具体包括以下几个方面。

(1)根据客观病情需要进行判断是治疗方案选择的基础。如果孩子已经出现了威胁生命的上呼吸道梗阻表现,则应首先选择气管切开,以保全孩子的生命。

(2)患儿复诊随访的难易程度和经济能力是治疗方案选择必不可少的考虑因素。此类疾病的治疗需要进行定期的随访观察,以便及时调整牵引的力度与速度。同时,在出现病情变化,比如呼吸困难加重时,患儿家庭需要具备及时就诊的条件。因此,复诊就医的交通、食宿以及家庭负担也是在选择治疗方案时需要考虑的重要因素。

(3)患儿家长的理解力也是治疗方案选择时不可忽视的因素。进行下颌骨矫正时,患儿家长需要配合医生在居家环境下独立进行必要的牵引器调节,这就需要家长具备较好的理解能力,学习掌握一定的操作技能。

2. 如何关爱需长期护理的重症患儿家庭

先天性上呼吸道梗阻患儿的家长除了在为人父母之初学习如何照顾好小婴

儿以外,还肩负着照顾和护理患病儿童的重担。比如,接受了气管切开治疗的患儿,需要每日由家长清洁颈部气管套管周围的皮肤,更换套管的纱布垫。同时,家长需要为患儿定期进行湿化套管、吸痰以避免套管阻塞,还应该在套管脱出气管时及时识别,尽快送医。上述种种护理操作听上去很复杂,容易使一些患儿家长感到迷茫、焦虑甚至抵触。我们在救治患儿的同时,应当使用通俗易懂的语言将疾病的原因、造成的危害以及解决方案向患儿家长详细解释说明,更加耐心细致地帮助患儿家长熟练掌握一定技能,尽量使这些陪护工作不给家长带来太多的困扰或占用家长过多的时间和精力;我们更应当通过积极鼓励和正面引导,增加患儿家长战胜疾病的信心,提升医患信任度和治疗依从性。

医护人员应当耐心细致、循序渐进地传授护理技能。患儿家长大多没有接受过护理技能培训,掌握吸痰雾化、更换纱布垫等操作,需要医生护士反复耐心地示范,培训过程中切忌态度生硬粗暴,避免加重患儿家长的焦虑情绪。同时打通就医复诊渠道,简化流程,尽可能方便患儿家长。在实际工作中从工作的各个环节做好预约和提前安排,尽可能减少患儿家庭时间、精力和费用的支出。

3. 和患儿家长的沟通及人文关怀,是提升治疗效果的关键

真正优秀的医生除具备高超的临床诊治技能外,还必须掌握复杂的沟通能力,包括排解忧伤、克服恐惧、告知坏消息。站在患儿家长的角度考虑问题,"共情"地体会他们最在乎什么,需要怎样的帮助,才能切实做到"患儿利益至上"。具体可以从以下几个方面加强工作。

(1)积极利用医院互联网平台,使此类患儿遇到问题和困难时能够得到及时的咨询和解答。咨询和获得帮助的渠道通畅能够有效减少患儿家庭的不必要奔波。

(2)积极促成病友间的互助和交流。通过经验分享、资源共享等互助的方式,使患儿家长更有安全感、安心感,同时更为方便地获取必需的医疗物资。

(3)积极联络组织医院和社会力量,为患儿家庭提供合理的救助。本病例中,宸宸通过医院获得了公益基金的资助,解决了家庭的燃眉之急,治疗得以顺利开展。

三、案例点评

医生在进行临床诊疗过程中往往会需要各种决策。怎样选择主要基于对病情的准确判断,同时还受制于社会、家庭及心理等主客观因素。某些时候作为医生帮助患儿和家属做出合理选择是关键而又艰难的,尤其当服务对象是小婴儿

时。在宸宸的案例中,医生们就需要面对这样的难题。这位皮罗综合征的患儿单就临床表现而言,有机会接受下颌骨截骨牵引治疗,从根本上解决上呼吸道梗阻状态。然而,患儿家庭远离经济发达地区,随访复诊相对困难,同时下颌骨牵引器械的费用对于宸宸的家庭也是一笔相当可观的支出。考虑到宸宸本人及其家庭的客观情况,我们也可以选择加强对症支持治疗,在必要的时候通过气管切开来挽救患儿的生命。在交流过程中,专科医生可以感受到宸宸家长对于更优治疗方案的强烈渴望,宸宸妈妈还向主管医生坚定地表示,她一定能够学习掌握必备的居家护理技能,陪伴宸宸度过随访复诊周期。

宸宸家长对于救治孩子的坚定和执着,鼓舞了耳鼻咽喉头颈外科的医护,最终医生选择了下颌骨截骨牵引手术。孩子需要进行基因检测以明确疾病性质,从而制订精确的治疗方案,科室通过学科建设经费代替患儿家庭支出了这笔费用。医院层面也经过多方努力为宸宸争取到了公益基金资助,帮助患儿家庭渡过难关。主管医生优化了术后复诊方案,在病情允许的范围内尽可能减少患儿家庭的奔波,降低交通食宿成本。护理团队提早开始传授居家护理技能,帮助患儿家长备齐医疗物资,通过缩短住院天数,进一步减轻了患儿家庭的经济负担。广大病友的鼓励与关怀也使宸宸家长消除了焦虑情绪,能够乐观从容地面对一系列困难和挑战。通过下颌骨截骨牵引手术,宸宸的上呼吸道梗阻状态得以解除,颌面部畸形得到了很大程度的矫正。沉重的负担由家庭、科室、医院和社会上的好心人共同承担,就不再难以承受。

我们在医疗工作中面对的各种选择不能仅仅基于纸面数据。在科学理性、无私奉献和勇于担当的基础上做出决策,才能真正帮助患病儿童获得更加美好的未来。先天性上呼吸道梗阻患儿长大的道路能不能走得更远,单靠医生护士的力量是远远不够的,更需要家庭的坚持和社会的帮助。医疗行为不单单是技术,也是关心关爱,更是从各个维度尽可能提供帮助。

(徐宏鸣　李晓艳)

为重症遗传性疾病患儿家庭带来希望

一、案例背景

珍珍(化名)是个 25 天的新生宝宝,在胎龄 36 周时因为宫内窘迫剖宫产出生。她在出生时发生重度围生期窒息,仅有心跳,没有呼吸,经过复苏后,在气管插管、呼吸支持下被转运至某医院的新生儿重症监护病房(NICU)。医生在查体时发现珍珍存在明显的全身水肿,随后珍珍出现无尿,血生化检查发现低蛋白血症,24 小时后血钾升高至 7 mmol/L,结合其存在严重的宫内窘迫和围生期窒息病史,考虑急性肾损伤(acute kidney injury,AKI)诊断成立,符合持续性肾脏替代治疗(continuous renal replacement therapy,CRRT)的指征,予 CRRT 治疗。治疗 5 天后,珍珍的尿量、电解质逐渐恢复至正常范围,但仍表现为全身水肿,且实验室检查结果显示大量蛋白尿、低蛋白血症,提示珍珍可能存在先天性肾病,预后不良,医生请珍珍家长到医院沟通下一步的治疗决策。

思考问题

1. 针对重症遗传性疾病的患儿,如何进行医患沟通前准备?

2. 如何实施医患沟通,达到有效医患沟通的目的?

3. 如何在医患沟通的过程中提升人文关怀的成效?

二、案例分析

1. 充足的沟通前准备是进行良好医患沟通的重要基础

这是一例危重的罕见病患儿。该患儿经历了重度的围生期窒息,导致其发生急性肾损伤,无尿,处于肾功能衰竭阶段。为挽救生命,该患儿接受了 CRRT 治疗,度过了急性肾功能衰竭阶段,尿量逐渐恢复。病情的好转为患儿家长带来了希望,但后续患儿存在持续蛋白尿,且经过 2 周余的积极治疗,每天仍有大量蛋白从肾脏丢失。经肾脏内科会诊,珍珍被诊断为先天性肾病。新生儿期发病的先天性肾病患儿往往预后差。部分先天性肾病可通过基因检测明确病因,有利于患儿家庭以后的生育选择。在沟通前,主管医生应对患儿复杂的治疗过程熟记于心,对新生儿期发病的重症先天性肾病相关资料做好复习,对家长希望了解的肾病发病率、病死率、治疗方案及费用等信息有深入的了解。因本次沟通涉及基因检测,应邀请新生儿科遗传病专业的医生共同参与谈话。

疾病预后不良往往给家长带来情绪上的巨大压力,沟通过程中应注意做好安抚。因患儿病情危重,应事先征求患儿父母意见,除父母作为监护人外,是否需祖父母、外祖父母,或其他重要家庭成员派代表参加。因很多医院不具备专职的社工为患儿家长提供心理疏导,在告知家长坏消息时,治疗团队中年资最高的医生应负责安抚疏导家长情绪。

若沟通后家长有意愿进入 NICU 探望患儿,事先应将患儿所在区域与其他患儿分隔,不影响 NICU 的其他医疗行为,同时避免其他患儿的抢救治疗过程影响患儿家长。危重患儿外观水肿严重以及全身放置多种器械管道,可能会加重家长的不良情绪。探视前应整理病床单位的设施,清理口鼻分泌物,注意细节管理,包括更换清洁、无污渍的气管插管固定胶布,让患儿表现为安静无痛苦的状态。与此同时,应安排好床位护士在床旁陪同,随时进行安抚工作。

治疗团队在谈话之前应达成共识,明确谈话的目的:① 让患儿家长理解患儿病情的危重性及目前的治疗困境。② 若家长有再生育的意愿,建议从优生优育的角度,完成先天性肾病的遗传诊断,预防下次妊娠发生类似情况。

2. 优化沟通方式,促进医患和谐关系

(1)反复告知家长治疗的风险。严格按照实事求是的原则,真实、准确地告知家长患儿疾病诊治的疗效和风险,解除家长的疑惑和侥幸心理,使其面对现实并积极配合治疗。若医生过于"善心",不忍心交代疾病的不良预后和治疗的风险,误导家长,易留下不必要的纠纷隐患。

（2）尊重家长对治疗方案的知情选择权。完善知情告知同意书，严格执行谈话签字制度，充分尊重患方的知情权和选择权。医生应向家长进行通俗易懂的解释，告知家长治疗方案和备选的替代方案。

（3）谈话在病房接待室进行，环境应安静、整洁。负责的医生应坐在患儿父母正对面，方便交流。医生应注意自己的身体语言，不宜有跷二郎腿、晃动身体、接电话等动作。

（4）医生可对患儿前一阶段的治疗过程进行简短的总结，进而告知目前治疗上无法逾越的困境。因患儿治疗过程中出现短暂的尿量增加，肾衰竭好转，家长提出是否可以重新启动肾脏替代治疗。医生应告知家长，肾脏替代治疗可能会改善全身水肿，但不能逆转肾病、蛋白尿的进程，且花费昂贵，建议选择保守治疗。在此过程中，医生应充分尊重家长的知情权，让家长理解各种治疗方案的利弊。

（5）在谈话结束时，医生应询问家长是否仍存在疑问，并告知基因诊断结果出来后会及时告知。如能明确先天性肾病的基因诊断，在患儿家庭下一次生育前，医生可以帮助联系产科优生优育团队。

经过良好且有效的沟通，患儿家长对医疗团队的工作表达了感谢。虽然患儿预后不良，但家长认为家庭和医院都尽到了最大的努力。

3. 关注家长心理特点，提升人文关怀

（1）医生应真诚、耐心地向家长普及有关遗传病的基本医学知识，使家长可以客观科学地看待遗传病。

（2）医生应使用恰当的、平实易懂的语言，告知家长诊治方案及预后，避免使用生僻的专业术语，造成家长困惑。

（3）尊重家长的知情权和选择权。

（4）在诊治过程中，应与家长保持有效的沟通。某些疾病的诊治过程是一个长期的过程，应及时给予家长医学或精神上的帮助。

（5）儿科医生有责任做好优生优育的预防工作以及遗传诊断和优生知识的宣教。

（6）注意保护患儿的隐私权。

因先天性肾病是遗传性疾病，医生应告知家长基因检测的必要性。家长可能会存在疑问，为什么父母身体健康，而孩子有遗传性疾病。医生应用通俗易懂的语言，告知家长遗传性疾病中隐性遗传和新发突变的可能性。

患儿家长在得知患儿诊断为先天性肾病时，患儿母亲产生了严重的不良情

绪。这时要注意安抚患儿母亲的情绪,告知其现在研究表明每个健康人都可能是隐性遗传病的携带者,导致新生宝宝有发生遗传性疾病的可能。此外,即使父母双方没有携带致病基因,但在受孕和胎儿发育的过程中有可能出现基因的随机突变,导致遗传性疾病的发生。遗传性疾病的发生并不是百分之百,身体健康的父母有可能拥有身体健康的宝宝。如果患儿家庭有健康的同胞,可借此鼓励患儿父母振作精神,不要陷入悲伤的泥潭。

医生可联系遗传咨询团队与患儿家长进行对接,方便后续基因检测报告的解读,增加家长对基因检测结果的理解。先天性肾病是慢性疾病,病程长。在患儿出现病情变化时,有效畅通的咨询通道有助于增加家长面对治疗困境的勇气。

在沟通结束之前,医生有时需陪同患儿父母至 NICU 病房进行探视。此时床位护士应已经整理好患儿的状态。医务人员可在床旁向家长介绍患儿的生命监护设备,并主动解释孩子目前喂养的情况,打开包被或尿布让家长看到患儿的皮肤护理情况。若探视期间患儿出现哭闹,可给予抚摸或安抚奶嘴。允许的情况下,可让父母在手消毒后拥抱患儿,这对患儿及患儿父母都是良好的安抚行为。家长可感受到患儿在住院期间接受悉心照顾,也能理解患儿存在先天性肾病的基础疾病,容易出现全身水肿加重、尿量少以及并发感染,让家长对孩子的疾病转归有正确的预期。

三、案例点评

这是一例危重遗传性疾病患儿进行良好医患沟通的案例。两年后,这对父母满怀喜悦再次来到某医院 NICU,告知医生他们拥有了健康的宝宝。本案例中患儿的基因检测结果证实患儿是先天性肾病Ⅰ型,存在基因的复合杂合突变,两个突变位点分别来自父亲和母亲。医生帮助家长联系遗传咨询团队,并在患儿母亲再次妊娠时进行产前诊断。医生的医疗行为有时是治愈,但更多的是安慰。在危重症的治疗过程中,医生常面临一些无能为力的治疗困境。此时,良好有效的医患沟通能够为患儿的家庭提供有效的帮助,让家长在山穷水尽的时候有渡过难关的勇气。

(龚小慧)

青春期女孩疾病乐无忧

一、案例背景

小莉(化名)是一名13岁的初中女孩,随着青春期的临近,她的身上出现了一些微小的变化,班上的女生们也陆陆续续地来了"大姨妈",学校老师也适时地普及女生成长过程中的卫生知识,小莉也在等待自己改变的这一天。这天体育课后,小莉突然感到腹痛难忍,去了厕所也无法缓解,卫生老师即刻把她送来医院。急诊外科医生检查发现她的下腹有略微膨隆,按压有疼痛,便询问她是否有月经史。小莉难为情地摇了摇头,于是医生检查会阴部,发现有一层向外鼓起的膜状组织,且没有开孔。医生立刻为她安排了B超检查,发现小莉的子宫异常地大,里面全是浑浊的液体,经诊断为罕见的先天性处女膜闭锁,需要进行急诊手术。这个突发的情况,让小莉以及她的父母一阵焦虑。处女膜手术会影响孩子的生育吗? 还能修复吗? 孩子会不会自卑? 这一系列的问题让这个家庭充满担心、害怕。

思考问题

1. 先天性处女膜闭锁是一种较为罕见的疾病,患儿家庭对于疾病的认知不足,应如何帮助患儿及家属正确认识病情?

2. 如何消除患儿及家属的顾虑,来共同制订医患双方都同意的诊疗方案?

3. 在治疗过程中需要注重哪些伦理原则?

4. 在临床治疗时,应如何通过充满人文关怀的举措,更好地保护患儿隐私?

二、案例分析

1. 运用共情思维，与家长达成共识

医学的服务对象是人，医生要解决的问题不仅是患儿的疾病，还包括患儿的痛苦。患儿的疾病主要指生理上的症状和体征，医生可以利用医学知识、手段和设备来解决这些问题。而患儿的痛苦则是主观感受，除了生理的感受之外，还包括患儿对患病的想法、对疾病严重性的恐惧、对疾病良好预后的期望、疾病对自己工作和生活的影响等，患儿可能会感受到恐惧、焦虑、无奈、怀疑和绝望。这时，医务人员给予患儿专业疾病宣教，具有重要的人文关怀意义。

医学专业态度的十大表征是：耐心、专注、语言、神态、情绪、倾听、告知、解释、微笑和共情。看着小莉父母紧锁着的眉头、凝重的表情，医生耐心地倾听小莉对疾病的看法，鼓励小莉父母说出自己的顾虑，提升医患沟通的效果。同时，通过共情式的沟通方式，医生帮助小莉一家正确认识疾病、消除顾虑，达成治疗的共识，从而实现共同制订治疗方案的目的。

2. 秉承相互尊重的态度，增强医患之间的信任

> **知识链接**
>
> 　　中国医师协会提出的诊疗方案制订三阶段模型：
>
> 　　制订前，医生要弄清患者所知、所想。
>
> 　　制订中，医生要对相关的诊疗方案解释清楚。
>
> 　　制订后，医生要确保患者理解并准备遵从该诊疗方案。

为了达成一致的诊疗方案，医生单方向的"患者教育"是行不通的，医生在同患儿的交流中，应该持科学、开放的态度，这不仅是对患儿自主性的尊重，也是保证患儿的依从性、实现良好诊疗效果的必然要求。研究显示，影响患儿依从性的因素主要包括医患关系的和谐度、病人对自身疾病严重程度的感知、病人对疗效的感知、治疗与病程持续的时间长短、治疗方案的复杂性等。如果对医生印象良好，医生关于疾病的解释清晰，对医生提出的诊疗方案理解和认同，患儿的依从性就会更高。

（1）制订诊疗方案前。

医生在与小莉及其家属共同制订双方同意的诊疗方案前，首先要弄清患儿

和家属的所知、所想。原来,性格害羞的小莉在面对未知的生理变化时自觉难以启齿,认为自己与其他女孩不一样,感到非常自卑。医生在倾听小莉的父母倾诉时,只见他们眉头紧锁,脸上的表情也越发凝重,原来小莉的父母观念较为传统、保守,害怕手术对"处女膜"产生破坏,对今后小莉的名节造成负面影响。

(2) 制订诊疗方案时。

医生在了解小莉一家人的心结后,明确了患儿的真实需求,通过进一步的沟通,为小莉一家详细解释诊疗方案。医生耐心地为他们说明处女膜闭锁的本质,通过规范治疗、月经顺利排出后便可康复的原理,帮助小莉正确认识疾病,缓解她的恐惧、焦虑情绪。针对家属对处女膜缺失的顾虑,医生通过一些临床案例,有的患儿先天性处女膜缺失,有的患儿因剧烈运动如骑马等造成处女膜破裂的例子,委婉地告知小莉父母单凭处女膜来判断一个女孩的贞操是不科学的。

(3) 制订诊疗方案后。

医生根据小莉的检查结果,为小莉制订了最优化的治疗方案。单纯的处女膜闭锁仅需在闭锁的位置开个十字小口方便经血流出,小口边缘再予缝合预防再次闭锁或狭窄即可,这样的操作并不会造成很大的创伤,对今后生育也没有影响。医生认真细致地解释手术的基本原理,帮助小莉一家理解并认同这一治疗方案,为手术的顺利进行奠定了良好的基石。

3. 倡导以患儿为中心的医学伦理

(1) 医学伦理的基本原则。

① 尊重原则。主要包括尊重患儿的生命、人格、隐私权和自主权。② 有利原则,把患儿的生命健康放在第一位,并切实维护或增进患儿相关利益的伦理原则。③ 不伤害原则,不让患儿受到可以避免或不应有的伤害。④ 公平原则,在诊疗过程中,公平、正直地对待每一位患儿。

(2) 医学伦理的应用原则。

① 患儿至上原则,在诊疗过程中始终以患儿为中心,并把患儿的利益放在首位。② 医疗最优化原则,即疗效佳、损伤小、痛苦轻、耗费少。③ 知情同意原则。④ 医疗保密原则。

4. 多方位的举措保护患儿的隐私权

保护患儿隐私权的举措体现在方方面面。

门急诊诊室坚持做到"一人一诊室",合理使用呼叫系统,由导医引导后续病人有序地在诊室门口等候。如有急诊需求,可由护士或导医征得同意后带入,保护前序患儿的隐私。

在处理异性患儿时,不要因为对方是孩子就忽略了他(她)的性别意识,随着社会的发展,幼小的孩子们也有自己对不同性别的芥蒂。但医护人员又是特殊群体,绝大多数时候,很难恰巧找到同性别的医生来诊治。因此医生在开始问诊检查前,需要和"懂事"的孩子们做个简短的沟通,检查的时候最好有与孩子同性别的家长陪同,男医生单独接诊母亲不在身边的青春期少女时需要由女护士在场陪同。

手术前后,如需暴露身体隐私部位,要注意有合适的遮盖物。查房时,拉起床边的隔断帘或安排到治疗室检查,询问病情时不要太大声,必要时可以请同病房的其他家属暂时在病房门口等候。如有空余床位,可适当做相应的调整,体现人文关怀。

在医护团队的共同努力下,小莉的手术开展得非常顺利,术后康复良好。半年后,小莉再次来到医院复诊,此时的她已适应了青春期带给她的转变,各项生长发育指标均在正常范围内。小莉和她的爸爸妈妈脸上再次洋溢出欢乐的笑容。

三、案例点评

治疗的疗效并不是一个孤立的生物医学事件,医学人文管理强调对患儿的生理、心理和社会进行全方位的关注。医生应当在治疗过程中,通过充满人文关怀的医患沟通,增强患儿对疾病的正确认识,稳定患儿情绪,达成诊疗方案的医患共识。

正值青春期的小莉心思敏感,对于自身的疾病具有自卑情绪,如果未遵循隐私保护原则,可能会对其身心造成不可磨灭的影响,成为其一生的阴影。因此,医务人员在治疗过程中应严格遵循伦理原则,特别注重儿童青少年的隐私保护。医生询问病情时被他人"旁听",床头卡曝光病情信息,未经患儿同意的教学观摩,化验单或病历的泄露,医务工作者的口头谈论病情等都可能对患儿造成不利影响。保护患儿的隐私是现代医学发展的必然需要,是以人为本、维护医患权利的重要内容,愿每位患儿在就诊过程中都能有一段舒心愉悦的经历。

(褚　珺　赵华颖)

真诚、有效、双向沟通

——搭建医患信任桥梁

一、案例背景

小硕(化名)是一名10岁的小男孩,就读小学四年级,最近他原本平静的生活被突如其来的疾病打破。入院前的二十多天里,他出现了反复发热,还伴有呕吐,爸爸陪同他在门诊治疗,病情却没有明显地好转,于是医生把他收进了病房继续治疗。

病房医生查体的时候发现,小硕的口腔黏膜有大片的白色膜状物,肝脏偏大,颈强直阳性(这是一种神经系统的异常体征,提示可能存在中枢神经系统感染),再结合小硕反复发热和呕吐的情况,诊疗团队决定进行腰椎穿刺排除中枢神经系统感染。

完成腰椎穿刺后,医生将脑脊液送检相关检查。脑脊液涂片及培养均提示为白色念珠菌,因此小硕的中枢神经系统感染是诊断明确的,也就是我们常说的化脓性脑膜炎。

白色念珠菌是一种机会致病菌,感染的高危因素之一是先天性或获得性免疫功能低下。而诊疗团队发现小硕的口腔、中枢神经系统和肝脾里都存在这种致病菌的感染,因此高度怀疑小硕存在先天性的免疫功能低下。在与小硕和他爸爸谈话以后,诊疗团队为小硕及其父母进行了全基因测序,最终证实小硕是CARD9基因纯合突变,这是一种先天性免疫缺陷病,会导致患者对真菌易感。经过悉心治疗,小硕化脓性脑膜炎的病情得到了明显改善,并且可以带药出院了。但是由于他存在先天性免疫缺陷,有反复感染的可能,因此需要长期进行随访。

思考问题

1. 如何进行良好的医患沟通?

2. 如何进行有创操作前的知情同意谈话?

3. 如何通过多学科协作,提升疑难病例的诊治效率?

二、案例分析

1. 有效、双向的医患沟通有助于做出正确的疾病诊断并制订恰当的治疗方案

小硕存在先天性免疫缺陷,其诊断是一个较为复杂且漫长的过程,治疗中也存在诸多不可预知的成分。另外,由于基因缺陷使小硕有反复感染的可能,需要对其长期进行随访,因此在该案例的医患沟通上稍有不慎,往往容易导致患儿及家属对诊疗团队信任度不足、依从性下降,甚至产生医患纠纷。

医患沟通是对医学理解的一种信息传递过程,使医患双方能充分、有效地表达和互换对诊疗活动的理解、意愿和需求,因此医患沟通必须是双向的,互动、互补和互谅是有效沟通的前提条件。

在问诊时,医务人员应遵循以下几个原则:首先,无论病人的社会地位高低或相貌美丑,问诊时均应一视同仁,不卑不亢;其次,沟通过程中要注意营造宽松的会谈气氛,避免使用过多的专业术语;最后,应耐心倾听病人的诉说,并做出恰当的反应,适时地肯定病人的感受,做出相应的解释,鼓励病人表达,以获取更多临床所需信息。

要想做好与患儿的沟通,有时候我们也需要一个具体的流程和标准,可遵循以下几个步骤。

(1)应尽量在安静且相对私密的环境进行病史询问,以便保护病人隐私。

(2)接待患儿及监护人时,见面以后要微笑地和患儿打招呼说您好,要做到礼貌待人。

(3)与患儿及监护人要有眼神交流。我们要用期待、关爱的眼神看着患儿及监护人的眼睛说:"您好,感谢您对医院以及我们医疗团队的信任,为了更好地治疗疾病,我能问您几个问题吗?"等到患儿及监护人同意后再提问,比如:"您现在最想解决的问题是什么?""希望达到什么样的结果?"

(4)在患儿及监护人表述停顿之后,询问他们是否还有哪里没有理解或者还有什么没有表达的。如果患儿及监护人说没有了,那医生要复述患儿及监护

人刚才表达的内容,并询问他们是否听清楚,这样的一个动作更能赢得患儿及监护人的信任。

(5)询问患儿及监护人是否有信心。对于患儿及监护人的治疗意愿,可以通过以下方式问询:"治疗的意愿度为 0～10 分,你打几分?""在什么情况下来这里接受治疗?""您要选择早治疗还是晚治疗?"在患儿及监护人确认后,就要对他们说:"我对你的疾病有 80% 的信心,还需要 20% 的配合,你对自己的康复有信心吗?"

(6)清楚表达我们所提供的治疗方案。医生在表达治疗方案时,要把为什么得病,这个病能不能治好,这个病治好需要花多少钱,治不好怎么办这四个问题回答清楚。

(7)询问患儿及监护人对治疗方案的清晰度。在这个环节,我们要了解患儿及监护人对治疗方案的清晰度,如果我们没有这样的询问,也就没有给患儿及监护人表达对治疗方案意见的机会,这可能导致他们的不理解,不理解就会不支持,不支持就会不行动,最后不了了之。为了防止这个问题出现,医生需要问患儿及监护人:"我给你说的治疗方案,你理解了几分?"只有患儿及监护人对我们的治疗方案理解力达到 100% 才能继续下一步。

(8)询问患儿及监护人对治疗疾病的把握度。当患儿及监护人对治疗方案达到 100% 清晰度的时候,我们要求患儿及监护人对当前的疾病有一定的把握度,如果自己都没信心,那后续的治疗也会有阻碍。具体可通过以下方式询问:"你们对治疗的把握度是多少?""家人是否支持该治疗方案? 不支持怎么办?""是什么因素限制了你们? 假如这些限制因素可以克服会怎么样?""在什么情况下接受治疗?"

(9)在沟通结束了以后我们要说:"祝你早日康复。"

有效、双向的医患沟通可以让主诊医生获取更全面、有效的诊疗信息,有助于主诊医师做出正确的疾病诊断并制订恰当的治疗方案,尤其对于诊治小硕这样的疑难病例尤为重要。

2. 疑难病例往往需要有创检查协助诊治,理解并消除监护人及患儿的顾虑尤为重要

小硕的确诊有赖于医疗团队及时的腰椎穿刺,在后续的随访过程中,小硕也需要定期进行腰椎穿刺以判断是否有感染的复发。在临床诊疗过程中,监护人及患儿往往对有创检查有非常多的顾虑甚至是恐惧,有创操作也会给患儿带来疼痛和不适感,从而导致患儿产生一定的恐惧和焦虑,对操作的顺利进行产生影响。因此,诊疗团队的检查前谈话非常重要。有效的有创检查前谈话需包含以下几点要素。

(1) 医务人员应告知监护人及患儿进行该项有创检查的原因及其必要性,如果不进行该项检查可能引发的临床后果。

(2) 应简单描述该项检查的操作方法,可以用一些类比的方式,使监护人及患儿更易理解。

(3) 应告知该项检查可能的并发症,以及术后注意事项。

(4) 谈话的过程中要积极回应监护人及患儿的疑问,尽可能消除其顾虑与恐惧;此外,对年长儿童应持平等尊重的态度,同时征询患儿本人的意见,使操作能顺利进行。

疑难病例的诊治过程往往非常复杂,需要涉及的医疗检查较多,监护人有时会出现抱怨与不解。医患双方是平等合作、共克疾病的伙伴关系,因此医生应全程采用平等、尊重的沟通姿态,保持积极、鼓励的态度,关注家长与患儿的需求,耐心倾听,并给予恰当的引导。

3. 多学科联合诊疗,高效利用医院医疗资源,同时注重社工部在临床中发挥的作用,和谐医患关系

在我院多学科团队的共同帮助下,小硕目前预后良好,在这个过程中除了感染团队对其感染的控制外,遗传分子诊断团队对其缺陷基因的诊断也在其治疗方案的调整上起到关键支持。早在 1998 年,上海儿童医学中心就开展了多学科联合诊疗模式,由吴圣楣、黄荣魁、应大明等老专家组成的专家团为疑难患儿看诊,老专家们凭着使命感和坚持不懈的精神,为许多疑难患儿进行了诊断,给病人及其家属带来了希望和明确的结论。我院也继续延续着这份坚持,对于疑难病例,依旧采用多学科联合诊疗,并且有更多的科室与成员加入进来,如进行基因检测的遗传室、社工部。尤其是社工部的社工们在诊疗中也发挥着不可或缺的作用,在融洽的医患沟通中充当"缓冲带"的角色,舒缓患儿及其监护人紧张焦虑的情绪,给予宽慰与支持,让临床诊疗能够顺利推进。

三、案例点评

有效、双向的医患沟通是临床诊疗成功的第一步,而这不仅仅局限于医疗活动的交流,同时还应注重患儿及监护人的情感需求,医务人员要努力站在患儿及其家属的角度去理解病人内心的痛苦,积极回应,满足其对医疗信息的需求。有

效、双向的医患沟通也有助于医务人员了解疾病相关的全部信息,做出正确的医疗判断并制订恰当的诊疗方案,减少不当医疗的发生。同时医生也应充分运用医院的医疗资源,尤其需发挥社工部的"缓冲带"作用,融洽医患关系。

（曹　清）

第十一章
特殊情境下的医患沟通

男孩还是女孩？

一、案例背景

小亮（化名）是一个活泼开朗的 10 岁男孩，但他与其他男孩有个不一样的地方：上厕所时总要避开大家，单独进入"小房间"锁上门才开始如厕。原来他在出生不久后就被当地医生诊断为"重度尿道下裂"，尿道开口位置在阴囊的中间，所以只能蹲着或者坐着排尿。虽然进行过两三次手术，但效果不佳，始终没有把尿道开口做到"小鸡鸡"顶端。

看着小亮一天天长大，父母不禁越来越担心，将来他去军训、夏令营，甚至读大学住集体宿舍了，这个生理上的特点终归会被旁人发现，这对孩子心理会造成多大的影响啊？所以抱着最后一搏的心态，他们带着孩子不远千里来到了上海以求彻底手术。但万万没想到的是，医生在对孩子进行全面检查之后，告诉了小亮父母一个难以置信的事实：小亮的染色体是 46，XX，身体里没有睾丸，却有着卵巢与子宫。换句话说，养了十年的"小子"其实是个"姑娘"。

思考问题

1. 如何与患儿家庭进行有效沟通？

2. 哪些因素会影响患儿和医生的选择？

3. 如何确保患儿定期随访？如何减少患儿的顾虑与困难？

二、案例分析

1. 病情解释与沟通的要点及特殊技巧

性别发育异常是一种在临床上症状表现变异极大的疾病。有些在出生后就能被发现并加以治疗；有些则隐藏很深，一直到青春期甚至成人后才表现出异常。无论何时确诊，首先摆在家庭面前的问题就是孩子为什么会这样？未来该怎么办？那么，在开始与家长甚至患儿解释沟通病情时，临床医师有哪些需要特别注意的地方呢？

小亮的父母都是普通的工人，初中文化水平，平时接触的医学知识也不多，对"双性人""两性畸形"等情况仅略有耳闻。但他们无法相信自己的孩子属于这种情况，因为他们觉得孩子的生殖器外观就是男性，"小鸡鸡"发育也很正常，而且从性格上来说，孩子也属于非常活泼好动的外向型。所以与家长的解释和沟通就变成了这次诊疗的第一道"坎"。

主治医生可以合理应用以下几点技巧，使得沟通更加顺畅：① 用客观依据说话。将之前做的染色体、性激素、超声、特定基因等各项检查结果以及其所代表的意义向家长进行一一说明。② 引用类似病例经验。告诉家长既往我们诊疗过的类似典型病例，让家长对这个病有更全面与直观的认识，同时也让他们觉得自己并不是那么"孤单"，减轻其心理上的压力。③ 预测孩子将来的转归与预后。通过对孩子现存病情的分析，预测其将来可能出现的各种问题，并给出相应的解决方案。这些技巧可以让家长从茫然失措的情绪中走出来，切实面对各种实际存在的问题，同时也感受到通过医生和家庭的共同努力，可以让孩子尽可能回归正常生活，从而有助于家长尽快配合医生开展相关的诊疗。

在沟通过程中，主治医师应该时刻注意以下几个要点。

（1）安抚情绪。性别发育异常虽然大多数情况下不属于急诊，不会发生剧烈的病情变化，但对于患儿本身以及家庭来说，在心理上造成的冲击感依然非常强烈，当事家庭通常处于迷茫、混乱、麻木的精神状态。医护人员与他们沟通病情时，要注意他们的情绪与反应，如果对方明显处于精神不稳的状态，沟通是无效的。

（2）换位思考。对于这种罕见疾病，临床医师要准确把握患儿家庭最迫切的需求是什么。由于大多数患儿思想尚不成熟，因此更多要从父母角度来换位思考。一般而言，父母首先思考的是造成患儿疾病的原因，是不是自身基因遗传所致，是不是孕期的一些特殊情况影响了病情，甚至将来再怀孕会不会有同样的问题等;其次,孩子将来会出现哪些问题,该怎么解决,能不能像正常人一样生活;最后,他们会考虑周边人群怎么看待孩子的问题,应该如何化解可能面对的各种疑问甚至歧视等。这些都需要临床医师提前有充分的预案,甚至先于患方想到并提出解决方案,这样便能进一步取得患方的信任,从而有利于诊疗工作的开展。

(3)针对性交流。交流要有相当的技巧与针对性,要预先了解患方的文化水平、宗教信仰与社会层次。用目标人群最能接受的语言来进行阐述,往往能达到事半功倍的效果,否则容易出现"鸡同鸭讲"的尴尬局面。

(4)类似病例经验的引用。性别发育异常是罕见的疾病,普通人群对这种疾病几乎没有任何了解。医生在与患方沟通时,患方不一定能非常快速地把握重点与全面理解,很多时候看似能听懂医生的解释说明,但实际处于一知半解中。而类似病例经验的引用,往往能使家长更为直观、实际地了解疾病起因、转归等。并且之前成功的治疗经验,也能激励家长走出负面情绪,积极配合医生的工作,更有利于之后深入开展诊疗。

2. 影响性别选择的主要因素

通过一系列检查与评估,医生基本明确小亮患的是比较少见的先天性肾上腺皮质增生症。从以往的经验来看,这类患儿最终都选择恢复女性身份,并且将来预后都比较理想,甚至能够正常怀孕生子。当医生与小亮及其父母阐述这种选择的时候,却遭到了他们的一致反对,原因在于以往的绝大多数病例在2岁内就已经得到确诊并进行了相关的激素干预,而小亮已经10岁了,雄激素在其体内的作用时间远较其他患儿长久。从生理角度而言,甚至可能在大脑内已经形成了不可逆转的性别核团,因此小亮坚定不移地要求继续按男性生活下去。从家庭角度而言,小亮一家所处的环境相对保守,周边人群对这种情况很难接受和理解,如果小亮选择更改性别,将来在日常生活中肯定会受到歧视。医生在充分了解患儿选择的原因之后,进一步查阅了既往有关此类疾病的文献报道,发现如果患儿选择男性,虽然会因此丧失一部分正常生理功能,但在长期规律随访与激素干预的前提下,同样可以以接近正常男性的身份融入社会,尤其是在患儿已经形成稳定、强烈的性别意识与性别认同的情况下,尊重患儿选择应该是医生首要考虑的因素。在与小亮一家充分沟通并告知风险之后,小亮一家表示理解并仍坚持选择男性。医生遂将病历概要与治疗方案一同呈递医院伦理委员会审查,经仔细审查,伦理委员会认为该方案符合患儿的最佳利益,予以批准。小亮最终接受了男性外生殖器整形手术并获得了成功,终于可以不用偷偷摸摸地如厕了。

于性别发育异常的患儿而言,最重要的一个环节就是确定将来自身的性别。临床医师通常会以各项临床指标作为性别选择最重要的依据,但实际上,影响性别选择的因素远不止于此。根据以往经验,以下这些因素都需要临床医师与患儿家庭在选择过程中加以重点考量。

(1)患儿自身的特点。每个患儿都具有他(她)自身的特点,不仅是临床上的特点,还有心理上的、文化上的、社交上的、宗教上的特征性因素。一般来说,6岁之后个体就会有稳定的性别意识与自我性别认同感,随着年龄增加与接触事物增多,这种认同感通常会越来越强烈。同时外界的环境,包括患儿接受的文化教育、民风习俗,以及家庭成员对于性别的偏好都会潜移默化地影响患儿对于性别的认识。因此医生在选择之前,首先要对患儿的这些情况都加以详细调查,千万不能照本宣科,仅凭自身经验与既往病例随意决定性别,从而引起患儿的对抗情绪。

(2)患儿将来的转归。医生要充分认识到,现有的临床资料只能说明现在的病情,而儿童处于不断生长发育的状态,目前认为适合患儿的选择,可能在其青春期或成人后就变得不那么适合;也可能到了成人之后,原先隐藏的矛盾(比如性生活、生育、歧视等)开始显露出来。因此,在选择性别时,不仅要考虑患儿现在的状态,更要设计好其将来的道路,预估可能出现的问题,同时与患方进行详细的沟通,让患方也能全面长远地考虑性别选择,这样做出的决定才是经过深思熟虑并做好充分预案的,能最大限度避免患儿焦虑、后悔、痛苦的情况出现。

3. 确保长期跟踪随访并提供必要及时的帮助

手术做完了,孩子也能够正常生活了,外观看起来也基本接近正常男孩,那小亮是不是可以不用再来看医生了呢?主治医生特别担心小亮从此一去不复返,所以对他们一家反复叮嘱,目前只是完成了整形手术,内分泌的问题还远未解决,并且将来还要在青春期切除双侧卵巢,否则发育会存在很多问题与风险。这种治疗一直要持续到成人之后,儿童医院虽然没有医治成人的资质,但长期与成人综合性医院合作,建立了"终身随访、呵护全生命周期"的绿色随访通道。当孩子年满18周岁后,医生会提供综合性医院相关科室与专家的名单以供患儿选择,并为患儿向相关医院转诊提供方便,以确保能安全地将患儿移交给下一个长期随访的医疗机构,在做好患儿隐私保护的前提下,让患儿能继续在专业医生的指导下用药及检测,维持自身的身心健康。

性别发育异常的患儿需要长期跟踪随访,根据实际情况不断更改治疗和维持的方案。但是在实际随访工作中,医师和患儿都会遇到各种困难与阻碍,为了确保随访工作能够顺利进行,保障患儿长期健康,医生要做到以下几点。

(1)对患儿进行必要的医学宣教。要让患儿理解此类疾病是一个长期甚至终身的问题,在漫长人生过程中需要定期复查,避免某些器官或系统出现问题,如长期使用激素而诱发肿瘤;在特定时间还需要特殊干预,如在青春期需要补充激素、切除非必要的性腺等。

(2)理解患儿的顾虑与心态。性别发育异常的患儿及其家庭,常在治疗告一段落后有重新开始人生的想法,有切断以往一切社会关系的冲动。他们最大的担忧还是自身隐私遭到泄露,以及无法以正常人身份融入社会。因此医生在告知随访必要性的同时,要时刻注意保护患儿的隐私,同时为患儿的各种社会问题提供力所能及的帮助(如更改户口性别、进行司法鉴定等),切实让他们感受到医生与他们站在同一条"战壕"内,不仅是医疗方面,而且在帮助他们融入社会方面也在做各种努力。这样才能取得患儿的信任,也愿意与医生保持长远联系,进行后期随访。

(3)为患儿长期随访提供绿色通道。在本院本科室对这类患儿开辟绿色随访通道,避免患儿预约困难、过度排队、来回奔波的问题;更重要的是能建立全国网络式的随访点,为患儿提供就近的专业的随访医院与专科医生,当患儿居住地或年龄等发生变化时,不至于寻医无门。

三、案例点评

性别发育异常是临床上的一大难题,其起病原因、发现时间、临床症状以及最后转归均具有鲜明的个体性。目前没有一种标准的诊疗方式可以应对所有的患者,医生只能通过多学科联合诊疗的模式对单个患者进行具体诊疗、具体分析,随后制订个体化的治疗方案。每一个患儿都具有其独特的问题,不仅仅是医疗上的,更多可能是来自文化上与社交上的。因此临床医师面对这些患儿时,不能将视角局限于医疗工作内,而需要从人文、伦理角度出发,全方位去了解这些患儿,真正理解患儿的需求,这样才能制订出真正让患儿满意并能取得长期效果的治疗方案。

我们的经验是"四多两少",即所谓"多等一等,多一些检查,多一些讨论与沟通,多一点感性;少一点主观,少一点先入为主"。做到上面几点,有利于医生和患方静下心来讨论分析,最终做出最符合患儿利益的抉择。

(吕逸清　唐　燕　奚益群)

从儿科到再生育遗传咨询的沟通

一、案例背景

小新（化名）是一名刚出生 10 天的新生儿，曾因腹水、肝脾增大就诊于上海儿童医学中心新生儿科。早在小新妈妈孕 16 周产检时，医生就已发现胎儿存在少量腹水，因当时没有其他更具特异性的临床表现，医生建议随访观察。小新出生后便来到上海儿童医学中心住院接受治疗，经过了系统全面的检查。医生在排除了新生儿 ABO 溶血病、新生儿肝炎等情况后，最终在基因检测的帮助下，明确了小新是由于自身存在 *NPC1* 基因的复合杂合突变而导致一种罕见的溶酶体贮积症——尼曼匹克病，而小新的父母也被证实均为该疾病的无症状携带者，再生育时他们的孩子仍有 25％ 的概率罹患该病。虽然 *NPC1* 基因导致的 C 型尼曼匹克病目前尚无已经上市的酶替代药物，骨髓、肝脏移植的治疗效果也尚不明确，但从另一个角度，小新也是幸运的，在发病最早期得到了最准确的诊断，医生和家长都可以对孩子的病情提前干预、及早治疗，让小新尽可能得到最佳的治疗方法和相对更好的生活质量。

今年小新的父母准备生育二胎，在上海儿童医学中心医学遗传科和产科医院的帮助下，在产前诊断的阶段已经明确排除了二胎再次患有尼曼匹克病的可能。但由于担心胎儿再次出现其他基因突变的问题，家长要求在产前检查阶段再次进行全面的基因检测。这次的检测结果依旧令人头疼，胎儿居然被发现存在隐性遗传耳聋基因的突变位点，并且更难解释。胎儿携带的这两个耳聋基因突变都是明确导致耳聋的基因突变位点，但发病率可能因人而异，小新父母再次陷入了因为基因检测结果异常而需要考虑生育选择的难题之中。

思考问题

1. 当孩子确诊为罕见病、遗传病时,患儿家庭一般会有哪些情绪反应? 家长的焦虑不安情绪源于哪些问题?

2. 多学科联合门诊和遗传咨询门诊为罕见病患儿提供了怎样的关怀照顾?

3. 当患方遇到生育二胎的问题时,应遵循怎样的伦理原则? 再生育时是否应该进行全面的基因检测,基因检测结果该如何告知? 对于家长将依据基因检测结果决定生育选择时,医生应该扮演何种角色?

二、案例分析

1. 告知患儿为罕见病的沟通

孩子是一个家庭的希望,家长通常都难以接收孩子罹患罕见病、遗传病的事实,往往存在一定程度的心理问题,如悲观情绪、罪恶感、焦虑等,主要原因包括以下几个方面。

(1) 多数罕见病面临病情严重、治疗费用高昂、缺乏有效治疗手段、生活质量差等问题,通常给家庭带来巨大的经济和生活负担。

(2) 80%的罕见病为遗传性疾病,可能由于遗传父母所携带的致病变异,对此,父母往往会陷入愧疚与自责之中。

(3) 在含辛茹苦地抚养患儿的同时,对于有其他孩子的家庭,家庭通常会担心其他成员是否可能患有同样疾病;对于有再次生育计划的家庭,家长常常困惑自己是否能拥有一个健康的孩子。而这些问题,都需要医生从专业的角度给出解释,更需要医生从人文关怀的角度出发,与患儿家庭一起面对。

检测后遗传咨询(genetic counseling)的过程,是帮助家长和整个家庭理解当前处境及尽可能适应的重要过程。医生应以科学事实为出发点,在疾病诊断、治疗之外,照顾到患儿及家庭的心理,缓和悲观和焦虑情绪;告知再生育风险及规避方法,协助家庭共同正视和面对疾病。

在获取基因报告的那一刻,小新父母得知自己的孩子患有 C 型尼曼匹克病,对于这一陌生的疾病名称,小新的父母起初感到困惑与不安。同时,通过报告,父母得知小新之所以患病,是由于各自携带的基因缺陷遗传给了小新,夫妻双方深感愧疚。于是,小新父母前往上海儿童医学中心遗传咨询门诊寻求帮助。

在咨询过程中,医生首先以基因检测的事实为出发点,以遗传病发病模式和机制介绍为起点,让家长了解孩子不幸患病的事实与发病基础。同时,在尽量照顾家长情绪的前提下,一方面告知父母孩子可能出现的症状、病情发展的严重程度、定期检测和评估的必要性,提供遗传病诊断治疗的相关内容;另一方面,告知家长虽然是携带者,但只要明确诊断,就一定可以通过产前检查避免再次发病的风险,也可以全面评估其他家庭成员的发病可能。在与医生的沟通过程中,小新父母接受了孩子患病的事实,并决定以积极的态度面对今后的生活。

2. 多学科儿科遗传咨询

罕见病多具有病情复杂、多系统受累等特点,因此患儿往往由于无法获得准确的诊断与及时的治疗,辗转于多个专科门诊,造成了家庭极大的经济和心理负担。上海儿童医学中心多学科联合门诊实行多学科临床咨询专家集体会诊制度,覆盖儿科各个亚专业,有助于为患儿提供及时、全面、系统的疾病治疗与管理方案。同时,人文关怀是任何技术进步都无法取代的,在面对患儿遗传咨询的过程中,医生也会在专业之外更多地考虑家庭面对的困境,安抚焦虑及悲观情绪,给予更多生活层面的建议,并尽可能提供后续随访就医的帮助。

在多学科联合门诊,各个专家从各自的专业角度为小新的诊断、治疗、康复、预防等方面提出了建议。在此过程中,小新父母对 C 型尼曼匹克病这一疾病的严重程度、发生发展、并发症等有了全面的了解,认识到该疾病虽无有效治疗方案,但通过及时对症治疗,可一定程度上提高生活质量。不同学科的专家为小新进行系统检查,提供多学科的护理知识,告知家长针对相应症状进行相应处理,制订随访计划。小新后续的治疗和随访涉及多个系统,包括语言发育、运动发育和对听力监测;对于肝脾大的情况,进行血常规、肝功能随访评估;根据病情进展进行头颅磁共振、脑电图等评估检查,从而预防并发症的发生并给予及时且针对性的治疗与干预。

同时,医生也告知小新父母,虽然目前尚无已上市的针对 C 型尼曼匹克病的药物,但希望家长和医生共同努力治疗,不要放弃希望,并期待新药物的开发和上市。

3. 再生育遗传咨询

由于遗传病的终生性、难治性、可遗传性特点,医生在提供遗传咨询时应充分考虑对个人、家庭甚至社会可能产生的影响,应遵循原则的核心为尊重,包括尊重患者的自主权、知情同意权、隐私权等,其他应遵循原则包括有益原则、无害原则、公义原则。就遗传咨询而言,是否要求和接受基因检测等其他服务,应由当事人决定;其后做出何种生育或流产的选择,也应由当事人决定。

对于产前诊断过程中的基因检测,有时候会是一把双刃剑。近年来,随着产前基因诊断技术的发展,通过产前基因检测,发现胎儿患有先天性罕见病、遗传病或将来可能导致疾病的基因突变,已经成为现实。那是否应该根据检测结果直接决定保留胎儿或终止妊娠呢?有严重遗传病或严重畸形的孩子必然会给家庭、社会带来负担,但任何生命都是平等而伟大的,先天有缺陷的个体也可以在现有医疗技术的帮助下,在社会环境的支持下获得充满意义的人生。生命是有自主权的,如果违背父母选择的权利,尽管对家庭、社会都有利,但仍可能有悖伦理。这是一个非常值得探讨的人文和伦理问题,直到目前,国内外讨论的结果仍莫衷一是。家长有权力选择在胎儿出生前进行检测,并选择是否知晓任何相关的基因突变,而医生的职责是客观地解释清楚基因突变的致病性、疾病的严重程度、出生后的治疗方案和效果等,为家长做出最终选择提供最可靠的依据。

胎儿基因检测发现的耳聋基因突变位点位于 $GJB2$ 基因,是最常见的耳聋基因之一。目前已有的临床研究表明,$GJB2$ 基因突变导致的非综合征型耳聋在两侧对称性、发病年龄、耳聋程度及稳定性等临床表型方面都具有多样性。而小新妈妈二胎携带的其中一个 $GJB2$ 基因突变则更为特殊,是一个在正常人群携带率近9%的位点。当个体出现这个位点的纯合突变,或与另外一个突变位点形成复合杂合模式时,就有可能出现不同程度的耳聋,但目前的技术无法预测耳聋的发病和严重程度。小新的父母选择了在二胎产前诊断期间进行基因检测,也选择知晓所有遗传病相关风险,同时更因为这个选择又一次面对异常基因诊断结果的难题。而对于医生来说,产前遗传咨询的过程更加考验医生对疾病的理解、对患儿家庭的宣教、对孕妇情绪及态度的照顾等一系列超出医学知识范畴的工作能力,同时做好医疗本职和人文关怀,是做好出生缺陷防控工作的必经之路。

4. 帮助及建议

医院医学遗传团队在了解小新父母面临的问题后,主动提供帮助,为家长检索相关研究及文献,提供重要的信息来源。医生在为数不多的针对正常个体 $GJB2$ 基因携带者筛查研究的文献中发现,与小新妈妈二胎胎儿携带相同 $GJB2$ 复合杂合基因突变的个体,在出生后约30%表现为完全正常,约50%为轻度耳聋,约20%为中度耳聋,没有出现重度及极重度耳聋的患儿。同时,医生也通过查询资料和文献告知家长，*GJB2* 基因突变导致的耳聋会随着年龄的增加而逐渐显现，40～60 岁间听力障碍的比例可能达 59％，60～85 岁间比例可达 80％。最重要的是，医生告知小新妈妈，*GJB2* 基因突变性耳聋患儿是人工耳蜗的较佳适应者，适宜进行人工耳蜗手术。由于这类患儿的耳蜗骨迷路多为正常情况，因此这类患儿在进行耳蜗手术后语言康复效果比较良好。此类先天性耳聋患儿在 1 岁前植入人工耳蜗，有望在 2 岁之前达到健听儿童的语言发育水平。在医生的全面、可靠的解释之下，小新妈妈决定保留胎儿，并且非常有信心孩子会很健康，一定会拥有一个完整幸福的人生。

三、案例点评

随着基因检测技术在出生缺陷与罕见病等领域的广泛应用，其在提高疾病诊断效率的同时，也为儿科、产科、遗传科等医务人员带来了更多的挑战。医务人员需要更深入地掌握与出生缺陷、罕见病相关的遗传学理论知识，同时要熟悉医学伦理知识，甚至是社会学和法律学相关的人文知识。

出生缺陷防控是提高出生人口质量的重要环节，也是践行《"健康中国2030"规划纲要》中倡导优生优育的必经之路。遗传病、罕见病患儿的诊断、治疗、随访及预后问题在常规的医疗范畴之外，更需要体现对患儿及家庭的人文关怀，帮助他们接受、理解同时配合治疗及干预，为提高患儿的生活质量做出努力。而在产前诊断工作领域中，医生可能面对更困难、更难以解释的问题，需要付出更多的努力与耐心，从循证医学的角度出发，换位思考，与孕妇共情，从家庭、经济、社会环境等多方面评估，提供尽可能多的、可靠的医疗建议，有效地阻断严重致残致畸类患儿的出生，同时更重要的是从人文关怀的角度出发，帮助孕妇及家庭理解诊断，并做出合理的选择。在儿科和产科专业遗传咨询医生的联合帮助下，相信更多的罕见病、遗传病会止步于当代，不再代代相传，展现"少年智则国智，少年强则国强"。

（姚如恩 王 剑）

善始则功成其半

一、案例背景

2021年5月的一天，在家人的美好祝福和期望中，小羽（化名）出生了。然而，在生后第6天，小羽开始出现反复发热，先后就诊于当地区医院、市医院、省儿童医院。究竟是肺炎，还是败血症，抑或罕见的先天性疾病？医生们对此开展了各项相应的检查和尝试性治疗，但是，诊断始终不能明确，疗效也不佳。经历了49天漫长的求医历程，小羽一家没能等到任何病情好转的消息，等来的却是一张张沉重的病情告知书、各类知情同意书，以及一张张缴费单；一家人处于体力、心理和巨大经济压力的多重碾压下。

在省医院也不能给出明确诊断的情况下，小羽的父母带她来到了我院风湿免疫科，经过仔细询问病史，和护士们的密切观察，发现小羽除了反复发热外，病程中还存在反复便血、腹胀、无汗少汗的问题，而且我们还发现了一个前述几家医院没有注意到的现象，即孩子打针时并不哭闹。结合基因检测结果（*NTRK1*复合杂合突变），我们终于给出了近一个多月来的第一个明确诊断——先天性无痛无汗症。针对该病症，医护采取适当降低室温，以防止小羽因不能出汗而致发热，经此处理，小羽的体温终于平稳了数天。但数天后，小羽又开始发热，并伴随腹胀和喂奶后呕吐的症状。小羽的主治医生感到，除了先天性无痛无汗症外，孩子可能还伴有其他胃肠道疾病。为进一步检查以明确可能伴随的其他疾病，住院医生让小羽的父亲签署病情和相关检查的知情同意书。却不料，此番遭到了小羽父亲的言语威胁："不要以为签了字，你们就可以逃避责任，如果孩子有个三长两短,你们一个也逃不了!"

思考问题

1. 医患沟通障碍产生的原因有哪些?

2. 处理医患矛盾时有哪些注意事项?

3. 为何会产生医患冲突?

二、案例分析

1. 医患沟通障碍产生的原因

医患双方难以沟通的重要障碍是医学认知和思想观念上的分歧。主要表现在三大方面,一是不了解医生对疾病诊断和治疗的基础过程;二是对于"知情同意"的不同认识;三是市场经济条件下对医疗卫生服务性质的认识分歧。

在沟通的过程中,我们了解到,小羽一家在漫长的49天里经历了很多。小羽父亲说,医生好像都很忙,从未有过让他们觉得耐心的沟通,永远是医生在说,自己内心的想法、苦楚无处诉说。最终我们得知,对于小羽患病,一家人早期是未能明确诊断的困扰,而后是确诊后没有尽头的绝望感,治疗上的反复更是贯穿始终。家人一度变得抑郁、焦虑、怀疑,确诊后又不愿相信,在漫漫求医路上倍感孤独。因此,当我们的住院医生与小羽父亲沟通病情并需要其签字时,他想到了过去49天里签过的那些字,开始认为是医生在规避、推卸责任,因而引发了其失去理性的言语威胁,以发泄自己的绝望。小羽父亲与医生的沟通障碍体现在对于"知情同意"的不同认识。

2. 医患矛盾产生时处理的注意事项

主治医师应注意到以下几点:① 管理好自己的情绪;② 尽快使对方消气;③ 表达理解与共情;④ 鼓励患儿家属表达内心的感受与想法;⑤ 注意说话技巧,避免责怪对方;⑥ 采用探究式的询问;⑦ 通俗易懂地向患儿解释相关医学知识,引导患儿家庭科学解决问题。

主治医生在进行即时沟通时,即使面对小羽父亲强烈的负性情绪,也努力控制好自己的情绪,因为只有平心静气地与小羽父亲交流才能减少双方的分歧;有效的沟通需要小羽父亲和主治医生都心平气和,最有效的办法是表达理解与共情,试着站在小羽父亲的立场看问题、理解他的想法,小羽父亲才可能愿意与主治医生沟通;鼓励小羽父亲表达内心的感受和想法,让他感受到尊重与理解,才可能与之共同找到解决矛盾的办法;在涉及相关医学知识时,主治医生进行通俗易懂的解释。主治医生告知小羽父亲,签字并非医方在推脱责任,而是医生希望父母能够更清楚、正确地了解孩子的病情;同时,有些检查具有潜在的风险和相对昂贵的费用,作为患方有知情权,医生在进行这些诊疗活动时需要取得家长的同意。

为了能让小羽父亲进一步认识小羽的疾病情况,表达自己的其他需求,也为了让维护患儿利益的诊疗继续进行,我们联合医务部与小羽父亲进行了一次"三方会谈"。会谈中,主治医生使用通俗易懂的语言就先天性无痛无汗症对小羽父亲进行了科普,并了解到小羽一家为给小羽治病,早已耗尽家中本就不多的积蓄,还借了 15 万元的外债。最后在主治医生的帮助下,小羽一家向医院申请了儿童风湿免疫类疾病的专项基金。小羽父亲感受到了医生的善意,看见了医生的努力,重建了对医生的信任,使得患儿的诊疗得以继续进行。

3. 患方的心理特征和心理需求

在历史长河中,医学模式经历了神灵医学模式、自然哲学医学模式、生物医学模式和生物—心理—社会医学模式。疾病的发生,给患儿本人带来了躯体痛苦,也破坏了其和家庭成员(尤其是儿童患者)的心理平衡。由于人们的认知、情感和意志过程因主、客观环境的差异而多样,患方的适应能力会受到巨大挑战。因此,了解患方的心理特征和心理需求,对于医患沟通具有重要意义和价值。

(1)患方的心理特征:抑郁、焦虑、怀疑、否认、孤独、依赖、愤怒。

(2)患方的心理需求:尊重和关爱的需要、被接纳的需要、对病情知晓的需要、安全与康复的需要、合理医疗支出的需要、保守隐私的需要。

小羽可能存在先天性无痛无汗症以外的临床问题,需要进一步诊治。但是,小羽父亲"极度抵触"知情同意签字,并做出言语威胁。此情境下,主治医生在了解了患方潜在的心理特征和心理需求后,认为医患双方可能存在沟通障碍。

后续,在医患双方通力合作下,小羽进一步完善了相关辅助检查,结合病史,外科医生考虑小羽有新生儿坏死性小肠结肠炎,可能继发了乙状结肠狭窄,需要手术治疗。小羽父亲听取了外科医生的手术建议,并知晓了麻醉风险,尤其是小羽原有的基础疾病先天性无痛无汗症,可能会促使其在麻醉后的手术过程中出现失温可能,一旦出现这种情况,会给小羽带来生命危险。但麻醉科医生又补充道,他们会使用保温毯以防止失温发生。在再次签署手术和麻醉的两份知情同意后,小羽成功地接受了手术治疗。但是,故事并没有就此结束,原来小羽的反复发热并不只是原发病(无痛无汗症)的问题,术中腹水培养回报耐碳青霉烯大肠埃希菌阳性,药敏提示仅阿米卡星敏感,但是,此种氨基糖苷类抗生素存在耳毒性和肾毒性,为儿童的慎用药物,经与家属积极沟通,并又一次签署知情同意后,小羽使用了阿米卡星治疗。经过上述一波多折的治疗,小羽病情日趋向好,最终康复出院。出院前,小羽一家对经治医生表达了真诚的谢意。

三、案例点评

俗话说,"一句话说得别人笑,一句话说得别人跳",在医患矛盾显现后,即时良好的沟通能够消减和避免患儿及家长的愤怒与怀疑,从而得到患儿家庭的理解与信任。如何及时进行有效沟通,影响着医患矛盾沟通的发展方向。试想,如果在受到"威胁"的时候,主治医生没能进行及时有效的沟通,小羽、小羽的父亲、主治医生又会经历些什么呢?

医患沟通是医疗的重要内容之一,是现代医学模式下对于医者的基本要求,也是近些年来人文医学倡导的重要环节。医患沟通技能培训锤炼良好的医患沟通能力,有助于患儿疾病的顺利诊断和治疗,也有助于家长和患儿对疾病的正确认识,从而促进诊疗中的科学决策,也有助于医学事业的良性发展,共建和谐的医患关系。儿科医患沟通的特殊性对儿科医生提出了更高的要求,带来了更大的挑战。

(许雪梅 金燕樑)

当恶性肿瘤患儿生命进入倒计时

一、案例背景

丫丫（化名）是个漂亮可爱聪明的 12 岁女孩，和同龄孩子一样，爱画画、爱做梦、爱美，是个多才多艺、品学兼优的好孩子。因为突然出现下肢持续性骨痛，医院确诊丫丫患有骨盆尤文肉瘤，四期，多发转移。经初始治疗后，丫丫的症状一度好转，骨痛减轻，但是肿瘤始终未完全消退。在治疗 7 个月后，骨痛再次来袭，检查显示肿瘤进展。丫丫再次住进医院，孩子身体痛苦、情绪沉默，家长很惶恐。这时候，医生知道治愈的可能性非常渺茫，孩子的生命进入倒计时。对于死亡这件事情，孩子和家长都没有敢想，接下来的时间里，医生一方面尽量治疗，从二线治疗到姑息治疗，最后舒缓治疗，尽量延长生命并减轻痛苦；另一方面，需要不断沟通，让患儿和家长接受这个死亡必然提前来临的事实。

思考问题

1. 在复发伊始，进入二线治疗时，如何告知家长和患儿？

2. 在出现耐药，进入姑息治疗时，如何进行家长和患儿的心理建设和安抚？

3. 当进入舒缓治疗时，怎么做才是对生命的尊重？

二、案例分析

1. 第一阶段：二线治疗为主，安抚为辅

医生明确诊断肿瘤是进展复发了，从经验上判断治愈可能性很小。这个时候,是不是需要马上告诉家长孩子没有希望了?

刚进展复发的时候,孩子症状比较突出,家长情绪焦虑不安也到了极点,且未必做好接受死亡的心理准备。这时候重点在告诉家长病情,是复发了,有治疗方案可以抑制肿瘤、减轻孩子的痛苦,但是也婉转告知治愈概率下降。

孩子对自己的病情是一知半解,有躯体的痛苦,也会有精神上的恐惧。她的病情,是完全让家长告知,还是医生来安抚?

在我国,大部分家庭家长对孩子生活照顾得非常细致,但是精神层面沟通是比较少的。这个时候医生的安抚力量是大于家长的。对于孩子,也是需要分别对待,4 岁以下的孩子只要给他游戏玩具安慰;4～8 岁孩子需要游戏和故事;8 岁以上的需要安慰和鼓励。我们找个安静的办公室,和家长坐下来好好谈话,语气尽量温和。沟通的内容有几点:

(1)告知明确的诊断,的确是复发了。

(2)告知治疗的选择,目前适合孩子的治疗是化疗,能减缓并部分消退肿瘤,减少孩子的痛苦;同时,会增加止痛治疗,让孩子更舒服。

(3)告知预后,用统计学数据说话,复发患儿生存率是下降的,需要有一点这样的心理准备,但是我们会尽力的。

同时我们也积极和孩子交流。12 岁的女孩,已经很懂事了,我们先说她比上次又长高长漂亮了。你的痛我们都知道了,这次是有点问题,我们会帮你用药减少痛苦,让你美美地睡一觉。不要太害怕,我们是你的好朋友,有什么不舒服或者其他想法都可以告诉我们哦……

2. 第二阶段:姑息治疗开始,安抚加强

治疗再次开始,很快会进入耐药的阶段。二线治疗更换到姑息治疗,这个过程中,怎么把孩子死亡的结局让家长接受? 心理建设到什么程度?

通过医学统计数据让家长知道:① 孩子死亡不可避免;② 死亡是回归自然,孩子是物质上的离去,从精神上来说,永远是他们的天使;③ 明白目前孩子生活质量更重要。

找一个合适的时间,一般是某个重要的影像学报告出来后,选个安静的办公室,再和家长深谈一次。我们通过二线治疗的影像结果,结合统计学数据和化疗后疼痛间期缩短的现实告诉家长,原来的方案不能继续,弊大于利。目前可能只能采取骨髓抑制轻度的化疗来维持,也意味着孩子生命倒计时来临。孩子是我们永远的天使,生命来自自然,也归于自然。回归是早晚的问题。她好优秀,我

们也好喜欢,她永远是您的孩子。在目前的医疗条件下,谁也不能规定生命的长短,但是我们能决定生活的质量。也希望家长和我们成为同盟军,一起安抚孩子,让她有生之日,感受到大家的关爱和快乐。

进入姑息治疗,患儿的心理安抚如何做? 总的来说做好陪伴和照护,顺应其阶段性的情绪变化。这个阶段,我们需要知道患儿的心理反应。对于一个青春期的儿童,其心理反应是接近成人的。我们可以对照成人临终患者的心理反应不同阶段,提供相应的关怀。

临终患者的心理反应及对应安抚

阶　　段	心理活动及表现	心理关怀
否认期	否认自己的疾病是无法治愈的,自我屏蔽和防卫	倾听并关切,理解支持,顺应病人,不故意打破其心理防备
愤怒期	发现死亡的坏消息被证实,出现生气怨恨心理,并经常发脾气不合作	不指责、多谅解,并主动为其行为作解释,建立信赖
协议期	希望能通过各种方法治疗避免死亡的痛苦,是生存欲望本能体现	用药物治疗减轻不适,提高生活质量
抑郁期	感知死亡临近,抑郁悲哀甚至有轻生想法	允许病人表达悲痛的情感,并强烈引导其积极向上
接受期	对死亡有准备,平静安详甚至有超脱现实的需求	鼓励亲属多陪伴,多慰藉,不多做创伤性医学抢救

这五个阶段不一定全部都按序经过,可能会直接跳过某个阶段,也可能会反复,到了协议期,又到愤怒期来回,或者家长的心理和孩子不同步,孩子已经接受了,家长始终在否认期,始终要求强烈的化疗和抢救。我们目标是让家长的心理状态提前于孩子,会更容易理性对待。

3. 第三阶段——舒缓治疗,陪伴安抚为主

终末阶段来临,如何做才是对生命的尊重?

这个时候治疗无效且增加痛苦的副作用很明显,家长心理对于死亡进入接受期,开始舒缓治疗,主要做到三点:① 加强疼痛管理和支持治疗;② 增加对患儿的陪伴;③ 重视对家长的心理支持。

这个阶段,我们加强了对丫丫的疼痛的规范管理。同时,社工部的志愿者给孩子很多陪伴,鼓励孩子写心愿卡,然后通过各种途径完成孩子的心愿,帮她开

了个小型画展和义卖活动。最后,孩子在家人万般不舍的陪伴下离开人世。

根据安格尔(Engel)理论,患者家属的心理反应也有阶段性的。家长的悲伤在濒死和死亡初期达到顶峰。如果在医院离去,那么陪伴和聆听,拥抱家长、言语安慰、帮助料理遗体、联系太平间殡仪馆等等都是很重要的医患沟通和临终关怀组成部分。

患者家属的心理活动

时 间 阶 段	心 理 活 动
初知患病	震惊
病情暂缓	否认
病情加重	愤怒、接受
濒死、死亡	悲伤
死亡	悲伤、抑郁
数年后	接受、解脱、重组

4. 结局

孩子离去的第一个儿童节,家长将孩子的画作印在抱枕上,作为纪念品送给每个参与过救治的医护人员。我们也将永远记得这个聪明、乖巧、可爱的小美女画家!

三、案例点评

孩子夭折是最让人心痛的,尤其青春期孩子,中国人有乐生恶死的传统,往往都没有经历生死教育,所以家长和孩子的心理都需要照顾。作为医护人员,判断孩子的生命开始倒计时,怎么样去引导安抚家长和孩子去接受这一切,是需要技巧的。

本案例以患恶性肿瘤的花季女孩为例,循序渐进,让一步步经历这个过程。第一部分是通过二线治疗来暂时安抚家长和孩子的焦虑,第二部分开始姑息治疗,反复让家长接受死亡概念,是个生命必然离去但是质量仍然重要的过程,做好孩子不在现实中陪伴的心理准备;对患儿本身来说,大孩子的心理反应可以参照成人的五个阶段来提供医护安抚;最后部分到舒缓治疗,家长和孩子都进入接受期,给予最大程度的支持治疗和陪伴安抚,完成心愿,也是给生命最大的尊重。

(谈　珍　钱继红)

器官捐献的医患沟通

一、案例背景

2021年10月，欢欢（化名）提早来到了这个世界，胎龄39周，体重仅3.07千克，生后立即接受了有创呼吸机支持。头颅超声显示欢欢颅内大量出血，视频脑电图监测显示无脑电活动信号，只能靠呼吸机维持着欢欢的心率、呼吸。

"我们全家都非常期待宝贝的降生，多么希望她能多陪陪爸爸妈妈！"欢欢的爸爸说，"但当我们确定已无法挽留她的那一刻，我们决定捐出宝宝有用的器官，让宝宝的生命以另一种方式延续下去。"欢欢还没来得及看清这个世界就匆匆离世，并留下了珍贵的生命礼物——一对肾脏。

欢欢的双肾被移植到患有尿毒症的晓晓（化名）体内。术后一个多月后，晓晓肌酐逐步下降并已接近正常水平，超声下可见，移植的双肾已经由原来的冬枣大小长到鸡蛋大小。目前晓晓术后恢复良好，已顺利出院。

思考问题

1. 如何将噩耗告知家属？

2. 如何向家属解释脑死亡？

3. 如何提出器官捐献，并体现临终的人文关怀？

二、案例分析

1. 告知噩耗的沟通

有效沟通可以帮助正处于悲痛状态的家属，让家属了解和接受亲人死亡的事实，降低悲痛情绪强度，同时也让家属知道可以向医护人员寻求帮助，以帮助他作出相关决定。传递噩耗是一项沟通工作，受制于沟通个体之间的相互影响，沟通的发展和结果具有不可预测性；在不同阶段采用不同策略，同时允许家属掌握沟通的节奏。医护人员可以通过建立帮扶关系，帮助正处于悲痛状态的家属。与家属建立有效的沟通，常运用一些专业技巧，如同理心、温暖的尊重、真诚和一致，语言和非语言沟通技巧，主动倾听和情感反馈等。

传递噩耗的方法不受限制也不是死板的。我们可通过灵活的方式与家属建立沟通，并最终实现预期的目标。

SPIKES 沟通模式将告知家属坏消息分为 6 个步骤，从普通内科到器官捐献前的家属约谈都可适用。模式把告知坏消息的过程分成几个步骤，而不是全盘托出，让家属不知道如何面对。

分步告知坏消息	具 体 内 容
S	setting，设定沟通场景。选择一个隐私的地点
P	perception，评估家属的认知。了解家属如何看待（脑）死亡和器官捐献计划
I	invitation，邀请谈话。询问家属是否想知道病情，想知道多少
K	knowledge，告知医学专业知识。在披露坏消息前让家属作好准备
E	emotion，共情。以同理心回应家属的情绪反应
S	strategy/summary，策略/总结。确保家属知晓情况并作出决定，包括是否接受器官捐献

2. 脑死亡的告知

对家属来说，脑死亡是一个较难理解的概念：① 正确区分脑死亡和昏迷，解释诊断脑死亡的依据；② 使用一些基于家属文化程度的例子和比喻有助于理解；③ 做好回答和澄清家属疑虑的准备；④ 通过关注家属情绪和当前的需要进行支持；⑤ 告知家属关于捐献的可能性。

（1）与家长谈话可以安排在病区的关爱中心进行，主治医生、社工和家长围坐在桌子的两旁。社工的座位靠近家长，能够及时提供情绪支持。在告知病情和患儿预后状况之前，主治医生询问患儿家长已经了解到的信息，而后可以通过拿出正常脑电图与患儿脑电图解释对外界刺激毫无反应的脑电状态，并且坦诚地表达现在的人工方式救治，如维持呼吸的机械通气和维持心跳的药物，只是维持患儿的一些生理功能，其大脑已经没有任何形式的活动，而且这种情况是不可逆转的，这就是死亡。

（2）多次安排家长进入 NICU，来到欢欢床边陪伴，主治医生真诚述说现在一切救治只是维持着生理功能，视频脑电图屏幕上的线条仍然显示着毫无反应的脑电状态，虽然欢欢仍在呼吸、身体还是温暖的、她的心仍然在跳动，但是其大脑已经没有任何形式的活动。

3. 提出器官捐献，让生命得到延续

（1）提出器官捐献的时机。

不建议在告知脑死亡噩耗的同时向家属提出器官捐献，提出器官捐献的最佳时机是家属已经理解和接受脑死亡后。把握向家属提出器官捐献的时机至关重要。研究表明，若将"告知家属和家属接受死亡"与"提出器官捐献"的谈话分开，器官捐献同意率将有所提升。另一项研究表明，如果选择了合适的时机，器官捐献同意率将会上升至 68%；如果选择的时机不当，器官捐献同意率只有 18%。

（2）与家属讨论捐献的原因。

作为医护人员，我们必须认识到提出器官捐献的重要意义。也就是说，我们既要从捐献者的权益出发，同时也要考虑移植受益者。死亡常常被描述为生命的终结，但死后捐献器官则不同，它被看作让他人生命延续的一种形式（应避免"逝者的生命附体在别人身上"这种说法）。

（3）提出器官捐献，应依次注意以下事项：

① 确定家属对脑死亡（或撤除呼吸循环支持）已充分理解。

② 阐明你的身份是为家属讲解器官捐献相关知识、法规和流程，并给予情感支持。

③ 运用正面的观点，与家属讨论器官捐献-器官捐献可以怎样帮助他人。

④ 考虑逝者生前的意愿。

⑤ 使用言简意赅的语言。

⑥ 允许家属有提问的机会和时间,观察家属的反应和情绪。

⑦ 肯定家属提出的顾虑,并耐心解答。

⑧ 依据家属的需求,提供有关捐献过程的充分信息。

⑨ 提供整个捐献过程的时间框架,以便家属安排其他事宜。

⑩ 询问家属捐献者潜在的生物风险因素。

(4)总结面谈内容并沟通下一步计划。

(5)对家属及其所作的任何决定表示理解和支持,并向他们致谢。

参与人	应限定参与讨论的家属人数。参与者应为法律允许有权做决定的人,要向其他家属解释清楚,这样做是为了与重点家属先讨论,以简化沟通流程,如果这样符合捐献者家庭的社会文化背景,只要明确告知他们,多数人会接受。 　　当存在社会、文化或语言障碍或困难时,考虑寻求口语翻译或可能捐献者朋友的帮助,他们对宗教文献有更多更深的理解,他们的参与能够更好地帮助到家属。应该事先告知这些人有关捐献事宜,这样他们能够以一种支持的态度帮助家属,而不仅限于做一些简单的翻译。
会谈地点	谈话应该在适当的时间、合适的地方、由合适的人来进行。适当的准备可以降低错误的风险,特别是当重要信息不可用时。谈话的地方应该提供方便,应该位于捐献者离世地点的附近,以使他们再次看见逝者和与逝者告别。重要的是要为家属提供一个安静的房间在那里他们可以自由说话和不被观察。为他们准备一些东西(如电话、手帕、水和食物)。
建立良好的联系	和家属约谈的人会遭受各种情绪反应。重要的是要理解这种哀痛反应。关于潜在器官捐献的进一步谈话需要与家属有良好的治疗关系。
体恤及同理心	每个人都应该尊重家属的哀痛。应根据国家法规核实器官捐献是否符合逝者的意愿。这需要医护人员具备人际交往技能、体恤心和同理心、没有心理压力,以免节外生枝。
家属接受捐献	关于器官捐献的谈话旨在实现逝世后捐献者的意愿,并获得家属的赞同。无论法律立场如何,家属必须同意接受器官捐献,而且不能在有压力的情况下接受。不能提供金钱或任何物质利益,也不可以有条件地指定捐献给某一个或某一群特定的受者。
家属拒绝	家属有权表达其对器官捐献的意见,但如果可能,应该尊重逝者在世时表达的意愿。然而,在某些情况下,最好停止捐献流程而不要引起与家属之间的冲突。

三、案例点评

患儿逝世会给家属带来深重的悲伤、不安和焦虑。医护团队除了医学专业知识外,还需要具备社交和情感沟通技能,主动倾听父母叙说不舍与不易,用心感受,对于父母捐献的决定,应表示尊重与敬佩,尊重并抚慰悲伤。器官捐献,可以让枯萎的生命重获新生,是希望,并以另一种方式在这个世界闪亮;器官捐献,是一场生命分享的艺术,是另一种方式的生命延续。

(贝　斐　唐　静)

第四篇

人文管理

第十二章
儿童友好医疗管理

重症亲子陪护病房诞生记

一、案例背景

林林（化名）是一名4岁半的可爱小男孩，因患脑干肿瘤并发中枢性呼吸衰竭，他发病时总是伴随呼吸困难、口唇青紫、角弓反张等症状，需要医护人员在第一时间护理气道、纠正氧和。因其在家也发作过这样凶险的症状，母亲异常害怕和焦虑，一旦发作就立刻送至我院急诊，因此，林林成了医院的"常驻"患儿。

在病房里，林林的病情也时常反复不定，多发生于情绪不佳、痰液较多的情况。他的情绪如过山车一般，缓解期间，林林愿与他人交谈，喜欢医护人员及护工阿姨们的陪伴；情绪不佳时，林林往往不愿配合日常治疗，需要医护人员不断安慰、鼓励才能达到治疗效果。近期，林林常常向他人提及自己和妈妈的生活日常，在他眼里，妈妈是一个超级英雄般的存在，会做好多他喜欢吃的美食。且由于自己生日将近，他希望妈妈能带着他最喜欢的"托马斯"蛋糕和赛车玩具来陪陪他，但因其母亲日常工作繁忙，再加之儿童重症监护病房（PICU）不允许家长陪护，林林的愿望难以得到满足。

基于这样的需求，近日，PICU新增设重症亲子病房，适用于病情较为稳定，但仍未达到转出标准、仍需持续监护的患儿。它的特色是允许家长的陪护，是PICU和普通病房之间的过渡环节。经过医护团队的评估后，林林符合亲子陪护的要求，他成为亲子病房首位体验者。入住亲子病房的那天正好是林林的生日，妈妈果然带着他最喜欢的礼物来到病房，母子二人终于相聚，林林也露出了久违的笑容，度过了一个特殊的生日。

二、案例分析

1. 成为不隔离爱的 PICU——对于特殊患儿群体的心理觉察和人文关怀

PICU 患儿的病情多变、病症隐匿、病种复杂，常伴随多种并发症，且病情进展快。患儿除面对生理上的改变，还会存在心理上的问题。患儿心理特点常常呈现以下四种：

（1）恐惧感：主要为对环境陌生及父母不在身边，患儿缺乏安全感。

（2）行为的退化：侵入性操作时，患儿感受到痛苦却无人安慰，行为及认知出现退化，常表现为哭闹、尿床等。

（3）分离性焦虑：患儿父母不能进入病房，患儿会出现焦虑抑郁情况，继而不配合医疗护理工作。

（4）羞涩心理：若患儿年龄较大，已经有了性别认知，对于一些暴露性操作会有胆怯、羞涩心理。

除此之外，患儿还会因为与家长的分离出现攻击行为及依赖行为等表现。因此在这个过程中要关注患儿出现的情绪和行为表现，及时作出精准护理应对，给予患儿关心和爱护。

2. 成为勇于挑战的 PICU——监护室也可以做到"以家庭为中心"的照护模式

与国外情况不同，我国的 PICU 多采取无陪护封闭式的传统管理模式，这给患儿和家长都带来了困扰。近年来有医院在新生儿监护病房（neonatal intensive care unit，NICU）设置亲子病房，且研究结果显示允许父母在 NICU 中接触他们的婴儿是可行的和安全的，并且可能会改善婴儿的预后。这已在世界各地的多个国家实施，包括加拿大、瑞典、土耳其、巴基斯坦等。

以家庭为中心的照护（family centered care，FCC）理念下的开放式"亲子陪护"模式，近年来在我国逐渐得到关注及推广，其核心概念即：合作、尊重和尊严、参与、信息共享和决策。以家庭为中心的照护模式充分体现了人性化护理，目前在美国、英国等一些发达国家已经成为儿科病房主要的护理模式，让家长能直接参与患儿的医疗护理中。

而对于 PICU 而言，相较于新生儿科收治疾病范围更广，若让家长参与患儿的照护，则面临的挑战更大。有研究显示 PICU 患儿家庭的需求位列前三位的是：

（1）保证患儿得到最佳的救治。

（2）清楚患儿目前接受的治疗。

（3）希望每天和医生进行交流。

基于以上需求，医院决策设立了 PICU 亲子病房，病房设置环境温馨，满足了患儿及家属的需求。医乃仁术、亦是传承，因为医学人文的传播与传承及医者的仁爱之心，才有了亲子病房的本土化设立。

3. 成为善于沟通的 PICU——推己及人，与患儿共情是一种强大的力量

PICU 收治的是危重症患儿，病情多变，医护人员在应对复杂的情况时，会影响其对患儿需求的倾听，可能会面临共情疲劳。有学者研究显示，PICU 患儿家属信任度影响因素与护士人文关怀品质呈正相关。《孟子·告子章句上》中有云："恻隐之心，人皆有之"，在临床医疗、护理工作中，要秉持本心，关心爱护患儿，倾听患儿需求。患儿林林由于希望妈妈来看他而经常哭闹，导致病情时常反复，而大门外日夜等候的妈妈，同样饱受着思念心切的煎熬。

林林频繁发作的危及生命的状态，一旦打开了大门，是否能接受这种状态？如何在家属面前急救？这就需要医护团队通过评估作出合理的决策。在本案例中，危重症团队对患儿病情进行评估，患儿病情较为稳定，可进入亲子病房、与家长团聚，在遵循医院规章制度的情况下，家长穿好隔离衣，进入亲子病房，在惊喜中让患儿度过了一个难忘的生日，满足了患儿及家长需求。若在此过程中发生了病情不允许的情况，首先应在家属进入之前进行沟通各种潜在的危急时刻，告知需配合的政策，获得家属的理解，一旦发生危急情况，及时安抚和劝离家属，学会推己及人、感同身受、学会共情。

4. 成为提高后期康复的 PICU——巧思构想，患儿的自主依从参与更能促进康复进程

（1）从患儿的认知发展特点出发，制订与年龄相适应的措施。

埃里克森理论认为4～7岁儿童的冲突是主动对内疚的冲突，应该鼓励儿童达到主动达到目标，在满足患儿需求的基础上，能够鼓励患儿发挥主动性，促进其人格发展。

在医疗护理过程中，不可欺骗患儿，作出的承诺要兑现，增加医疗信任度。在本案例中，发现林林十分喜欢玩电子游戏，护理人员给患儿描述监护仪显示屏上的氧饱和是他的通关关卡，100 分是满分，80 分是合格线，只要能保持成绩在95 分以上，就能打败疾病、见到妈妈。患儿听后饶有兴趣进行闯关，并且在氧饱和探头从手上掉落的时候能够自己带上或告知医护人员，医护人员也信守承诺，在通关成功时，生日之际见到了妈妈。

（2）综合评估患儿情况，在医疗护理中适当"授权"。

授权思想是人际关系学说创始人梅奥在 20 世纪 20 年代开始提出，该思想认为，如果在工作中的员工能够进行自我激励，在没有监督情况下他们也能出色地完成工作。在临床工作中，尤其是在 PICU 环境中，因为患儿疾病的特殊性，医护人员给予患儿的往往是全补偿照护，但其实在年龄、病情等允许的情况下可以适当授权患儿进行某些操作，从内部激励患儿，让其拥有自信，减缓因住院产生的焦虑、抑郁及羞涩感。

在本案例中，林林平稳状态时，鼓励患儿自己抓住勺子吃饭，并告诉患儿如果表现优秀，可以一直让他自己吃饭；在给患儿静脉注射或抽血时，可让患儿选择一种他自己喜欢的颜色的针，给予适当授权，会缓解患儿的紧张与不适感，也会提高患儿的治疗依从性；在全封闭的环境中，医护应该是患儿最信任的人，鼓励患儿参与到与自己相关的力所能及的照护中，不仅能够提高依从性，亦是人文关怀的体现。

三、案例点评

ICU 采取的是封闭式管理，但并不封闭孩子和家庭之间的纽带。无家长陪护的危重症患儿更需要情感支持，需要更多的安慰和鼓励；同样对于家长而言，孩子在 ICU 这扇门内，他们无法实时了解患儿的病情，也不知道他们的各类需求，这会让他们产生焦虑不安的情绪。医护人员在帮助患儿度过最凶险的阶段后，应该将照护的能力逐渐教于父母，因为父母才是最好的照护者。而重症亲子病房开设后，不仅能满足患儿和家长的需求、改善其预后，还会增进对医疗护理的信任度。其次，即便是面对无法亲自陪护的患儿，医护人员也要重视沟通的技巧，重视对患儿的承诺，鼓励患儿发挥主观能动性。

ICU——"爱、喜、忧"，一扇大门承载着无数家庭的悲欢离合，而这些救治的故事，都离不开这三个字的主题。虽然重症亲子陪护病房已开设，但仍需不断的探索，健全 PICU 亲子病房的管理体系还需要更多的经验积累。冰心先生曾言："爱在右，同情在左，走在生命路的两旁，随时撒种，随时开花，将这长途，点缀得香花弥漫，使穿枝拂叶的行人，踏着荆棘，不觉得痛苦，有泪可落，也不是悲凉。"仁爱唯有如此传承，才得永久生命力。

（陆 华 崔恒梅 尚依蕾）

倾听患儿的声音，让技术拥有温度的着力点

一、案例背景

欣欣(化名)今年9岁，本该天真无邪的脸蛋却因遭受白血病的侵袭而变得黯淡无神。她的父母不得不面对现实，陪着欣欣开始了艰难的化疗之路。然而，化疗后的骨髓抑制经常让欣欣感到非常不适，她总是闷闷不乐地坐在床边，不愿和父母多说话。

这时，手机图标开始闪烁，"天使护士"的卡通人物挥动着翅膀降临在"自我报告"界面的屏幕上，她向欣欣挥动手臂打招呼，并询问欣欣关于化疗后症状体验。"天使护士"的突然降临让欣欣获得了意外的惊喜，看到可爱的卡通人物造型，她紧锁的眉头也渐渐舒展，脸上露出了一丝难得的微笑。原来，入院伊始，护士姐姐就教会了欣欣运用手机端的"儿童慢病管理系统"小程序自我报告化疗相关症状性不良反应，通过自我监测和预警医护人员症状管理，可以有效帮助欣欣与白血病恶魔进行战斗。

二、案例分析

儿童癌症是全球癌症负担的第六大主要原因，并且已成为儿童死亡的第二大主要原因。化疗作为其主要的治疗方式，通常情况下，一个化疗周期包含化疗期和休疗期。癌症儿童在经历化疗后易发生化疗相关不良反应，对其进行高效的风险预警管理，包括早期风险的识别、预警和干预，对探索威胁生命疾病在围治疗期间如何实现全员及全程参与严重不良反应的管控，降低治疗负荷具有重要的科学意义和社会意义。因此，"儿童慢病管理系统"孕育而生，不仅从人机交

互的角度增加信息技术的亲和力,提升患儿的参与度,更重要的是其能突破时空限制和专业限制,捕获基于患儿视角结构化的数据,促进患儿和专业团队之间全程无缝隙的互有成效的互动。

1. 着眼儿童视角,实现儿童自我报告,体现了关注患儿感受,提升患儿体验

欣欣自我报告化疗相关症状性不良反应属于患者报告结局(patient-reported outcomes, PROs)。PROs 是指没有经过医生或其他人的解释,直接以患儿对其自身健康状况的感受来测量与评价疾病及其后果的结局指标。PROs的内容主要涉及疾病对患儿日常生活和社会功能的影响、健康相关的生活质量、症状相关信息、疾病体验和依从性。

在本案例中,"儿童慢病管理系统"采用的《儿童版患者报告不良事件通用术语标准》(*Pediatric Patient-reported Outcomes Common Terminology Criteria Adverse Events, Pediatric PRO-CTCAE*),是当前针对儿童及青少年症状性不良反应的国际标准化自我报告评估工具。该工具的特色是兼顾了儿童的认知发展水平,在词语的表述上采用了口语化、拟声化、具体化的方式,更符合患儿的日常表达方式。例如,拉肚子(腹泻)、口腔或喉咙疼痛、胃难受(恶心)、呕吐、不想吃东西(食欲不好)等。从专业视角转向患儿视角,体现了"关注患儿感受,提升患儿体验",不仅是融合患儿声音与医疗大数据,帮助医护人员全面了解并理解患儿疾病或治疗相关的症状体验,提升照护质量与患儿满意度,更好地促进医患沟通,提高患儿的治疗依从性。

护士姐姐一边向欣欣妈妈介绍小程序的各项功能,一边鼓励欣欣要主动报告症状体验,积极参与症状管理。同时,相关患儿报告结果也能帮助医护人员做好症状性不良反应的管理。欣欣首先在小程序的设置界面中进行了功能喜好度的选择,并设置了"卡通型的语音""每次症状选项单独出现""选项显示卡通图片"等内容。随后,屏幕上展示了代表不同症状的卡通图示,欣欣点击了语音图标帮助,"天使护士"便立即开始用卡通语音,询问欣欣最近 7 天内的该症状体验。有时候会用场景说明帮助欣欣理解该症状。症状出现的频率、严重程度以及对生活干扰程度等相关内容,充满童趣和幽默,常逗得欣欣哈哈大笑。欣欣操作完成后开心地说:"我感觉卡通图片里的小光头就像是我自己,就连嘴巴疼时的难过表情和疼的位置也和我一模一样,整个过程就像在玩游戏。"角色的代入感拉近了欣欣与小程序的亲密度,欣欣也觉得"天使护士"一直在守护着她的健康,她也相信自己会慢慢好起来的。同时,欣欣在进行喜好度设置的过程中,既

直接参与了样式和功能的设计,也感受到了自己的意见被尊重和采纳。

2. 落实儿童友好的设计元素,是实现儿童自我报告的有效途径

"每一个儿童都值得被关爱,每一个儿童都需要被呵护。"儿童友好(child-friendly)的概念,最早于1960年在心理学、教育学领域提出,后被列入1989年《儿童权利公约》。儿童友好不仅是一种设计方式,更是一种医学人文关怀理念。只有从儿童的视角去审视现有的医疗照护技术,才能让技术拥有温度的着力点。在设计的细节之处,即需要体现以儿童的根本需求牵引,以儿童的认知行为驱动。因此,在儿童友好视角下进行儿童版应用程序的设计时需要考虑以下要素:① 符合儿童认知,易于儿童理解;② 布局上精简,符合阅读和操作习惯,避免无关信息干扰;③ 需要卡通形式的设计。搭配卡通图片不仅有助于患儿直观理解图片背后的意思,尤其适用于那些文字阅读能力有限的低年龄儿童,更有助于增强儿童使用应用程序的兴趣,减轻儿童的测量负担。且相比文字而已,儿童更倾向于先阅读其中的图片。在本案例中,欣欣认为"光头"的形象出现,更与其自身形象相符合。由于化疗药物会损伤毛囊导致脱发的发生,患儿可能存在自我形象紊乱,且在诱导、巩固和维持期的各个化疗阶段都较为突出。因此,"光头"的形象更有代入感。此外,由于儿童和青少年能够轻松使用熟悉和常见的表情符号作为日常生活中的沟通工具,通过添加症状表情功能,可能提供一种新的方式来传达症状体验;④ 搭配语音辅助说明,以帮助低年龄儿童提升阅读理解等。为考虑所有使用者的用户体验,大多数高年级或可独立完成的儿童不希望有过多的辅助,所以将语音辅助设计为手动选择,即当儿童需要时点击才出现。符合年龄相适应、童趣化的儿童友好的设计要素可以实现以患儿为中心,使儿童实现完全的自我报告。

结合欣欣报告的结果和临床信息系统的指标结果,小程序后台通过内置的发热性中性粒细胞减少(febrile neutropenia,FN)风险预测模型算法,发现欣欣目前为FN的高危人群。系统立即向床位责任医护人员发出高危预警提示,医护团队到床边采取了即刻评估并确认情况,及时采取了对应的预防性干预措施。由于应对措施得当,欣欣没有发生预期的不良事件,也顺利度过了本次化疗,出院时的她,正神采奕奕地向爸爸妈妈介绍着"天使护士"的神奇魔力。

3. 倾听患儿的声音,发挥PROs的临床高价值应用

PROs其临床应用价值可归纳为解释、监测和筛查、预测几个方面。① 解释,即PROs数据常被当作关键信息(take-home message)为医院信息系统提

供了额外的、补充的、专业的源于患儿角度的数据，不仅有助于构建大数据决策辅助系统，更有助于进行真实世界的试验；② 监测和筛查，即通过对 PROs 数据的实时监测可形成基于自我报告的预警（PRO-Alerts），实现了症状的早期识别和干预，以指导患儿自我照护，改善了患儿和临床团队之间的沟通，并在必要时快速转诊到适当的专科医疗照护；③ 预测，即 PROs 数据作为预后模型的结局指标和预测指标，用于识别在医疗照护需求上处于优先级的群体和个体。

在本案例中，"儿童慢病管理系统"小程序通过内置的 FN 风险预测模型，识别出欣欣是 FN 高危患儿，并预警医护人员采取更为积极的预防性干预措施，从而在更为前置的时间上降低患儿 FN 发生及进展，改善患儿结局。PROs 在患儿居家时亦能捕捉大量的、有用的数据用于严重不良反应的早期监测和识别。这不只是倾听患儿的声音，更是通过患儿的声音促使其更多地参与自我健康管理。

欣欣的妈妈后来在与医生和护士的交流中也谈到，"原来自己是有顾虑的，考虑到孩子年龄偏小且患病状态不佳，希望能够代替孩子完成报告。但很意外的是，欣欣的报告乐在其中。从最终的效果呈现上看，是令我感到满意的。"出院后，"天使护士"将继续陪伴守护着欣欣的健康，等待着在下一次化疗的艰苦战役中，与欣欣并肩作战。

4. 尊重患儿的声音，鼓励儿童自我报告健康结局

8 岁及以上的儿童可以报告与成年人相同的症状体验。由于症状的主观性，通过他评的方式获得的结果可能容易被低估或漏评。目前的研究也证实了儿童自我报告结局及其主要照顾者报告结局为弱相关，且主要照顾者容易高估儿童的负性情绪水平。由于不同的报告主体间若存在着结果的不一致性可能会影响数据对临床的解释，这也意味着在主观体验方面需要倾听和尊重源自患儿本人的声音。因此，鼓励 8 岁及以上的儿童自我报告健康结局。

三、案例点评

倾听患儿的声音让技术拥有了温度的着力点，是技术与人文的融合。儿童作为一个特殊的群体，在医疗活动中，其自身的报告和感受长期处于被忽略和不信任的地位。让医护了解临床上患儿自我报告健康结局，有助于让患儿参与医疗过程并接受针对性的照护。

技术也需要兼顾不同年龄段儿童的认知和语言水平的差异，尤其是受疾病

和治疗影响的慢性疾病儿童,需要加强儿童年龄相适应的特色。以用户为中心的设计理念,提示了技术的设计需要基于患儿视角,考虑患儿的需求和喜好,体现出儿童友好,让技术更懂儿童,更有温度,护佑儿童健康。

(孙霁雯　沈南平　马佳莉)

最有温度的"无哭声"窗口

一、案例背景

小希(化名)是一个胆小的女孩子,一次重感冒后的迁延不愈,让慢性支气管炎缠上了她。为此,她经常到医院"报到",已然成为抽血窗口的"常客"。当这次坐在某医院抽血窗口前时,小希内心和往常一样忐忑,小脸已经皱出了好几层,但是令她惊讶的是,周围的小朋友们基本都没有拼命挣扎,没有使劲号哭,也没有低声啜泣。她小心翼翼地抬头,望着眼前的医生,虽然隔着口罩,但小希清晰地看到了那双盈盈笑眼,顿时她觉得好像恐惧都少了几分。她还未开口乞求"轻一点"时,医生已主动向她温柔地说道,"小朋友不要害怕呀,我只是给你的手指盖个章,我知道你也可以很勇敢的,对吗?"小希微微点了点头,看着眼前医生行云流水,没有一丝拖沓的操作,一转眼手指上就多了一块小棉球,白白软软的,好像真的不疼。

小希的出色表现也令父母感到诧异,连声向医生表示感谢,医生还是笑着说道,"小朋友表现得很棒哟,奖励你一张小卡片吧!"小希手接过卡片,蹦蹦跳跳地和父母去一旁的等候区读书角等出检查结果,鼓励卡上画着一个大大的笑脸和一个大大的大拇指,旁边写着"你真棒"。不到半个小时,小希的父母就拿到了验血报告,帮助小希将图书放回书架原位,便一起去诊室。

二、案例分析

末梢血采集被广泛应用于全血细胞分析、血型检测、新生儿筛查等重要的检验项目中,在儿科临床工作中比较普遍和重要。由于儿童自主配合依从性差、血管纤细,故儿童静脉血采集的成功率远低于成年人且并发症更高。同时,影响末梢血样本因素也较多,除了患儿哭闹、家长焦虑以外,不规范的末梢血采集还有可能直接导致结果异常或者产生严重偏差。如何既能高质量完成采血,又能减少患儿采血的痛苦?

1. 构建舒适的抽血窗口环境

就医环境会影响患儿的心理和诊疗过程,因此检验科采血窗口前的等候区需保持宽敞、整洁、明亮、温馨。为了便于不同层次患儿和家属的理解,提供各种规范醒目、简单易懂的标识,协助患儿和家属快速了解采血流程。为了适当缓解患儿等待时的急躁和恐惧心理,本案例中设立醒目的儿童读书角,放置漫画科普读物,供患儿和家属一同阅读,起到一定的安抚作用。

2. 提高检验人员素质,与患儿建立良好信赖关系

为了给患儿提供更放松的采血体验,采血人员的技术水平至关重要,利用先进的采血技术和器具,通过标准的操作流程,提高末梢血标本采集质量。规范所有操作过程,保证每个标本快速、精准、有效、高效地采集,降低溶血概率,是保障检验结果可靠的首要前提。采血窗口人员首先要保持笑容,积极阳光,尊重患儿,使用礼貌用语,诸如"你好,小朋友"。其次,可在采血前适度握住患儿的手心,动作轻柔,温柔安抚。语气耐心低柔地鼓励患儿,诸如"加油""你一定可以做到""看好你哦"等,不使用过于专业的词汇。此外,采血时保持自信,采血人员的笃定会给患儿带来成倍的信任感。最后,采血结束后给予夸奖评价,诸如"你真棒""你真勇敢"等。

本案例中,采血人员眉眼的笑容、温柔的态度和过硬的技术,使小希减缓恐惧,信心加倍,是两人之间的相互配合,让采血过程顺利无阻。

3. 营造轻松的采血氛围

既往多项随机对照试验表明,通过在采血过程中和患儿进行互动,例如给患儿听音乐,利用各种绘有醒目图片的卡片进行提问,甚至使用 VR 虚拟现实技术,均能在不同程度上减少患儿在采血过程中的疼痛和焦虑。这些方法的本质是分散患儿的注意力。此外,儿童心理学家也认为对于针头恐惧的患儿,可以通过分散其注意力的方式,转移对针头的注意力以应对焦虑感。功能性磁共振成像的研究表明,分心可以调节与疼痛反应和焦虑相关的大脑区域的活动,这一方法对于儿童采血具有重要的实践价值。为此,某医院检验科定期开展面向患儿的主题活动,例如画图活动,定血型活动等,营造轻松的采血氛围。

在本案例中采血检验人员使用"鼓励卡",不仅能吸引患儿注意力,还能作为患儿的"奖品",是对患儿勇敢行为的肯定和支持,让患儿感受到自己的勇敢,能够强化自我效能感,对于建立积极的自我评价体系具有重要作用,以促进实现"一次勇敢"到"次次勇敢"。

4. 优化检验流程,减少等待时间

为应对患者和临床需求,检验科需要不断优化检验流程,提升检验质量,在不同的季节,响应各种检测高峰期,适当增加窗口检验人员数量,并延长门诊采血时间,减少患儿和家属的排队等待时间。此外还需要缩短标本周转时间(TAT),这是指标本采集算起,到报告出具所需的时间,体现了整个检验科实验室分析过程的时效性,是检验科整体服务水平的重要衡量指标之一。为了缩短TAT,检验科需要尽量做到随到随检,提高流水线操作效率,采用高效信息管理系统,争取宝贵时间。本案例中患儿家长不到半小时就拿到了验血报告,这样快速的报告出具速度,会给患儿家属留下优质可靠的印象,提升其对整体医疗服务的满意度。

三、案例点评

1. 提升采血窗口服务的重要性

随着检验技术自动化、智能化程度的不断提高,检验人员与患儿的接触机会日趋减少,采血窗口便成为检验人员和患儿沟通的主要渠道,通过优质的窗口服务能提高患者的就医舒适度,同时提高对医院整体服务的满意度。儿童医院检验采血窗口服务的难度大,一是消除患儿面临针刺的恐惧存在一定难度;二是患儿的不配合会影响血液样本采集的质量和后续检测结果的精准度。因此儿科检验人员需要不断完善自身采血技术水平和人文素养,以过硬的技术和贴心的问候为患儿服务,将建设最有温度的"无哭声"窗口为己任,不断提高末梢血标本和儿童静脉血标本采集检测质量。

2. 暖心采血过程的关键要点

检验采血人员需要注意以下几点:① 使用先进的采血器具,并提升检验采血人员采血技术;② 针对不同年龄段的患儿采用不同的分散注意力的方法,包括但不仅限于幽默对话,鼓励卡片,小奖品等;③ 鼓励患儿保持不动,必要时请家长协助稳固地抱住孩子;④ 在保证采血量的前提下尽可能快速地完成采血流程;⑤ 表扬患儿并在可能的情况下给予奖励,例如贴纸,小卡片等。

坚持以患儿为中心,持续优化每一处服务细节,打造人性化、轻松有温度的无哭声窗口,能够有效降低患儿采血前的焦虑恐惧程度,缓解患儿的哭闹情绪,拉近患儿与医护人员的距离,提升患儿及家属的就医感受,对提高临床诊断正确率和检查效率也有着积极作用。秉持以患儿为中心的服务理念,不断加强儿童检验学科建设,是儿童检验人员的重要使命,也是未来需要不断探索和创新的预期目标。

(潘秋辉 卞知玄 马 纪)

让手术麻醉成为一次愉快的旅行

一、案例背景

晨晨(化名)今年 3 岁,是个活泼好动的小男孩,聪明又调皮,出生后即发现有疝气。因为害怕手术创伤,一听到要去医院进行手术治疗,就哭闹不停。由于近期疝气频繁发作,且自行回纳困难,父母决定带他接受手术治疗。如何让晨晨顺利完成麻醉手术,同时避免幼小心灵受到伤害,是麻醉医生首先要思考的问题。将人文、科技、艺术融合到围术期的麻醉管理不仅可以缓解患儿的术前焦虑,还可以让手术麻醉和手术整个过程变成一场愉快的旅行。

二、案例分析

1. 家长和不同年龄的患儿术前紧张和焦虑的原因分析

导致患儿家长发生术前紧张和焦虑的因素很多。既有对手术效果的担忧,又有对患儿是否能够配合医护人员做好术前准备工作的担忧,更有对患儿静脉穿刺困难、手术后疼痛以及麻醉药物对患儿智力影响等担忧。此外,家长自身或他人或影视小说中的不愉快手术经历,如午夜禁饮食造成术前的饥渴难耐与烦躁不安、转运到手术室过程中的颠簸、冷冰冰的手术室等候区、手术间仪器设备的声响以及忙乱而又冷漠的医护人员等,均可导致或加重术前紧张和焦虑。

患儿术前紧张和焦虑的发生与发展与年龄发育密切相关。6 个月以内的婴儿认知能力缺乏,与父母短期分离不会产生紧张、焦虑以及情感等伤害,但对不良外部环境或不友好的言行比较敏感。6 个月～4 岁小儿具备初步识别外部环境和人的能力,对不友好的环境改变,尤其是与父母分离特别困难,表现为哭闹和焦虑等,难以通过语言解释获得信任。4~6岁的学龄前儿童通常可接受与父母分离,但会产生紧张和焦虑情绪,对身体的完整性特别重视,术前交流不当会产生误解和恐惧心理。学龄期儿童主要是因为手术或手术可能导致的不良影响而产生紧张和焦虑。少年期儿童主要是因为对手术和麻醉不了解,害怕失去控制能力、昏迷不醒以及疾病无法治愈而产生紧张和焦虑。另外,术前家长的情绪变化直接影响或加重患儿的紧张和焦虑情绪。

2. 术前紧张和焦虑对患儿的危害

成人术前过度紧张与焦虑常常会导致术后认知障碍,而小儿通常表现为术后哭吵,烦躁不安,容易导致额外的躯体损伤,明显影响手术后的复苏质量。术后短时间可能会出现特别害怕与父母分离、失眠、做噩梦,害怕与陌生人接触等改变,严重者可能会发生退行性改变,如夜间不再遗尿的小儿再次发生夜间遗尿等。严重的术前紧张和焦虑也可能导致患儿术后长时间的心理、行为及学习与认知等方面的改变。

3. 将人文、科技、艺术等方式融入医疗以缓解患儿的术前紧张和焦虑情绪

既往的生物医学模式并不重视患儿术前的紧张和焦虑情绪,认为术前紧张、焦虑、哭闹争吵等是小儿的本能,通常选择忽视、恐吓或者给予肌肉注射镇静药物等方式来管理患儿的术前紧张和焦虑。随着医学模式从传统生物医学模式向生物-心理-社会医学模式转变,在术前的不同环节,通过将人文、科技、艺术等方式融入医疗服务过程,可以缓解患儿的术前紧张和焦虑情绪。

(1)术前访视——改变沟通方式,缩短术前禁食禁饮时间。

与家长充分且友好沟通是缓解家长紧张焦虑最有效的手段,也是缓解小儿紧张焦虑的重要途径。然而,语言沟通对患儿而言却不一定是最有效的,适合患儿手术麻醉相关的绘本、基于手术麻醉真实场景的动画视频等,可能是更有效的沟通媒介,对帮助小儿更好地了解手术麻醉,缓解术前紧张和焦虑更加有效。

术前禁饮食是预防全身麻醉后反流与误吸的重要手段,但考虑到长时间的禁食禁饮可导致患儿术前等待期间饥渴难耐,烦躁不安,甚至发生低血糖,现已摒弃既往午夜即开始长时间禁饮食的错误观念。尽量缩短禁食时间,并在术前2小时给予安全容量的水或清饮料,以减轻饥渴不适。

(2)术前转运——卡通车转运减少恐惧。

通常医院是使用普通的平板车来转运患儿,并且用约束带将患儿稳固在平板车上,此时患儿往往会出现哭闹、对抗、烦躁不安。麻醉医护人员经过临床研究和实践发现,在不同年龄阶段,选用充满童趣的婴儿推车或患儿可以驾驶的卡通小汽车,带着心爱的玩具,在父母的陪伴下,患儿更易愉悦地来到手术室。

（3）术前等候——改善等候环境,配合药物进行科学的术前镇静。

进入陌生的手术室等候区环境、接触穿白大衣的医生和护士、与父母分离以及既往的打针或手术经历等会使患儿烦躁不安、惊恐与焦虑,难以配合完成各种医疗操作。我院将手术等候区打造成温馨的儿童乐园、充满阳光和艺术气息的小屋或者神奇的海底世界,有助于减轻患儿的术前焦虑与不安。在温馨的阳光小屋里,患儿在父母的陪伴下服用咪达唑仑糖浆或者右美托咪定滴鼻,进行术前镇静,待安静入睡或充分镇静后与父母分离。或者通过面罩吸入麻醉药物,让患儿快速进入睡眠状态,再转运至手术室进行血管穿刺等有创操作,避免让患儿留下不良的记忆。此外,还可以为年龄较大的患儿颁发制作精美的"勇敢宝贝"证书作为鼓励;医护人员穿戴着患儿喜爱的花衣、花帽也可以明显增加与患儿的亲和力,明显减轻患儿对白大衣的恐惧。

4. 晨晨的手术麻醉经历

经过与麻醉医师的友好沟通,晨晨的父母对手术和麻醉的担心得到了明显的缓解,相信在麻醉医师的精心呵护可以顺利完成手术。晨晨自己也愉快地看完了麻醉科制作的《手术麻醉我不怕》系列动画片,初步了解麻醉的基本流程、手术室和周围的环境以及各种需要注意和配合的事项。手术当日,晨晨禁食 6 小时,术前 2 小时喝了一小瓶能量饮料,解渴和补充体力,然后在护士和父母的陪伴下,乘坐红色的卡通小汽车,高高兴兴地来到了手术室。

在手术室大门打开的瞬间,晨晨惊奇地发现,这里和《手术麻醉我不怕》系列动画片中的阳光小屋一模一样。灿烂的阳光透过落地大窗,将门扉半掩的神秘小屋沐浴在金色的阳光下,给人以安逸与温暖。温馨的色彩墙,精美的儿童沙发座椅,盘旋的木质阶梯,新奇的卡通玩具以及缤纷的动漫贴纸与漫画绘本,穿着花衣服的医护人员,配以舒缓的童话音乐,瞬间就分散了晨晨的注意力,他仿佛进入了游乐园,忘记了是来做手术的。在看到一位母亲正在陪着患儿搭积木时,晨晨对搭积木表现出了极大的兴趣。

经过仔细核对基本信息后,晨晨和父母在儿童乐园般的术前等候区搭起了积木,玩起了游戏,镇静护士不失时机地给他喝了一口咪达唑仑糖浆。不到 10 分钟,晨晨就开始出现打哈欠,想睡觉,父母便带他到了安静的阳光小屋,让他安静入睡。最后,麻醉医师和护士一起将熟睡中的晨晨接到手术室,在吸入麻醉的辅助下,开放外周静脉,顺利实施了全身麻醉。第二天,麻醉医生再次访视了晨晨,他只记得开心地开着红色卡通小汽车进入手术室,与父母搭过积木,喝过糖水、玩过游戏,其他均无记忆。

三、案例点评

出于对手术和全身麻醉本能的担心和对手术室陌生环境的恐惧,患儿和家长在术前均有不同程度的紧张、焦虑以及恐惧,甚至还会发生手术室门口依依不舍分离和哭声一片的场景,给患儿造成挥之不去的恐惧和创伤,也给父母带来辛酸和无奈。随着医学模式从传统生物医学模式向生物-心理-社会医学模式转变,儿科麻醉医生正在逐步加强人文理念,将人文、科技、艺术等融入小儿围术期的麻醉管理,通过"润物细无声"的人文关怀,努力打造着"无哭声手术室",让舒适化的理念贯穿整个医疗过程。舒适化的麻醉管理明显缓解患儿和家长的围术期焦虑、紧张,减轻或避免了围术期不良因素刺激造成患儿心灵的短期或长期创伤,提高社会对麻醉的满意度。

儿科麻醉应该是最具品质和温度的舒适化麻醉,处处体现当代儿科麻醉医师极富人文关怀理念的职业精神和敬业精神,以及"一切为了孩子"的崇高追求。

(金立红　郑吉建)

爱与成长不可辜负

——努南综合征的希望之旅

一、案例背景

6岁的小程(化名)出生后即被发现患有先天性心脏病,当时已手术治愈,小程爸妈一直很庆幸小程获得了重生。但随着年龄的增长,似乎小程又出现了问题。在幼儿园大班里个头最小,面容有些奇怪,说话口齿不清,经常生病,性格孤僻。幼儿园老师主动和小程爸爸交流了这个情况,这些症状让程爸爸隐隐担心小程会不会有很严重的问题,于是决定带孩子来医院检查。

小程来到了医院门诊,医生发现她不仅身高明显矮于同龄儿童,且存在特殊面容:眼距宽,上睑下垂,鼻梁低,耳郭畸形,短颈和口腔内多个龋齿。在交流过程中,医生还发现小程发音口齿不清,不能说一句完整的句子。经过详细病史询问及体格检查后,小程被发现全身多系统异常,为了明确诊断,医生启动了遗传病诊治多学科协作诊疗,并完善了基因检测。基因检测提示小程复杂的病情是由于同时患有两种罕见遗传病,包括努南综合征和22q11.2微缺失综合征,同时小程爸爸也患有努南综合征。

二、案例分析

1. 结合小程的全身多系统异常,多学科协作诊疗(MDT)是必要的

MDT是针对某种临床疾病,由2个以上的学科会诊讨论,集几个专业学科的优势,对疾病诊断和治疗进行深入分析,为患儿制订合理有效的个体化诊疗方案;该模式有利于提高诊疗效率,弥补专科精细化导致的局限性,提升医疗服务质量和患儿满意度。

上海某儿童专科医院开设了多学科联合的"遗传病诊疗门诊""罕见疑难病门诊",包含了内分泌遗传代谢科、医学遗传科、神经科、感染科等,同时具有完善的协同会诊机制。

眼科医生会诊检查发现小程存在弱视,屈光不正。耳鼻喉科医生会诊诊断存在喉软化、隐形腭裂,心彩超及胸外科医生评估目前心脏手术恢复良好。内分泌遗传代谢科和医学遗传科医生在了解了小程各系统广泛受累的情况后,并发现程爸爸也患有隐睾和先天性心脏病后,认为小程存在遗传性疾病,努南综合征不能排除,建议完善染色体和基因检测。

医院 MDT 实践证明,多学科协作诊疗,可以为疑难复杂病患儿提供更加精准、高效的诊疗服务,帮助患儿减少重复就医次数,减轻家庭经济及心理负担,建立以患儿为中心的一站式诊疗模式,进而提高诊治效率,改善门诊医疗服务。

2. 基因检测等遗传学检测普遍价格较高且临床不普及,患儿家属往往会因不理解等原因而拒绝检查。从小程的病例中,我们可以汲取哪些经验呢?

当程爸爸听说基因检测费用昂贵时,他面露难色,说道:"我们是从外地来的,平时就我打工挣钱,孩子妈妈全职家庭主妇,这么贵的基因检测费用有点承受不了,可以不做吗?"

此时,遗传科医生向程爸爸解释道:"程爸爸,我们理解你的经济困难,孩子现在不仅仅是矮小、语言发育的问题,还有心脏、口腔、眼睛多个系统异常,高度提示是遗传性疾病。我们需要尽快查明病因,确诊后尽早采取针对性的治疗。免得你今后为她花更多的费用来看病,对吧?我们医院在基因检测方面具有丰富的经验,针对你家的经济状况我们可以帮助你申请减免检测费用。你和小程妈妈再商量一下吧。"

程爸爸回头看了眼正在玩耍的小程,说道:"医生,谢谢你的解释,我听明白了,我信任你。我愿意检测,免费检测的机会就留给更需要帮助的家庭吧。"程爸爸接受了医生的建议,小程顺利完成了基因检测。

由此可见,医生通过对患儿病情的详细解释,让患儿家属了解疾病的复杂性和目前诊断的困难,同时让其感受到医生对病情的把握和了解,最后告知其基因检测对于确诊和治疗的重要性。

3. 检测结果证实,小程爸爸是罕见遗传病患者,女儿也患有遗传病。医生应如何向患儿及其家长告知检测结果及其后续诊疗方案。

遗传病病情告知及制订诊疗方案中具有较鲜明的特点,作为医生,不仅需要通过适宜的方法告知患儿自身的治疗方案,同时遗传咨询(genetic counseling)也是至关重要的。

对于此病例,医生以小程爸爸自己幸福的家庭生活和治疗后健康的身体为例,告诉他所患疾病并不可怕。同时我们可以引用类似病例经验,告诉家长既往我们诊疗过的类似典型病例治疗情况,让家长对这个病有更为全面与直观的认识,同时也让他们觉得自己并不是那么"孤单"。

内分泌遗传科医生对程爸爸解释道:"基因检查结果提示小程有一个基因发生了突变,这个基因突变会导致努南综合征,这就是孩子特殊面容、矮小、先天性心脏病的根本原因。另外,还发现 22 号染色体上有大片段的缺失,导致22q11.2 微缺失综合征,这就是隐性腭裂、低钙血症、免疫力低下、情绪问题等的根本原因。孩子的病因找到了,接下来治疗就更精准了。我们对努南综合征的宝宝有丰富的临床诊治经验,你放心。加入我们的随访队伍,有专业的医生团队可以一直为你保驾护航,出现任何问题随时和我们联系。""谢谢医生,我女儿有救了,感谢你们!"程爸爸悬着的一颗心终于落下,虽然孩子的致病基因来源于自身,却也庆幸之前下定决心给孩子做基因检测,及时找到了病因。

遗传咨询是由医生或医学遗传学专业人员与患儿及其家属进行咨询沟通。在咨询过程中,医生需解答咨询对象有关遗传病的病因、发病机制、遗传方式、再发危险率及遗传病防治等问题。同时,对有遗传病潜在风险的夫妇进行遗传保健教育,帮助他们作出生育决定,最大限度地降低遗传病患儿的出生率。

遗传咨询对患者及其家庭非常重要。小程爸爸也有很多遗传学知识的疑惑以及是否适合再生育等焦虑。在遗传咨询过程中,患儿和家属仍然还有一些不解和疑问。此时,医务人员有效倾听及共情,是遗传咨询中至关重要的人文关怀。医务人员在患儿及其家属讲述的过程中应保持认真倾听,同时应该引导他们将自己的情感表达出来,并给予支持和语言情感安慰。遗传学知识专业性强,医务人员可以用通俗易懂的语言,并用图片、模型等辅助解释,家长更容易理解接受。

4. 组建罕见遗传病病友群,可以让他们互相交流,互相温暖,减轻和释放其心理上的压力

由于罕见病发病率低,临床数据缺乏,支持性资源不足等特点,罕见病患儿的无助和困惑更多于普通患儿。病友群可以帮助罕见遗传病患儿更好地理解疾病、接触最新的治疗方案,病友间互相交流,信息共享,互相温暖。在患儿疾病管

理、情感支持、罕见病研究和孤儿药开发中显得尤为重要。

小程爸爸经过医生团队的帮助进入医院的努南综合征关爱群,医院的努南综合征关爱群目前已有 600 余名患儿及患儿家属,也有全国多位知名医生。每年医院举办多次线上的问答及一年一度的病友会活动,通过科普文章、医患互动、患儿间经验分享,关爱群已经成为一个温暖的大家庭。

小程爸爸通过参加努南综合征关爱群,通过几次线上科普及线下的病友会后,对疾病有了更充分的认识。同时小程爸爸也是一位努南综合征患儿,他用自己的实际经历告诉大家,通过积极的治疗,他现在拥有了健康的身体和幸福的家庭。

三、案例点评

遗传病多为罕见病,对于此类疾病的诊治,因为目前医疗资源和医疗技术的不足,很多遗传性疾病仍无有效的治疗,无疑增加了医患沟通中的困难和无奈。遗传病患儿主诉多、病情都较复杂,MDT 诊疗是至关重要的,多学科协作、一站式诊疗是从实际出发解决遗传病患儿的困境。

我们遗传病 MDT 团队通过自己的实践发现,对于这部分弱势群体,帮助遗传病患儿及家属建立交流群,帮助他得到同伴的情感支持,让他们的心不孤单是尤为重要的。同时有医有患的协作组织,可以加深医患更深层面的情感交流,构建更加和谐、真挚的医患关系。规范化的患儿群体和组织可以帮助儿科医生进行罕见病患儿的长期随访并合理转诊至成人科,让患儿对未来不恐惧。对于任何一个小群体,爱与成长都不可辜负。

(王秀敏 李 辛)

打败"牙科恐惧症"

——儿童舒适化口腔治疗

一、案例背景

露露(化名)是一个从小爱吃糖的孩子,每次大笑的时候都会不好意思地用手捂住嘴巴,生怕小朋友们笑话她是"小黑牙",因为爱吃糖又不爱刷牙的她,长了很多颗蛀牙。长蛀牙不仅影响了露露牙齿的美观,还常常令露露牙齿痛得吃不了东西,最严重的一次,露露蛀牙旁边的牙龈起了脓包,连带着左边的脸颊都肿了起来。可即使这样,露露也不愿意跟妈妈去口腔科看牙医,因为她有"牙科恐惧症"。

牙科恐惧症指口腔科患儿在就医过程中由于害怕疼痛而产生的血压升高、出汗、烦躁、心率加快等生理症状和不良情绪。临床中牙科恐惧症会影响患儿治疗依从性,干扰医生正常治疗操作,影响预后效果。

牙科恐惧症常常来自不愉快的就诊经历、消极的负面宣传信息、单调严肃的就诊环境、冰冷尖锐的器械、诊室内药物的刺激性气味及其他儿童哭闹的声音等。那如何解决这些问题,帮助患儿舒适看牙呢?

二、案例分析

1. 营造儿童友好的口腔诊疗环境

儿童口腔科诊室布置应有别于成人口腔科,一个充满童趣的诊室环境能帮助患儿减少就诊时的焦虑情绪,消除患儿的恐惧感和陌生感。在儿童口腔科诊室里使用卡通贴纸布置的牙椅,放置可爱的牙齿模型,可以营造平静放松、友好的诊室氛围,提高患儿诊疗中的配合度。

露露就诊的儿童口腔科,墙壁上绘制着一幅卡通漫画"小兔子历险记",讲述了胆小的小兔子一步步克服困难,实现目标的故事。露露在妈妈的鼓励下,终于踏进了口腔科大门。口腔科服务台护士热情地接待了露露和妈妈,护士观察到露露非常害怕看牙,对露露说,"我们先不看牙,先和妈妈一起读读我们候诊墙上的故事吧"。于是,妈妈抱着露露坐在候诊区,给露露讲了墙上的漫画,露露非常开心地告诉妈妈"我也可以像小兔子一样勇敢!"

2. 完善儿童个性化口腔诊疗服务

"牙科恐惧症"是导致患儿无法完成常规口腔诊疗的主要原因之一,口腔科的医护人员诱导儿童配合完成牙科治疗的方法称为儿童口腔治疗的行为管理。按易黔林报道进行患儿的合作度分类:Ⅰ型(配合型),指患儿在诊疗过程中,能正确回答问题,遵照医护人员的指示配合完成治疗;Ⅱ型(紧张型),指患儿精神紧张,虽然回答问题尚准确,但存在时而配合、时而抵触现象,最终仍能张口完成治疗;Ⅲ型(恐惧型),指患儿通过肢体抵触或哭闹方式,严重影响医护人员的诊疗工作;Ⅳ型(拒绝型),指患儿持续高声哭泣,甚至直接逃避治疗,唯有通过开口器及强制固定方式才能达成诊治目的。其中Ⅰ型属于完全合作类型、Ⅱ型属于基本合作类型、Ⅲ型与Ⅳ型属于不合作类型。Ⅱ型和Ⅲ型患儿大部分经个性化的口腔行为管理方法后可配合完成治疗,Ⅳ型患儿少数经行为管理方法可合作,大部分需采用保护性固定或一次性全麻治疗。

正确运用儿童口腔行为管理方法,例如:用儿童化语言介绍口腔器械、分散注意力、榜样法、语音控制、保护性固定等,可提高患儿治疗时的配合度,在顺利完成口腔治疗的同时,也避免给患儿留下不愉快的口腔就诊经历。

儿童口腔治疗前,医生可初步判断患儿的性格特点,选择合理有效的行为管理方法,用亲切的语气提前告知患儿要做的操作内容,并展示操作时使用的工具,比如"龋齿去腐"可以讲解为"用这个小水枪给黑黑的蛀牙洗个澡""龋齿充填"可以讲解为"用这个白色的橡皮泥把牙齿的大黑洞填起来"。生动而有童趣的语言可以让患儿不再惧怕身旁冰冷尖锐的器械,有效缓解患儿紧张的情绪,提高患儿口腔操作的配合度。治疗中,医护"四手合作",各司其职,提高效率,可缩短治疗的时间,医护适时地给予患儿鼓励,比如夸赞患儿"配合得太棒了,一会儿要奖励宝贝小贴纸",可增加患儿配合口腔治疗的信心。治疗后,可利用口腔卡通模型进行常规口腔护理宣教,提高患儿及家长的口腔保健意识。

露露进入诊室后,医生为了缓解她的紧张情绪,拿出了一个龋齿模型,生动地说"黑黑的龋洞里住满了细菌,我们要给牙齿洗个澡",露露听完医生的讲解,耐心地配合医生操作。操作结束后,认真学习了如何进行口腔护理,预防龋齿。

3. 开展有温度的儿童口腔保健科普及宣教

诊疗后常规科普:在口腔治疗后,可利用口腔卡通模型进行常规口腔护理宣教,提高患儿及家长的口腔保健意识。

(1)向患儿及家长演示正确的刷牙方法和牙线使用方法,普及口腔不良习惯(如吮指、咬下唇、吐舌等)等对牙颌面发育的危害。

(2)积极探索富有童趣的口腔科普形式:如利用卡通漫画及卡通动画的形式,生动地展示"龋齿是如何形成的?"如开展"小小牙医"活动,在医护人员的指导下,让患儿体验当"小小牙医"为父母检查口腔,生动而富有参与感的活动,可极大地调动患儿保护牙齿的兴趣,提高口腔常规护理的效率。

(3)多学科联合科普宣教:儿童常见的鼻炎、腺样体肥大和扁桃体肥大会影响儿童的牙颌面发育,口腔科联合耳鼻喉科进行口呼吸联合科普,利用线上结合线下的形式,帮助患儿防治腺样体面容等。

(4)矫治儿童快乐打卡:儿童牙齿矫治和口肌功能训练治疗周期较长,需患儿的配合才能完成,可设置卡通打卡册,为提高患儿佩戴牙套和口肌训练的完成度,每天佩戴牙套的时间达标或完成相应的口肌训练后,可拿贴纸在打卡册上打卡。

三、案例点评

患儿恐惧看牙是十分常见的现象。儿童口腔科可以从童趣的环境布置、通俗易懂的科普知识、针对性的儿童行为管理、医护良好配合等儿童友好的各个方面,减轻患儿的害怕、紧张、抗拒情绪,提高患儿口腔治疗的配合度。此外,提高患儿家长口腔保健的意识,指导患儿和家长正确的口腔护理方法,提醒家长及时破除口腔不良习惯,有效预防儿童龋病及牙颌面畸形尤为重要。

（陈　洁　郭　晶）

乐然和睦，与爱同行

——小患儿走上医院公益慈善的舞台

一、案例背景

"音乐能充实我们的生活，音乐就是力量。感恩之心，与爱同行，让我们一起努力，创造更美好的社会和生活……"这是 A 中学服务学习项目"乐然和睦"在医院举办的第十五期慈善音乐会，发起人潘同学的主持能力越来越纯熟。两年前一次难忘的就医经历让潘同学萌生了在医院举办慈善音乐会的想法。当时在医生的鼓励下，潘同学哼着喜爱的古典音乐，不知不觉中配合医生完成了右手背伤口的紧急缝合手术。自此他确信音乐能消除病人的紧张情绪，舒缓内心的焦虑，并能更好地建立起病人和医生之间的互相信任关系，营造和谐的氛围，于是"乐然和睦"公益慈善项目应运而生。这个项目从构思、筹备到落地实施，得到了 A 学校师生、医院医护人员以及社会爱心企业的热情支持，一群热爱音乐、富有爱心的中学生们组成了一支朝气蓬勃的志愿者队伍。"乐然和睦"悠扬的乐声飘荡在门诊大厅，你能在簇拥的人群中看到坐在轮椅上手舞足蹈的孩子，也能看见白发苍苍的老奶奶驻足聆听，还能看见穿着白大褂的医务人员热烈鼓掌……护士节的时候，乐队的 2 名小提琴手走进了重症监护室，优美的旋律为病重的患儿们创造了静谧祥和的时空，护士长向志愿者表达了诚挚的谢意："音乐是最好最美的祝福，有了它监护室的氛围也与以往不一样了"。

乐然和睦志愿者团队从最初的 6 名成员，逐渐壮大到囊括小学、中学各个年级的 70 多名学生，项目的公益慈善理念得到越来越多人的认同和支持。每逢节日，乐然和睦志愿者们第一件想到的事情是带着乐器来到医院，给患儿、家属和医务人员带来舒缓美妙的音乐,用自己的所学所长来帮助他人,服务社会。就这样"乐然和睦"慈善音乐会走进了血液肿瘤科、外科、监护室……随着潘同学在医院开展志愿服务的经验越来越丰富,他与医护人员的互动越来越深入,高中毕业的最后一年他大胆地说出了自己心中的梦想——未来要当一名外科医生。

二、案例分析

1. 传承医学人文精神,审视志愿服务动机

本案例中的潘同学得到手术医生的支持和鼓励,被允许哼唱自己喜欢的音乐来缓解心理压力和疼痛感,这样一次特别的就医体验让他感受到了医学人文关怀,并在他心中埋下了一颗公益的"种子"。志愿服务功能理论从志愿服务的需求、动机以及实施的连续动态角度,认为个体实施志愿服务行为,必然处于满足其某类动机,而志愿服务的诸多功能中,存在某一特定的功能,可以满足个体的某一个动机,那么他倾向于从事志愿服务的可能性就大。潘同学发起"乐然和睦"志愿服务的原始动机源于他的手术体验。他在与医生的互动过程中得到了尊重,音乐令他感到慰藉,因此他对其他可能遭遇同样经历的患儿产生了同理心,萌生了到医院开展慈善音乐会的念头——通过志愿服务,用音乐帮助更多患儿缓解紧张、不安、焦虑的情绪。

人们参与志愿服务是自愿性和无偿性的,服务动机也并非单一的,往往是利他和利己的复合结果。潘同学的主要志愿服务动机是利他性的,当然也包含了实现自我价值观、丰富社会经验、学习团队精神等满足自身成长需求的动机。乐然和睦服务学习项目使潘同学在求学之路上获得优势,产生心理层面的积极影响,如他在同龄人中的自我效能感会更强,更善于情绪管理和抵御压力,对公民社会责任的理解更为深刻。在社会层面,"乐然和睦"公益慈善理念也吸引了越来越多的有志青年,他们虽然参与志愿服务的动机都不一样,但是他们凝聚在一起,为了共同的目标,让更多患儿能在医院的环境中听到美妙的音乐,感受到人文关怀,疗愈内心的不安情绪。

医院内设有专门负责管理志愿服务与公益慈善项目的部门,医院志愿者管理包括招募遴选、培训考核与服务激励三个步骤,而第一步尤为重要,管理部门要有能力审视与评估志愿者的服务动机,了解医院对各类志愿服务岗位或类型的需求,这样才能招募遴选到合适的志愿者,开展常态化的服务,甚至形成品牌公益慈善项目。乐然和睦之所以能够形成品牌效应,除了志愿者们无私地付出和坚持不懈,也离不开医院整合社会各界力量,构建公益慈善服务的平台。学校、企业、家委会均可以加入平台

助力,此时资源也不仅限于志愿者的人力资源投入,还有捐赠物资注入项目,以跨部门、跨专业共建合作的方式,让平台发挥辐射作用,实现更大的社会影响力。

2. 融入服务学习教学方法与公益慈善项目,培育医学人文素养

现代意义上的公益慈善文化根植于对和谐、美好生活的追求和向往,注重社会道义强调社会责任和仁爱、利他,更多地考虑社会分配的公正性,把从社会得来的利益,再回报给社会,与公民社会有不可分割的联系。社会主义公益慈善文化包括 7 个方面的价值理念:

(1) 平等、尊重的人文观。

(2) 以人为本、促进社会发展的价值观。

(3) 公民社会的责任观。

(4) 利他主义价值观。

(5) 合理、理性的社会财富观。

(6) 奉献的志愿精神。

(7) 普及性的公益素养。

"公益素养"与"医学人文素养"两者有相似性,均是一种通过教育加以培育的修养与能力。它们包含了人文认知、情感、理念、信仰及行为能力等多个方面的要素。前者适用于更广泛的人群,是一种综合性的社会共同评价,后者则适用于医疗行业从业人群。

在国外,服务学习已作为一种教学方法被普遍应用于学校教育,而在国内本土高等教育实践中服务学习仍是一种新兴模式。在教育理念上,服务学习旨在帮助学生建立校园学习与社会生活间的直接联系,通过深入的实践行动和积极的意义建构,更全面地反思和理解人与社会、人与自然的关系。服务学习以体验式学习(experiential learning)模式为特征,引导参与者开展社会实践活动,回应社会需要,并通过实践过程掌握一定知识,培养社会责任感,进而促进个人学习与成长。本案例就是以服务学习型项目开展,搭建了公益慈善实践平台,帮助青年学生们在人文关怀方面实现了知识传授、能力培养和价值塑造的教育目标。

医院管理部门可以结合所在医院的环境、服务人群特征与需求,针对医学生设计不同类型的公益慈善项目,由于艺术与医术有着深远的历史渊源,艺术是较好的表达媒介,能够呈现多样化的实践—教学活动,如音乐、绘画、电影、陶艺等。服务学习项目开展是一个动态的过程,管理部门可考察它的五个核心要素:输入、过程、输出、结果和反馈。输入(input)包括项目开展为实现目标所需的资

金、人力、设施和设备等；过程（process）是指输入的事物被消耗和转化为实际产出物的理论依据，也是一个项目设计、递送与实践的实际过程；输出（output）是指项目执行所带来的任何产出物，既可以是产品等实物，也可以是能够量化的活动频次或者案例，或者是抽象的机制与价值等；结果（outcome）是项目的直接产出带来的影响或实现目标的效果；最后，反馈（feedback）指将项目相关产出和绩效信息作为输入要素重新投入项目的开展之中。

医院运用服务学习的教学方法融入"乐然和睦"公益慈善项目，为志愿者们搭建平台，提供场地设施、表演现场保障，募捐了钢琴。在项目实施过程中志愿者人数不断增加，能力不断提升，项目累计共举办 20 余场慈善音乐会，受益患儿及家属数千余名，护士节特别演出首次走进了监护室，得到多方好评，也有诸多社会媒体进行报道。项目呈现的结果已远超预期，最终该项目成为医院与 A 学校的公益慈善品牌项目。

三、案例点评

当今社会背景下，医者的生命历程中一定会遇到与公益慈善相关的事件，如要拥有解决问题或改变环境的能力，首先要引导其有利他主义的动机，然后激励其付诸行动，并持续保持动力，从而创造更大的社会价值。

医学人文素养是成为一名合格医者的必备条件，医院和学校作为培育医者的主要教学机构，除了常规教学方法以外，也可以尝试通过设计公益慈善项目，融入服务学习教学方法，加强医学人文素养的立体化教育，让学生在实践中有更加多元的体悟。

（陈玉婷　曹　庆　高　莹）

"诊前化验"让等候变得有意义

一、案例背景

就医过程中排队等候，这是大家早已习以为常的。但当家长一边要安抚生病的孩子，一边要为了付费、就诊、检查、回诊等而不断排队时，难免会抱怨连连，甚至愤懑难平。儿科患者中，相当一部分患儿所患疾病以常见病居多，其中的大部分家长都清楚需要做的一些常规检查，因此，总有家长在候诊时询问是否可以提前开具化验单。为此，某儿童专科医院于2015年创新性地推出"诊前化验"服务，即：针对儿童常见病，结合诊疗常规，为符合适应证的患儿提供"诊前化验"服务，候诊的同时完成化验，就诊时直接向医生出具化验报告。该项举措一经推出即受到了社会的广泛关注及家长的一致好评，先后被多家媒体争相报道，并在2016年成功入选上海市卫生系统第一批医疗服务品牌。

二、案例分析

1."诊前化验"精简就医环节，助力缓解候诊时间长问题

自2009年开始，随着《关于深化医药卫生体制改革的意见》《关于公立医院改革试点的指导意见》《进一步改善医疗服务行动计划》等文件的陆续出台，以及全国医疗卫生系统内"服务好、质量好、医德好、群众满意"的"三好一满意"活动的开展，围绕着"让患者满意"这一目标，各级公立医院大力推进服务流程优化。某儿童专科医院依托信息化技术，陆续推出了一站式自助服务、微信挂号等举措，在相当程度上提升了患者就医满意度。但随着2014年秋冬季医院门急诊业务量的屡创新高，儿科医疗服务供需矛盾突出导致的候诊时间长问题日益凸显，

相关的投诉、求助、建议更是接踵而来。为此,医院组织相关行政职能部门基于以患者为中心的理念,以患者需求为导向,优化门急诊就医流程,推出"诊前化验"服务,以期尽可能减少患者等候时间,改善患者就医体验。

首先,确定需要优化的目标流程。围绕"候诊时间长"问题,全面分析门急诊就医全流程,发现:除"就诊"和"回诊"两个环节外,其他环节均已依托信息化技术实施流程优化并取得较好效果。于是,选择"就诊"和"回诊"这两个环节作为需要优化的目标流程。

其次,找出目标流程的症结所在。聚焦"就诊"和"回诊"这两个环节,分析患者在就医全流程中的排队等候情况:(排队等候)预检—(排队等候)挂号—(排队等候)就诊并开具检查检验单—(排队等候)付费—(排队等候)检查检验—(排队等候)取报告—(排队等候)医生读取报告并完成诊疗,发现需要检查检验的患者较其他患者要多排队至少4次。同时,通过分析2014年的门急诊运行数据,发现较大占比的患儿在就诊过程中需进行各类化验检查,且主要集中于"三大常规"(血常规、尿常规、粪便常规),不同医生对同一"待查诊断"所开处的化验项目也基本一致。

最后,构建新的流程模型。遵循"删繁就简"的业务流程再造核心思想,针对行检查检验存在增加患者排队次数的情况,提出"诊前化验"设想,即:基于业务数据的回顾性循证分析,经专家把关,就常规化验项目开立预医嘱,由门急诊预检分诊护士在患儿就诊前根据家长主诉和护理体检评估结果,为符合条件的就诊患儿执行预医嘱。结合儿童常见病、多发病因素的考虑,通过对门急诊既往运行数据的分析,进一步确定"诊前化验"的范围,选择"三大常规"(血常规、尿常规、粪便常规)作为"诊前化验"项目。

通过推出"诊前化验"服务,医院打破传统就医模式,构建了"(排队等候)预检并开具化验单—(排队等候)挂号、付费—(排队等候的同时完成化验)就诊、医生读取报告并完成诊疗"的就医新模式。

2. 完善配套实施方案,切实保障"诊前化验"的医疗安全和服务品质

流程优化是一项系统性工程,流程的效果取决于流程设计、合格的执行人员与适合的运行环境。在实施颠覆传统就医模式的流程再造过程中,医院通过配套设计实施方案,切实保障"诊前化验"的医疗安全和服务品质。

首先,依据门急诊诊疗常规的相关要求与规定,组织专家有针对性地制订"诊前化验"各化验项目的适应证;其次,严格限定提供"诊前化验"服务的护士资

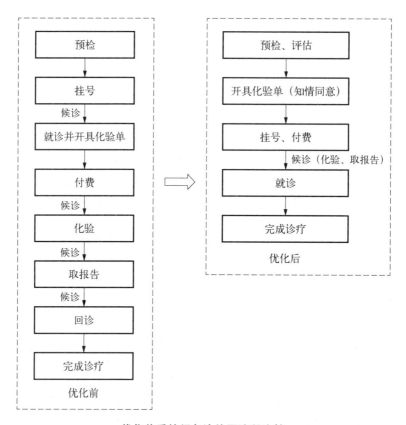

优化前后的门急诊就医流程比较

质；最后，遵循"知情同意"原则，拟定"家长知情同意书"。

凡符合"三大常规"适应证的患儿，经过预检分诊护士严格把关、有效指导，自愿接受此项服务的，可直接向预检分诊护士申请"诊前化验"预医嘱。病人和家属在候诊的同时到检验窗口完成常规化验，就诊时就可直接将化验结果提供给医生，省去反复排队的时间，让等候变得有意义。

3. 先试点后推广，最大限度提升"诊前化验"的应用实效

考虑到流程优化是一个动态循环、持续完善的过程，医院采用"先试点后推广"的模式，在实践中不断优化完善"诊前化验"服务并逐步推广应用，最大限度提升"诊前化验"的应用实效。

首先，在当时业务量最大、候诊时间最长的儿内科门诊试运行并对使用效率和实施效果开展"双效"评估。试运行结果显示："诊前化验"服务可有效缩短患

者排队等候时长 20～30 分钟；在医院门急诊进行"三大常规"检验的就诊患儿中，选用"诊前化验"服务的占 30%～50%，其中门急诊就医高峰期效果尤其明显，占 75%；"诊前化验"服务对就医高峰排队削峰平谷的作用明显，且没有因此项服务开展而产生的任何投诉。试运行结果同时也提示：随着医院门急诊预检实现信息化，纸质版诊前化验预医嘱单额外增加了患者至收费窗口排队付费的次数。为此，医院通过信息系统的开发，将"诊前化验"嵌入门急诊预检系统，借助信息流打通患者就诊的各环节，免去患者因选择"诊前化验"而需到收费窗口排队付费的烦恼。

随后，进一步将"诊前化验"服务推广应用至其他门诊和急诊。

三、案例点评

门急诊是医院的重要组成部分，医院门急诊就医流程是否便捷直接反映医院的管理水平、文化内涵和服务导向。以患者为中心，以患者需求为导向，优化门急诊就医流程，让患者在就医过程中充分体验医院的人文关爱，是医院门急诊工作的永恒主题之一。流程优化，是以流程为对象，对流程进行根本性、创新性的思考和分析，通过对流程的构成要素重新组合，产生出更有价值的结果，以此实现流程的改善和重新设计，既可以是对流程整体的优化，也可以是对流程其中部分的改进。门急诊就医流程优化，是在确保医疗安全的前提下，贯彻人性化的思想，遵循便民和效率优先的原则，从患者就医的痛点、堵点、难点入手，以科学的方法再造流程。本案例通过精减环节实现对就医流程整体的优化，既是对门急诊就医流程的再造，也是对传统就医模式、就医理念的一次巨大变革。通过严把适应证、尊重家长知情选择权，切实保障患者安全和新流程实施效果的同时，实现了以尽量少的资源投入实施流程优化、最大限度减少患者等候时间、持续提高医院运行效率和服务水平的流程优化目标。

（唐　燕　乔　蓉　陆群峰）

高危儿的追赶生长之路

——儿童早期发展促进中的人文关怀

一、案例背景

豆豆(化名)的妈妈是一名高龄产妇,前期多次流产,怀豆豆的过程也非常艰辛,从孕早期开始就一直保胎,妊娠期出现糖尿病、妊娠高血压综合征、肾功能不全,后因大量蛋白尿、肾功能衰竭,于孕30+3周剖宫产分娩。豆豆出生时只有889克,生后因早产、超低出生体重、新生儿窒息、新生儿高胆红素血症、感染性肺炎等因素在新生儿重症监护室(NICU)住院,住院期间豆豆父母无法探视,每次病情解答妈妈都会来到现场,因为她要亲自确认豆豆的病情变化,直至听到医生说:"豆豆通过呼吸支持、抗感染、静脉营养等综合干预,目前病情平稳可以出院了",豆豆妈妈悬着的心才真正定下来。因为豆豆出生前后存在一系列阻碍生长发育的不利因素,出院后一直在高危儿整合门诊随访,现在已经随访一年多了。

高危儿整合门诊涉及新生儿、儿童保健医学部(儿童保健科、发育行为儿科、精神心理科、营养科、康复科等整合而成),通过多学科团队协作的理念和方式对NICU出院高危儿展开密切随访,从而有助于完成全面、全程的监测,实现最佳随访结局。

二、案例分析

1. 连点成线,促进高危儿适度追赶生长

豆豆出院后1月,相当于纠正月龄40周,在高危儿整合门诊开始了1年多的高危儿随访。随访内容包括营养管理与体格生长监测、神经精神发育监测、阶段性全面评估、疾病转归及特殊检查、个体化早期干预促进等,豆豆每次随访都相当于一次测验,关键时点的评测类似期中考试。豆豆的体格生长报告单,儿保科医生都会仔细查看,"这个月长得不错""这个月似乎进步不大""这个月体重不太达标",用通俗易懂的语言说明豆豆存在的问题,同时也逐步教会豆豆父母理性看待豆豆的生长发育轨迹,并及时发现阻碍因素,从而缓解他们紧张焦虑的烦闷心情。时间久了,豆豆妈妈刚进诊室就会"自评",连忙说道,"这个月我们曲线又变平了,可能是奶量不足,下个月我们迎头赶上",经过1年多的随访,豆豆的体格生长早已连点成线,虽然过程艰辛,但医生和豆豆妈妈早已在随访沟通中形成了默契,也坚信豆豆会在追赶的过程中茁壮成长。

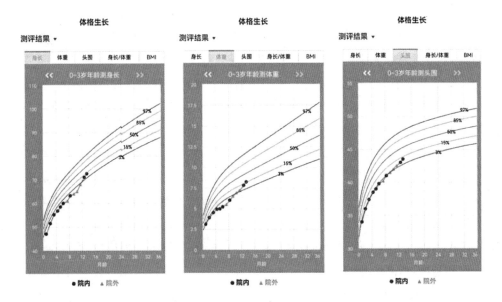

高危儿通常是指在出生前、产时及出生后存在影响儿童生长发育的各种危险因素(包括生物、社会及环境危险因素)的新生儿。目前尚不能明确预测各种高危因素对儿童的损害,也无法精准判断脑损伤的程度和预后,因此有必要对高危儿开展系统的随访管理,定期监测生长发育和营养状况,筛查脑损伤及发育异常。在高危儿的追赶生长过程中,医生应发挥指导、监督、陪伴的作用。

(1)指导。高危儿与正常儿童一样,处在生长发育阶段,医生应结合儿童生长发育的特点以及高危因素的影响,指导父母开展科学喂养、发育促进、常见病防治等。

(2)监督。高危儿的随访管理应关注体格和神经精神、心理行为发育的全部方面,医生在长期随访过程中要监督家长按期随访,遵医嘱执行健康促进方案,开展与儿童发育年龄相适宜的家庭干预等。

(3)陪伴。高危儿的追赶生长之路并不平坦,在整个随访周期内,医生要全程陪伴,及时发现并去除阻碍因素,促进远期健康,改善预后。

2. 线上线下有效联动,为高危儿健康成长保驾护航

豆豆出院后一直定期随访,2022年4月因疫情原因无法线下就诊,儿保科在医务和门办的协调下,启用生长发育评估与随访系统对居家的豆豆开展了儿童早期发展评估与养育指导,同时开通在线咨询和在线复诊通道,家长通过居家可穿戴体征监测设备完成体格生长指标自评,实现远程在线随访,儿保医生通过互联网医院搭建的空中诊室,为豆豆妈妈答疑解惑,缓解无法线下就诊的紧张、焦虑心情,同时开展在线续方,当快递无法送达时,医护成为下班"顺路带"志愿者,为豆豆及时补充维生素D、铁剂等营养补充剂。

高危儿面临着出生前、出生时或出生后影响生长发育的各种危险因素,这些危险因素不仅影响儿童当下,也会影响远期健康。高危儿随访管理的两个主要目的:一是指导家庭掌握特殊健康问题的识别和处理、监测慢性疾病转归,开展系统规范的生长发育监测,为父母提供以家庭为中心的高危儿照护和早期干预培训支持。二是综合管理以改善高危儿近期、远期发育结局,对评估正常的儿童,促进其生长发育获得良好结局;对于发育偏异的儿童,早发现、早干预使其尽早回归正常发育水平。

作为高危儿整合门诊的随访医生,会尽可能提高随访者依从性,做到规范、全程和全面,为高危儿的追赶生长之路保驾护航。

(1)要懂得换位思考,拥有一颗同理心,换言之,医生能够急家长所急,想家长所需,解家长之惑,护儿童周全,这样的医生才会赢得家长的信赖。

(2)在高危儿的长期随访过程中,医生要千方百计做到不脱离、不忽视、不遗忘,无论是按时随访的嘱托,养育要点的反复"唠叨",抑或是肯定家长付出的赞许,都可以拉近医患之间的距离。

(3)充分有效的医患沟通是建立信任的基础,医生要帮助家长早期识别高危儿生长发育过程中的阻碍因素并制订干预策略,与此同时家长要帮助孩子严格执行诊治方案和医生建议,定期随访,动态监测。

3. 多学科合作,医家结合,全方位护佑高危儿早期发展

在高危儿随访管理的过程中,应贯穿多学科团队协作的理念和方式展开密

切随访，从而完成全面、全程的监测，实现最佳随访结局。高危儿的早期干预包括在生命早期开始的干预，以及在生长发育偏离发生初始时开始的干预。高危儿与正常儿童一样，处在生长发育阶段，我们医生应同时考虑儿童生长发育的特点以及高危因素的影响，从整体保健入手，指导父母开展科学喂养、常见病防治、亲子游戏活动等，同时积极开展系统的早期干预，以促进良好发展。

豆豆生后出现新生儿高胆红素血症，纠正 2 月龄全身运动质量评估提示单调运动，纠正 4 月龄抬头不稳，纠正 6 月龄的关键时间节点神经心理发育评估提示运动发育指标延迟。在长达 1 年的高危儿随访过程中，豆豆经历了因牛奶蛋白过敏导致的拒奶、便血、湿疹、体重不增，经过新生儿科的疾病监测、儿保科的喂养指导、康复科的运动康复促进、儿童保健医学部儿童早期发展框架下的家庭育儿支持，豆豆目前生后 15 月龄，相当于纠正 13 个月的宝宝，已经可以独自站立，并能扶走，神经心理发育评估结果显示，豆豆的发育月龄和纠正月龄相当，与此同时豆豆的体格素质评价也终于追赶到第十五百分位(P15)以上。记得最近一次随访，豆豆妈妈是这样说的："豆豆下次来，应该就会喊医生妈妈啦！"

三、案例点评

家庭是孩子的主要养育场所，养育者技能提高是促进高危儿早期发展的关键抓手，在本案例中，医生更像是一名支持者，给予家长全方位的支持，比如在高危儿整合门诊随访过程中定期监测儿童生长发育和营养状况，筛查脑损伤及发育异常，采取针对性和个性化的早期干预方案；当家长无法线下就医时通过互联网健康医疗服务启动在线咨询和复诊，缓解家长的焦虑烦闷心情；当孩子常用药物不足时，参加下班后"顺路带"志愿服务将药送至家中。在随访过程中，医生的医嘱逐渐成为家长的养育技能，帮助养育者从容面对儿童成长路上的各种难题，豆豆前进的每一小步，都凝结了医生、家长的多方力量。随访之路仍在继续，我们坚信豆豆一定可以达到追赶目标，健康茁壮成长。

（霍言言　陈津津）

打通危重新生儿的生命通道

一、案例背景

一名孕妇在家乡孕期检查时发现胎儿患有严重先天性心脏病,便和丈夫一起来到上海某妇婴保健院(简称为 A 医院)求诊,确诊胎儿为大动脉转位。通过 A 医院和上海某儿童专科医院(简称为 B 医院)的产前多学科会诊机制,经 B 医院心胸外科专家会诊后,孕妇及其家人充分了解了疾病相关知识和治疗预后信息,一致决定保留胎儿继续妊娠到足月,出生后尽快接受心脏畸形矫治手术。

冰冰(化名)在 A 医院出生后确诊患有严重的先天性心脏病——大动脉转位。她心脏上的主动脉和肺动脉长反了位置,肺吸入的氧气无法通过血液循环经主动脉输送到全身,导致她一出生就全身缺氧。冰冰唯一的生存希望就是迅速转运至 B 医院,尽快接受心脏手术。在 A 医院和 B 医院之间 3 千米的道路上展开了一场生命接力赛。经出生后紧急转运和手术,冰冰于 2 周后康复出院。

二、案例分析

1. 产前多学科会诊的意义

随着围产医学的进步,越来越多存在先天性结构畸形的胎儿在出生前被检出。家属得知胎儿身患重病时,必然存在对母胎安全、胎儿疾病状态和胎儿出生后治疗等方面的焦虑。

在当前围产医学实践中,产科与儿科的紧密结合催生出包含产科医生和儿科医生在内的多学科团队工作形式,为孕妇及其家属提供疾病相关知识、妊娠安全评估和法律法规宣教,帮助其合理决定胎儿去留。这不仅能帮助到一个家庭,更有助于降低新生儿出生缺陷比例,具有深远的社会意义。

2. 产前多学科会诊中的人文关怀

(1) 必须根据《中华人民共和国人口与计划生育法》《中华人民共和国母婴保健法》《禁止非医学需要的胎儿性别鉴定和选择性别人工终止妊娠的规定》等法律法规,正规开展产前多学科会诊。从保护母亲和胎儿的安全出发,遵循出生缺陷终止妊娠的伦理标准,即胎儿存在出生后严重影响生存、生活质量的缺陷,如唐氏综合征、严重先天性心脏病、严重脊柱裂和严重肢体残缺等,方可考虑终止妊娠。

(2) 告知胎儿存在重大先天性结构缺陷,需要多学科会诊团队成员具备良好的沟通技巧。与孕妇及其家属沟通的内容必须包括,预判胎儿出生后状态、是否需要紧急治疗和预后,以及孕妇妊娠安全、分娩方式及出分娩后医疗处置等涉及母婴安全方面的全面信息。

(3) 产前多学科会诊咨询必须基于确切的产前诊断,为孕妇及其家属提供确切的疾病信息和相关评估,有利于帮助其在国家法律法规框架下合理作出治疗决策,必要时可邀请专业医务社工介入。

3. 产前多学科会诊助力实现高质量"医医沟通"和"医患沟通"。

产科学和儿科学不再是以往的上下游关系,而越来越成为一种水乳交融的协作关系。在与孕妇及其家属的宣教沟通中,必然涉及不同专业,甚至不同单位之间医护人员的合作。

(1) 产科医生或胎儿医学科医生作为发起人,儿科医生作为参与者,其专业知识、合作态度和投入程度,直接决定了产前会诊咨询的质量。

(2) 产前会诊咨询工作,必须以国家法律法规为准绳,以孕妇及其家庭的需求为工作导向,从母胎整体的交叉学科层面去认识该工作的严肃性和重要性。只有经过高质量"医医沟通",对母胎健康状况达成共识,才能实现后续高质量的"医患沟通"。

(3) 会诊时,必须确保会诊信息能传递给孕妇及其配偶等主要家庭成员。首选以面诊方式开展工作。如因疫情防控因素或孕妇不在本地,无法到院面诊时,可选用网络会议平台发起线上会诊咨询,此时应尽量将孕妇的配偶及其直系亲属纳入其中。对于独自就诊的无陪伴孕妇,可在面诊时通过电话、社交软件或网络会议平台等手段取得与其配偶或直系亲属的实时沟通。尤其当孕妇为非独立行为人或无配偶状态等特殊情况时,应确保其直系亲属参加此产前多学科会诊。

(4) 如果孕妇及其家属能在国家法律法规框架下合理作出关于胎儿去留的

一致意见,则根据其意见进行后续医疗工作安排。如孕妇及其家属的意见不统一,应允许其有更多时间进行家庭内部商议,并安排后续再次进行会诊咨询。

(5) 如孕妇及其家属决定继续妊娠,期待出生后治疗的话,则后续围产医学工作包含三部分内容:① 由产科医生对孕妇进行密切随访监测,根据孕妇情况个体化选择分娩方式、分娩时机,确保安全分娩。② 儿科医生需为此胎儿做好出生后治疗规划,组织治疗团队。③ 双方商定转运方式、交通工具和参与人员,将患儿安全地从产科单位转运到儿科医疗单位。

4. 把握患儿出生后的黄金生命时期,快速救治患儿

B 医院心胸外科自 2017 年起组建了先天性心脏病患儿转运团队。成立以来,转运团队足迹遍布大江南北,北至黑龙江,南到广东,累计救护车行程近百万千米,转运危重症先心患儿近 300 人,具有丰富的急救转运经验。

2019 年,A 医院和 B 医院建立起围生期多学科会诊的院际合作机制,携手为母婴健康保驾护航。这个产前会诊+产后转运机制已经为近百名患病胎儿带去了生命的希望。两家医院距离 3 千米,已然成为患儿的重生之路。

冰冰出生的那天早晨,她妈妈刚进入产房,B 医院 CICU 转运团队已到达 A 医院待命。冰冰出生后,转运团队立即进行病情评估,并转至 B 医院,经绿色通道收入 CICU。24 小时内完成了检查、确诊、术前准备和手术。术后 2 周患儿康复出院。出院时,家长激动地说:"如果没有这个产前多学科会诊为我们详细评估胎儿病情,让我们下决心留下这个孩子,如果没有转运团队和绿色救治通道,那我们夫妻二人没福气享受为人父母的喜悦。产前多学科会诊团队和转运团队给我们家送来了生命的希望。"

三、案例点评

胎儿期先天性结构畸形检出率的逐年提高,使越来越多的临床医生认识到产前多学科会诊和产后转诊这一体系的重要性。依法依规开展产前多学科会诊,对于可治疗的特定先天性心脏缺陷胎儿,能明显提高其生存率与远期预后。

2022 年 4 月 19 日《人民日报》刊登了一篇名为《为了一名危重新生儿》的文章,对本案例进行了专题报道,高度评价了产前多学科会诊形成预案在先,产时多单位多学科联动,成功救治危重先天性心脏病患儿的整个工作流程。这正是围产医学工作中以法律法规为准绳,以患者需求为导向,以人为本的经典范例,其中的诸多人文细节,依然值得引发我们后续的思考。

(孙彦隽　张海波　姜　蓉)

"骨"舞人生

一、案例背景

患有严重威胁生命的恶性骨肿瘤，还能不能自信起舞？

小月亮（化名）因为一笑起来眼睛弯弯像月牙儿令人印象深刻。5年前，她第一次来到我院骨科就诊时只有6岁，是个热爱唱歌跳舞的开朗女孩，却不幸患上左侧股骨远端骨肉瘤。这是一种严重威胁儿童生命的恶性骨肿瘤，临床治疗困难，死亡率和致残率高。如不尽早治疗，肿瘤会很快转移和恶化，危及生命。看着检查结果，小月亮的父母茫然不知所措。小月亮则天真地问道："医生，我能上学吗？我还能跳舞吗？"

保肢还是截肢？后续如何应对肿瘤病变？如何通过多学科协作，帮助小月亮尽快康复，满足她上学和跳舞的心愿？一道道难题摆在骨科医生的面前。最终，骨科团队"以病人为中心"，研究新技术、新方案，开始了长达5年的"骨肿瘤患儿守护之路"，全力为患儿实现舞蹈梦想。

二、案例分析

1. 抉择之路：在保命还是保肢中艰难选择

小月亮因膝盖周围疼痛不适一月余，在当地医院检查发现股骨的下端有一个肿块，怀着忐忑的心情来到上海。偶发疾病却不幸中招，这种肿瘤是发病率约0.01%的顽疾。如何帮助年幼的孩子理解并配合治疗？如何帮助已经处于重度焦虑中的患儿家庭面对"保命还是保腿"的艰难抉择？需要在医患沟通中，充分考虑孩子的想法，让孩子一同参与到治疗的决策中。

（1）保肢和保命，艰难的抉择。

保肢和截肢的抉择，异常艰难。如肿瘤的侵犯范围较局限，对未来生长和关节活动具有重要意义的结构未受到侵犯，通常可采取保肢策略。如肿瘤已经侵犯了重要的结构，或有远处转移，那么强求保肢就弊大于利。此外，由于保肢手术中常用的金属假体不具备生长能力，而战胜肿瘤之后，通常孩子的腿还要长粗、增长，那么不具备生长能力的假体必然会在孩子生长发育过程中带来一系列新问题。

截肢方案也并非"万无一失"。家长认为截了肢，就一定不会有转移，就肯定能"保命"，这其实是一种误解。现代医学已经证实，截肢手术不是影响骨肉瘤患儿能否长期生存的决定因素。

小月亮的肿瘤长在膝关节，由于年龄比较小，肿瘤发现早，就诊时未发现远处转移，故肿瘤远期生存率相对大。定制假体虽然在外观上能够保存膝关节的样子，但无法实现她跳舞的愿望。而传统的截肢方案，小月亮则需要连同膝关节一起切除。

（2）尊重孩子的意愿，达成一致共识。

考虑到小月亮是一个年仅 6 岁、爱跳舞的女孩，骨科专家团队集体讨论研究最优治疗方案，为了保住患儿的舞蹈梦想，提出旋转重建手术方案，即用患儿自身的踝关节来重建膝关节，术后小月亮可以戴着假肢跳舞。

这个方案从长远角度来看情况不错，但重建后的膝关节是原来的踝关节，这样的外观，让孩子和家长又有一些顾虑。因此，医生团队耐心细致地解释不同手术方案的特点，也收集了一些类似病情手术患儿术后的照片、术后运动和跳舞的视频资料，让患儿及家长更好地了解手术方案及预后。

因为生病常常默不作声的小月亮，竟然在看到视频中小女孩跳舞的那一刻开始笑了！视频里，小朋友穿着漂亮的裙子自信地跳舞，小月亮的眼里也闪烁着期待的光芒，经过进一步沟通，征求小月亮与她父母的意见后，最终小月亮一家下定决心，决定采纳旋转重建的手术方案。

2. 关怀之路：为骨肿瘤患儿量身定制关怀策略

（1）联络员机制，为恶性骨肿瘤患儿保驾护航。

面对危及生命的儿童恶性骨肿瘤，患儿及其家庭的压力一方面来自缺少对疾病相关知识的了解，另一方面则是对未来生活的不确定性。良好的心理支持可以缓解患儿家庭的焦虑紧张情绪。同时，针对外地来沪患儿，提供全方位的关爱，有助于帮他们挺过漫长的手术及康复疗程。骨科建立了恶性骨肿瘤联络员制度,指定专人对接患儿家庭,给予患儿家庭就医过程中的持续支持。

考虑到小月亮至少需要接受两次手术,同时还有间断性的化疗等综合治疗,因此,恶性骨肿瘤联络员提前联系小月亮家长,给予就医过程中的关心帮助,做好联系门诊检查、安排住院床位,联系病理结果、落实住院对接安排等,为罹患恶性骨肿瘤的孩子能够顺利就诊保驾护航。

(2)情绪支持策略,术前术后注重心理关怀。

不同于一般骨科手术患儿,考虑到恶性骨肿瘤患儿情绪支持需求大、患儿及家长在术前紧张、焦虑情绪严重,术后康复期心理关怀需求大等特点,骨科联络员作为医生与患儿家庭沟通的桥梁,为患儿提供有温度的情绪支持。

在术前,联络员邀请为小月亮实施骨科重建手术的主刀医生王主任及小月亮父母共同参加术前沟通,针对患儿家长的困惑问题,耐心细致地解释;邀请医务部与骨科医务人员一同,为家长进行手术相关解答。

在术中,联络员及时沟告知手术进展,给予家庭情感支持,为家长提供心理疏导;在术后,针对肿瘤术后的照护要求,做好宣教及指导,同时收集患儿家庭存在的困难与问题,提供力所能及的指导与帮助。

3. 康复之路:多学科协同为患儿撑起保护伞

术后,小月亮开启了漫长的康复之路,既要在血液科化疗、又要术后康复治疗。医院通过多学科共同协作,帮助小月亮尽快康复。

(1)多学科协同助力,顺利完成化疗。

手术前,邀请化疗主治医生会诊,叮嘱用药注意事项。术中邀请心血管外科的资深教授参与手术的血管吻合部分,术后由心脏监护室医生指导术后抗血栓治疗。切除的肿瘤标本交病理科进行手术切缘的病理检查,同时对肿瘤进行坏死率的测算,将数据汇总给血液肿瘤科。

手术后,小月亮被安排到血液肿瘤病房住院,开始为期 4 个疗程的术前化疗,同时接受 PICC 置管以及化疗输液管的植入手术。化疗过程中,血液肿瘤科的主治医生也很关心小月亮,暖心关怀与协同支持,为小月亮提供人文关怀。

经过了 4 个疗程的化疗后,小月亮顺利转回骨科。

(2)克服疼痛,重新学习走路。

在儿骨科,医生团队每天鼓励小月亮进行脚趾感觉和运动锻炼。鼓励家长定期石膏护理。术后 8 周拆除石膏后,医生们每天鼓励小月亮进行膝关节屈伸功能锻炼。术后 3 个月,小月亮在医生和骨肿瘤联络员关爱下,定做了一款可以走路的假肢。在康复中心的指导之下,小月亮一边化疗,一边一步一个脚印地重新学习走路。终于在大家的帮助与鼓励下,小月亮在术后 4 个月,可以拄着拐杖自己走路来复查了!

现在,小月亮已经 11 岁了,已经到了翩翩起舞的年龄,在医务人员的共同努力下,她重拾自信,"骨"舞人生。

三、案例点评

儿童恶性骨肿瘤是临床治疗的难点,需面对诊断、手术、化疗三方面错综复杂的不确定性,过程十分漫长,不确定因素多、治疗风险大,家属常常伴随着紧张、焦虑、恐惧与不安情绪,因此在人文关怀方面的需求很大。本案例通过"医患共同决策"、"联络员"个性化人文关怀机制、"多学科协同支持",通过整合多方资源,从医患沟通、人文服务、管理保障等方面多措并举,为恶性骨肿瘤患儿提供有温度的人文照护,帮助患儿及其家庭参与医疗决策、树立治疗信心、缓解紧张焦虑情绪、提升治疗及康复的效果,在人文关怀中给患儿开启崭新的人生!

(张网林　符晓婷　王志刚)

建立一支"带不走"的儿科医疗队

一、案例背景

2016年6月,作为上海第二批"组团式"援藏医疗队成员,我第一次来到了海拔3 800米的西藏日喀则,开启了援藏之路。

在藏最大的困难是缺氧,这是平原生活的人们无法想象的。缺的是氧,不能缺的是精神。在艰苦的环境下,我才逐步感悟到老西藏精神:特别能吃苦、特别能忍耐、特别能战斗、特别能团结、特别能奉献。一代代援藏先辈用青春和热血在西藏高原上书写下的奋斗援建之歌鼓舞着我。

进藏后了解了日喀则市儿科现状后,我即立下军令状,一定要留下一支"带不走"的儿科团队。让当地百姓感受到医疗脱贫不是"昙花一现",而是根植于本乡本土的"雪莲花"。

二、案例分析

1. 以身作则、理论联系实践,将儿科规章制度由"纸面"转变为"落地执行"

团队建设离不开人员建设,而人员的凝心聚力离不开科室制度和规范的建立。当地科室不缺少规章制度,但缺少落实执行。如何将"纸面"上的规范转化为可以落实的执行力,考验着援藏医生的素质和能力。只有先严格要求自己的言行,才能使当地医生护士信服,最终使科室规章制度得以落地执行。

(1)通过1周的摸查,了解了儿科病房实际医务人员数量、业务能力,制订了3阶段的临床工作计划以推进落实"三级"查房制度:第1阶段,我每天带领住院医生通查全部住院患儿,培养住院医生儿科诊断、治疗及病史书写等基本功;第 2 阶段,培养当地医生独立完成日常查房,我负责督导、教学及儿科危重症患儿的抢救,逐步纠正和处理当地医生在诊疗中存在的问题;第 3 阶段,将儿科病房分成两组(新生儿组和普儿组),由当地骨干医生承担主治医生职责,我负责两组的主任查房(每周一、四查普儿组,每周二、五查新生儿组)及大抢救。这是当地儿科首次落实"三级查房"制度。

(2) 在两组分组基础上,床位管理落实到具体医生负责,从而完成从科主任到住院医生的责任管理。由每组当地主治医生负责医疗核心制度的监督执行。具体包括:病史书写要规范、及时,危重患儿病程记录每日至少记录 2 次(日、夜班各记录一次),如病情加重、变化或特殊处理的由床位医生及时记录;稳定、非危重患儿每日记录一次(由日班医生负责记录);治疗已 1 周,但不能及时解决的临床问题,应组织科内或院内疑难病例讨论;书面告病危 72 小时内必须完成危重讨论和主任查房;院内死亡病例应 72 小时内完成死亡病例讨论。同时将医生工作考核与其绩效挂钩,实施激励机制。

(3) 制订儿科临床路径和诊疗常规,推进儿科临床标准化管理。帮助制订儿科临床诊疗规范和单病种临床路径,如新生儿败血症、新生儿呼吸窘迫综合征、支气管肺炎等。推进医疗质量的规范管理,最终覆盖整个儿科临床诊疗规范。

2. 授人以鱼,不如授人以渔

团队建设及学科发展离不开人员的培养,而人员的培养离不开医学知识的更新、先进诊疗技术的提高。授人以鱼,简单、快速,易见成效,却不是援藏的根本之道。根据当地实际情况,我逐层推进儿科教学,由浅入深、由易到难,带领当地医生逐步学习、消化、吸收、整合儿科知识和技术;带领当地医生由被动"跟随",转为主动"参与",从而达到授人以渔的目的。

(1) 开展儿科危重症识别和救治的临床讲座,提高医护人员危重症的评估与处置能力;改进当地血常规采血方式,推行气管插管下密闭式吸痰,骨髓穿刺等操作。

(2) 改变教学方式。先由我开展示范教学,再由当地医生主讲,我负责点评和分析。讲课实行 5 分制,低于 3 分者一周后需要复讲。由此,改变了当地医生相对被动的学习方式。

(3) 陆续推广开展新技术,培训当地医生熟练掌握气管插管(其中最小的插管患儿体重仅 950 克),独立、正确使用呼吸机。新生儿组在日喀则市当地医院首次联合使用机械通气和肺表面活性物质,已成功救治3例早产儿呼吸窘迫综合征。

（4）组建日喀则市当地医院第一支专业抢救团队——儿科全院抢救小组。抢救小组全部由当地医生组成,成立仅1个月,已院内出诊抢救21例,成功16例。

3.搭建儿科学术交流平台,提升儿科团队的医学素养

团队建设,不仅是制度建设,学习新技术、新知识,团队建设的灵魂应是精神内核的建设:对外,开放包容的谦逊学习;对内,"以人为本"的管理理念。

（1）援藏期间积极与自治区内外的医疗机构合作。在日喀则推广儿科新理念、新技术;参加西藏自治区儿科论坛,与西藏儿科同道交流、学习,取长补短。与日喀则市当地医院其他科室密切合作,互通有无。与我院多学科合作成功诊治内分泌、血液肿瘤等疑难病例,组织、接待我院重症医学科、心脏中心、泌尿外科专家进藏开展教学、培训及相关手术。

（2）带领当地儿科同事成功举办了日喀则市当地医院第一、二届儿科珠峰论坛,邀请上海、北京和拉萨的知名儿科专家来日喀则交流、授课。

（3）与我院多学科、多部门密切合作,全力塑造当地医院崭新的儿科,将我院"一切为了孩子"的理念注入当地医院的临床实践中。我院党委书记率社工进藏指导当地医院筹建社工团队,捐赠儿科大量儿童读物和儿童绘画,进一步提高儿科科室文化建设;关心儿科的内涵建设,指导儿科医护治疗理念的转变,培养儿科"以人为本"的科室理念。从单纯治病的模式转为对人的关注,以"患儿及其家庭"为中心。从单纯的躯体器质性疾病的诊治,转变为躯体＋心理的全方位的帮助与抚慰,减少躯体的病痛,减少心中的苦痛,减少患儿及其家人的恐惧和无助,改善其生存质量。以实现"以人为本"贯穿于儿科的诊疗全部过程及全体参与者。我院还送培训到当地,秉持"培训-培训者"理念,培养了6名当地医生,通过考核被授予基础生命支持培训导师资质,并成立了西藏首个美国心脏协会认证通过的儿童基础生命支持培训基地。

三、案例点评

援藏工作不仅要"输血",更要注重"造血",让"有限"的资源,焕发出"无限"的活力。医疗援助,为西藏当地儿科医护团队输入先进的医疗理念与技术的同时,也带去对儿科医护团队的关爱,坚定医者初心,提升医学素养,真正建设一支"带不走"的儿科医疗队。

（张　建）

"温馨桥"医患纠纷化解平台

一、案例背景

"真心感谢各位医务人员,真是没想到,最终是你们帮我家解决了困难,也让我看到了生活的希望",说这话的是一位患儿的父亲严某,此时,他正在参加由医院接待办举行的"巴林特"小组讨论活动。可谁能想到,仅仅半年前,他还是一位数次上访者。因其孩子术后出现并发症,家人不仅长期霸床拒不出院,要求封存病历,还反复上访。而现在,他成了医院"巴林特"小组活动请来的第一位医疗纠纷患者,这在同行的类似活动中也极为罕见。

知识链接

巴林特小组源自英国,由精神病学家、心理分析师米歇尔·巴林特和其担任社会工作者的妻子恩尼在 20 世纪 50 年代创建。主要是一种训练全科医师或专科医师如何处理医患关系的方法。它为医疗当事人提供不同的视角来帮助他们理解其当前所处的困境,获得他人的包容和赋能,缓和在生活中和工作中发生的人际关系冲突,减轻心理压力,从而提高共情能力、沟通能力和情绪智力能力。

"温馨桥"医患沟通平台,由医务部接待办创立,该平台旨在主动排查高风险患儿,用心倾听患儿的需求,规范创造医患沟通渠道,及时化解影响沟通的障碍,持续跟进患儿意见反馈,拓展帮扶范围直至问题解决,从而提升患儿满意度。这个沟通平台,不但起到了沟通医患的桥梁作用,而且化解了病家的心理疙瘩,也切实帮助患方解决了面对的困难和困境,是名副其实的"温馨桥"。

二、案例分析

1. 搭建"温馨桥"医患沟通平台,助力化解医患纠纷

为了避免医患纠纷进一步加深,医院搭建了"温馨桥"医患沟通平台,旨在通过建立畅通的交流平台,拉近医患双方距离,通过交流实现医患双方信息对称,缓解患方的不良情绪。该过程主要包括沟通前准备工作、组织沟通、沟通后持续跟进。

(1)沟通前准备工作。接待办分别与家属、主管医生等了解医疗诊治过程以及目前患儿状况,并听取医患双方的想法与意见,以了解病家进行当面沟通的意愿。随后,接待办第一时间开展了医院内部专家讨论,最终专家一致认为患者目前的症状属于较为少见的术后并发症状,且术前已告知,相关医疗操作规范,故该事件并不属于医疗事故。因此,医护团队稳定好军心,能够换位理解到家属的心情,为其后续康复提供医疗帮助,内部统一对事件的认识,并确定一位专业科室专员与接待办对接。

(2)接待办召集了医患双方当面沟通,接待办以一名院内协调员的身份参与。沟通中,先是听取家属相关诉求,然后医护人员用通俗易懂的语言陈述发生并发症的原因。同时,告知其病情并没有到最坏的一步,是有希望改善的,要保持对今后生活的信心。最后,接待办表示院方与科室已在治疗及护理方面给予了高度的重视,家长不必担心,希望家长稳定情绪,继续信任医生和院方的治疗,有任何疑惑都可以通过该平台与医生联系。目前,最迫切的是患儿能得到及时和科学的康复治疗,这是大家共同的目标。由于本院尚未开展康复治疗,因此希望其到其他较权威的医院接受康复治疗,医院为其提供了他院和专家的信息。

(3)沟通后的持续跟进。虽然第一次沟通后患方仍然对答复不满,并封存了病历,但"温馨桥"队员并不气馁。接待办指定了一位专员,主动帮助患者联系康复机构,协调院内院外的会诊。家长看到院方能搁置争议,积极帮助患儿后续治疗,其对立情绪有所缓解,也逐渐开始配合外院康复,但依旧拒绝出院。

2. 以全人关怀视角分析患者需求,增进患者信任

为了挖掘家属所有顾虑的深层次原因,接待办专员与家长多次耐心沟通,了

解到严某情绪焦虑的背后的原因,包括了家庭层面的因素、经济方面的困境以及社会支持方面的问题。随后,医院制订并开展了一系列个性化暖心举措,从此与严某建立了良好的医患关系。

(1)患儿的医护团队并未因该事件产生不良情绪,依旧做好日常诊疗及护理工作,接待办专员每日向医护人员主动关心患儿病情进展,定期到病房看望患儿。在医护各方的努力下,患儿的病情逐渐稳定。

(2)做好心理疏导。接待办专员时常安抚医护人员,并鼓励他们与家长多多开展病情沟通。抓住每一次与严某谈心机会,使其感受到患儿病情日趋改善,逐渐帮助严某树立信心与希望。同时接待办联合医院社工部,定期安排社工给予严某心理支持与指导。

(3)给予院内政策的支持。了解到严某家庭经济状况不佳,社工向他介绍院内和社会的一些公益基金申请,以尽最大可能缓解其经济压力。我们的多项举措,让他也感受到我们背后支持与鼓励。可是,"屋漏偏逢连夜雨",患儿又因上感并发了心力衰竭(heart failure),因病情发生紧急,不适合在病房抢救。接待办得到消息后,第一时间协调,将患儿收治监护病房,给予及时救治,患儿再次转危为安。

"温馨桥"的点滴举措终于融化了严某心头的坚冰,患儿病情再次稳定后严某主动表示愿意出院。此后,他在上海加入了当地的老乡群,在老乡们的帮助下,找到了一份合适的工作,并坚持为患儿康复治疗,疗程完成后顺利回到老家,小家庭也恢复了往日的欢笑。半年后,严某主动来医院解除病历封存,并接受了医院"巴林特"小组活动邀请,他也成为第一位被邀请参加"巴林特"小组的家属。

医学人文关怀的切入点是懂得如何站在病人的角度去看待问题,去细心体察病人的感受,帮助病人、安慰病人。医学人文关怀的内容不仅为患者提供高满意度的技术服务,还要为患者提供心理的、精神的、情感的安慰和援助。非医疗过失的医患纠纷中,患方产生对医疗结果不满的原因还可能受背后更深层次的诸多因素影响,包括个人层面、家庭层面、社会层面等消极因素的影响。而这也是除了医疗问题以外的一个重要的人文关注需求。

三、案例点评

1. 人文为先

预防风险发生是对患儿最重要的人文关怀。一切以人文为出发点,通过心理、语言、行为等多角度、全方位、艺术化处理医患关系,不仅是对患儿及其家属最大的尊重,也是纠纷防范的思想源头。

自开展"温馨桥"项目以来,紧盯"高风险手术、高风险科室、高风险患儿和高风险病情",联合临床科室关口前移,排除风险隐患,与医生、患儿及其家属一起共情,一起努力。这不仅需要优秀的人文素养,还需要良好的医护形象、和蔼可亲的态度、温馨体贴的语言、端庄文雅的举止和科学专业的沟通技巧,以心换心,以情动人。通过"温馨桥""排查矛盾、发现隐患、促进沟通、柔性化解"的独特功效营造出友好的就医环境。

2. 质量为基

为患者提供高质量的医疗服务则是纠纷防范的基本落脚点。医务部接待办在日常工作中先后开展了事前的早巡夜查,事中的暴力事件防范,事后的质量分析和不良事件处理等,都为医疗质量安全扎上了防火墙。

因此,在医院连续获得全国三级公立医院绩效考核(国考)全国儿童专科医院第一名,病例组合指数全国第一的背景下,医疗不良事件持续减少。广大临床一线的良好沟通技巧,高质量的医疗服务,使得患儿和家属备受关怀与尊重,从而大幅提高就医满意度。"温馨桥"为推进安全医疗服务、构建和谐友好就医环境,作出了积极贡献。

(董　斌　曹　凯　徐云美)

低剂量辐射，高质量关怀

一、案例背景

小高（化名）是一位脑瘫并伴轻度智力发育迟缓的患儿。为了恢复下肢的运动功能，小高需要长期地接受治疗并定期随访。每隔半年时间，小高就需要来医院复诊，其中最主要的检查就是全身的脊柱和下肢骨骼 X 线片，以便于医生对他的近况进行评估。由于小高智力发育迟缓，他不能理解这些巨大的机械设备到底是什么？是否会对他造成伤害。因此，每次做检查时，小高不是逃跑就是哭闹，此时需要全家总动员，一起安抚固定才能勉强完成检查。

4 年前，小高的母亲发现孩子的情绪逐渐变得平稳，每次检查只要有家人的陪伴就能配合医生，不会再像以前一样哭闹。她观察后发现，过去色彩单调的放射科，现在不但明亮通透，而且在墙壁和设备上都彩绘了不同元素的儿童画。原来，为了帮助孩子们减少对于放射科冰冷设备的恐惧，医院对放射科的就诊环境进行了"大改造"，使得就诊的患儿仿佛来到了一座儿童乐园。

同时，细心的小高妈妈还发现，为患者做检查的医务人员在与患儿沟通时，也不像过去那样只是简单强调——"做检查很简单""你要配合""你要听话"等；而是和患儿说，"我们去测个身高，看看你现在多高啦""我们去做个游戏，木头人，不许动"。小高妈妈笑着说，或许这些才是让小高自愿配合检查的原因吧。

去年，细心的小高妈妈又有了惊喜的发现，这次检查所使用的是一台全新的设备，只用了 10 秒钟就搞定了以前需要 10 分钟才能完成的全身骨骼检查。医生告诉小高妈妈，这是医院新购置的设备，不仅提升了检查速度，而且大幅减少了辐射剂量。同时,小高的病例还被纳入放射科的"科室大讨论"项目,根据小高的各种资料信息再结合其影像图像进行综合研判,从而给出一个更为精准的检查结果。

二、案例分析

1. 构建"儿童乐园",而非儿童医院;强调"游戏属性",淡化检查属性

影像检查许多都是无创(微创)的。对于成人而言,配合检查并不困难。可是对于较小的患儿(或特殊患儿),他们就会因为害怕而不配合检查。当患儿第一次来到陌生的放射科,面对昏暗的环境以及机械感十足的"巨大"设备时,年幼的患儿很容易产生恐惧心理,表现出哭闹,逃跑等行为,抗拒做检查。

在临床工作中,为了能让年幼的患儿顺利完成检查,往往家长只能强行按压患儿,检查在患儿大声的哭闹声中完成。此刻,患儿哭闹,妈妈流泪,这样的就医体验不是很友好。如何能减少患儿的恐惧,使他们不哭闹呢? 医院进行了多次调研与论证,决定多管齐下,对放射科环境以及诊疗方式进行了大整改。

(1) 环境改造。医院邀请专业的美术专业团队将原先单调的候诊区、走廊全部彩绘上各种儿童元素;并联系了儿童动漫企业,由他们的团队将检查机房以及检查设备的外壳部分进行整体的动漫设计与改建。使得整个科室的环境更像是儿童乐园,冰冷巨大的机器在装饰之后也不再显得突兀,可以更好地融入我们所打造的"儿童乐园"的环境。

(2) 为了使就诊环境更加明亮,我们请专业的灯光师,在不影响临床工作的前提下,最大限度地提高检查室的整体光亮度,使得放射科彻底告别昏暗的环境。

(3) 提升医护人员服务质量。我们咨询了心理学及儿保科的专家,针对不同年龄的孩子,采用不同的话术引导。对于低龄儿童,我们会对其强调游戏属性,将他们引导入"游戏参与者"的角色中,快速完成检查。而对于年龄稍大的孩子,我们则是强调检查的快速性和无创性,设法分散其注意力,快速完成检查。

综上,我们可以最大限度地减少患儿的恐慌情绪,使他们在轻松愉快的氛围中完成检查。

2. 关注辐射风险,使用更少的辐射,给予更多的关怀

在儿童放射检查中,如何有效降低辐射是很重要的。随着科技的进步,如今的影像学检查相较于过去而言已经大幅降低了辐射剂量。但是,家长们还是会对辐射产生莫名的恐慌。为了降低患儿的辐射风险,缓解家长的焦虑顾虑,我们

采取了以下四项措施。

（1）增加检查的成功率。对于较为年幼的患儿,恐惧哭闹不配合等原因都会降低检查成功率。所以,我们首先要做的就是减少患儿的负面情绪,尽可能让其配合。其次则是多与家长沟通,简明扼要地告知家长如何配合医生。最后则是要求医务人员提高自身业务能力,可以在最短的时间内为患儿完成检查。

（2）采取低剂量检查手段以及固定辅助器具的使用;当下,随着检查设备的推陈出新,各种低剂量检查技术应运而生,比如低剂量 CT 扫描;高千伏摄片检查等都可以有效减少辐射剂量。而外部辅助固定设备的使用则可以在骨科摄片时帮助患儿固定患肢,防止患儿体位移动,降低移动伪影。同时能够减少陪护家长的辐射风险。

（3）将晦涩难懂的放射专业知识通过小贴士,小插画等方式,以更加通俗易懂的方式为患儿家属提供简单的辐射小科普,从而缓解他们的恐慌情绪。

（4）引入最新的全身骨骼三维成像系统(EOS),我院是国内首家引入该设备的儿童专科医院。该设备利用全新的双面成像技术,可以在十几秒内,以传统检查射线量的 1/10~1/6 对人体全身的骨骼进行扫描,最大限度真实还原人体骨骼的立线形态。并依据采集到的数据进行三维重建及脊柱侧弯角度的计算。对于脊柱侧弯以及下肢形态异常的患儿,该设备完美做到了低剂量、快成像、大范围、更真实、可重建等五大特点,为患儿带来巨大的福音。

三、案例点评

（1）患儿对于就医的抵触是由多种原因导致的,其中冰冷的就医环境,单一的颜色以及巨大而又金属感十足的设备会加剧抵触的程度。因此,如果从患儿友好的角度出发,能为患儿创造一个宽松愉悦的就诊环境,则可以很大程度上缓解患儿的不安和紧张。从而大大降低了患儿对于就医的抵触情绪。

（2）加强科普教育,让家长科学、正确认识辐射风险,减少盲目的恐慌。同时,医护人员在做好解释工作的前提下,可以给予一些必要的防护措施,比如让患儿多喝水,多活动,在不影响检查的前提下提供铅防护用品。同时,医护人员通过提高专业技能,缩短检查时间,从而最大限度降低辐射风险。

（钟玉敏　裴剑钒　王　谦）

"小超人，大守护"

一、案例背景

"医生，医生，能不能先帮我们家宝宝检查，宝宝好不容易睡着了，再不检查，孩子就要醒了！"

"医生，医生，能不能先帮我们家宝宝检查，宝宝用了镇静药物，担心等的时间长，宝宝就要醒了！求你了！"

"医生，医生，我们家宝宝很乖的，能不能给我们检查一下，拜托了！"

小诚（化名）是一位患有先天性心脏病的患儿，家长慕名来我们医院就诊，希望能尽快让孩子得到医治，然而小诚连续用了两次镇静药后依然不能安静地配合检查。妈妈抱着他去了三个不同的诊室，都是一样的结果。小诚用了两次镇静药物，不能追加药物剂量；如果不能完成检查，有可能耽误孩子的最佳诊治时间。沮丧、焦虑的妈妈抱着小诚，身心俱疲，这对从外省市来上海求医的年轻父母，此时感到了无奈与无助。

心脏超声诊断中心每天大约有600名患儿在排队进行检查，无奈、焦急的求助声，不时响起。作为一名儿科超声医生，怎么去应对这些情况，让患儿安静地完成检查，怎么做能让患者家长放心、有序地完成就医，这就是我们"小超人"需要完成的事情。

二、案例分析

儿童的心脏结构细微复杂，心血管疾病复杂多变，需要进行详尽的解剖结构及血流动力学评估，超声检查时间长，对患者要求较高。婴幼儿由于哭吵、扭动等,常常不能完成检查。因此,对不能配合检查的患儿(包括新生儿、发育迟缓的儿童和3岁以下的儿童等)往往需用镇静药物进行控制。为了更好地让患儿在平静的状态下进行医疗检查,在检查之初就要进行有针对性的布局,有计划地使患者在最短时间内达到最佳诊疗状态。针对医患的需求,我们科室制订并推出"小超人,大守护"计划:即实操细节管理,实践人文关怀,实现学术精准。

1. "医乃仁术"是超声医务工作者的基本素养

仁爱之心是医学人道主义精神的实质,是实现医学目的的前提和根本,是医德的真正意义所在。"医乃仁术"是指医学道德是医学的本质特征,要求医生不仅要运用知识、技能行医治病、施药救人,而且要给予患者广泛而精细的人文关怀。对于超声医务工作者来说,人文关怀就是一种工作态度、一种服务精神,与医师从医之道、敬业精神同属一个范畴。超声医务工作者不仅每天与超声机器打交道,还要与患儿及其家长面对面沟通,提供给患儿的不仅仅是精准的超声诊断服务,还有良好的医患沟通与细致入微的人文关怀。根据患儿个性化的需求,合理地安排检查流程、提供儿童友好的就诊服务,有助于构建和谐的医患关系,提升超声科室形象。

2. 超声医务工作者践行"以患儿和家庭为中心"的理念

患儿来超声检查时,家长的心理是极其复杂的。因为很多先天性心脏病患儿是从外省市赶来,来上海就医不容易,除了医疗费用外,还要负担额外的开销,如交通、食宿等费用,如果不能及时完成超声检查,就错过了当天的专家门诊,他们就得等待下一次专家门诊,就医成本会增加;同时他们会担心孩子不能得到及时的医治等问题。所以,对于我们超声医务工作者来说,缩短患儿等候时间,帮助他们安全、快捷、准确地完成超声检查,及时返回门诊就医,这也是我们人文关怀的重要部分。

案例中的小诚用了两次镇静药后还是不能熟睡,当时家长特别焦虑、着急,希望可以尽快完成超声检查,得到及时治疗。因此,当他们来到刘医生的超声检查诊室,刘医生已察觉了家长的焦虑情绪,能够理解家长渴望尽快完成检查,返回门诊给医生看检查报告的迫切需求,因此,他一边耐心地安慰小诚妈妈,一边小心翼翼地协助妈妈把小诚轻轻地放在检查床上,直到小诚适应检查环境后,刘医生把温暖的耦合剂一点点地抹到患儿的胸部检查部位,在确保检查准确的基础上,把握轻柔的扫查力度,尽可能地让小诚保持安静状态完成检查。最后,在刘医生和家长的共同努力下,患儿的检查过程很顺利,此时家长原先紧缩的眉头已舒展,脸上也露出了笑容,不仅夸宝宝乖,更是感激医生。

3. 超声检查全流程、全方位的人文关怀策略

在患儿不能顺利完成超声检查的情况下,家长会有怎样的担心?我们超声医生应该如何去破解这些难题?在超声检查和家属沟通的过程中,如何注重细节管理,实践人文关怀?针对镇静的患儿、不能熟睡的患儿、对检查充满恐惧的患儿、不能配合的患儿以及家长的问答,以下就是我们"小超人,大守护"计划的具体人文关怀措施。

(1)为镇静患儿开通绿色通道。患儿镇静熟睡后可优先安排到诊室进行超声检查,最大限度减少患儿等待时间,以避免由于长时间等待造成的镇静药物失效,从而导致患儿无法及时地进行检查等问题。此外,我们还为重症患儿也开通了绿色通道。

(2)童趣卡通检查环境。在检查室墙上及超声机器上,我们布置了各种儿童卡通图案,有孩子喜欢的小猪佩奇、奥特曼等卡通形象。检查室的卡通画布置,缓解患儿对陌生环境的恐惧,患儿常常会在被这些卡通图案吸引,配合超声医生耐心、和缓的沟通,能让孩子们紧张的状态放松下来,尽快地适应环境,顺利配合完成超声检查。

(3)提供安抚奶嘴。一般情况下,熟睡的患儿进行超声检查时不会扭动和哭闹,但是不少患儿在检查过程仍然会扭动和烦躁,这会导致超声图像不清晰,影响诊断的结果。此时,我们会建议家长给患儿安抚奶嘴,使其安静下来继续熟睡,更好地配合检查。然而有些家长看病匆忙或新手爸妈没有就医经验,没有携带奶嘴,所以检查室会常备一次性奶嘴,以供患儿不时之需。

(4)知识解答及心理疏导。超声检查时患儿家长常会问一些关于病因、预防、治疗和预后等问题,我们都会结合自身专业,给予耐心地解答,一边做检查一边给患儿答疑,增加了患儿家属的信任感,使检查更顺利地完成,提升了患者满意度。

三、案例点评

"小超人,大守护"人文关怀计划是我们心脏超声诊断中心针对科室整个诊疗闭环内部检查中发现的各类问题,进行全方位分析、全过程对齐而制订和推出的人文关怀具体措施。心脏超声诊断中心在长期的摸索与实践中不断致力于为患儿提供儿童友好的医疗服务,同时也在细微处关心、关爱患儿,尽可能地使患

儿及家属在检查过程中感到温馨、舒心、顺心,在检查结束后感到放心。在超声检查中实施人文关怀有助于提升患者就医体验,促进医患关系和谐,也是我们心脏超声诊断中心为打造最有温度的医院做出的努力。

(刘贻曼　张志芳　张玉奇)

健康扶贫，让边远地区的患儿燃起重生的希望

一、案例背景

孩子妈妈流着泪说："孩子出生时，医生说绝对活不过6岁，我已经很尽力了，孩子现在6岁了，我真舍不得他，医生救救他吧！"

自出生起，维吾尔族孩子小玉米（化名）的心脏就像挂饰般吊在胸前，心脏高于剑突下皮肤。从外观看，可以清晰看出心脏在表皮下跳动。当地医生判断他"活不过两岁"，结果小玉米顽强地活到了6岁，这让原本已经不抱希望的母亲再一次燃起救治的希望。

属地县医院通过当地援疆专家下沉义诊向正在市一级医院的儿科援疆医生转诊了这位罕见的心脏外置病例。面对如此罕见的先天性心脏病，能否组织一次线上会诊，让顶级专家下沉到县一级医院诊治危重患儿？于是援疆医生启动了省际医联体远程会诊系统，在得到初步病历资料后，相关专业的国家级的专家们悉数到场，展开了会诊前的病例讨论，并对需要完善的病史与检查与当地医院进行了沟通。一根网线连接起了相距千里的上海和新疆，6岁的小玉米在家乡县的诊室与医生们"面对面"。专家们拍板称："我们能救这孩子！"于是在多方面的支持下小玉米在妈妈的陪同下来到国家级的儿童医学中心。经过心胸外科和心血管内科专家的联合会诊证实，小玉米患的是罕见的Cantrell五联征，这是一种罕见的先天性发育畸形，发病率在百万分之五以下。小玉米的手术顺利进行，专家为小玉米3D打印量身定制了高分子技术的1∶1胸骨"外壳"，小玉米瞬间变成了"小钢铁侠"，缺损的胸骨已完全修补好，这为孩子将来进行正常的学

习生活提供了安全保障。

二、案例分析

中华大地幅员辽阔,因为地域因素、历史原因、人文习俗和经济发展差距等因素,中国还有不少医疗条件落后的地区。在党和政府的帮扶下,这些原本落后的地区的医疗水平已经有了长足的进步,一些常见病多发病已经能够在这些地区得到规范化的治疗和管理,大大提升了这些地区的人民的健康水平,但是仍然有一些疑难、危重病无法得到及时有效的救治。

1. 边远地区疑难危重症患儿的困境

(1)医疗资源配置不均导致中西部地区以及基层地区存在医疗条件和质量差。

(2)缺乏必要的激励机制,各级医生不愿意参加必要的培训和继续再教育,医疗技术长期停留在较低的水平,医务人员缺少专科专病化培训、对疑难病诊治经验不足。

(3)缺少检验检测等检查设备,缺少必需的药物等。

(4)属地基层医院医疗信息不对称,缺少疑难重症患儿的转出途径,医院信息化建设水平较低,百姓健康及疾病知识缺乏。

(5)贫困人口相对比例高,贫困家庭患儿担心高医疗消费无法负担而错失最佳的治疗时机。

援建的边远地区疑难危重病患儿所面临的诊治困难如何去应对,是放在我们医护人员面前的一道难题,所谓是"巧妇难为无米之炊",在医疗资源相对落后的地区面对需要诊治的疑难和急危重症的患儿,总会遇到意想不到的困难。

2. 援建医生可以发挥的作用

(1)树立患儿家长对疾病治愈的信心。边远地区贫困患儿所患疾病,大部分都是可防可治的疾病,因为信息不平衡,当地医疗技术和水平不能有效的缓解患儿病痛,家长往往会轻易放弃治疗。此时,医生需要耐心、用心和家长深度交谈,分析疾病的来龙去脉,并进行举例,最好是患儿家长身边的例子,让家长初步了解疾病的特点,树立治疗的信心。同时可以宣讲国家、政府的帮扶政策,让家长看到患儿重新恢复健康的曙光。

(2)进一步了解患儿家庭和所住地具体情况。医生在诊治过程中,不能局限于疾病本身,还需要详细了解患儿家庭情况,包括民俗习惯、家庭收入、家庭其他成员健康状况,所住地可以利用的保障政策等。如果能够解决一些具体实际问题,可以让患儿家长无后顾之忧地配合治疗。其中包括患儿以及其家庭隐私的保护、医保费用的支持、帮扶基金的应用、监护人因带孩子治疗误工造成的影响的协调克服,和外出治疗的交通住宿的保障等。这些细节均需要考虑全面到位,并解决。

(3)发挥团队的力量,一起助力治疗。医生需要发挥团队力量,包括援助医疗的团队,包括护理、医技、管理等方面,同时可以启动派出援建单位后方的支持,同时进行开展诊治,使患儿病情短时间内得到改善,让家长看到高效的成果,更加树立战胜疾病的信心。

3. 思考与启示

(1)积极下沉,善于观察。落后地区的许多居民不会主动就医,很多疾患总在医生下沉义诊和医疗援助中发现,通过自己经验去抓住疾病的一些蛛丝马迹,并仔细告知疾病的危害性,提高患儿及其家属的重视程度,引导他们去上一级医院接受进一步的检查。

(2)同情心、爱心贯穿于其中。医生需要设身处地边远贫困地区的患儿更多地考虑与关爱,和患儿及其家属进行充分沟通,了解他们的困难和想法,保护患儿的隐私和尊重他们的民俗习惯。同时,医生必须全方位地为患儿着想,包括医疗援助后,后续疾病的随访和救治费用的来源等实际问题。充分利用好的扶贫政策、医疗保障政策,为疾病的救治提供必要的保证。贫困因影响家庭抵抗疾病风险的能力,且易形成恶性循环。因此,在健康扶贫实施的过程中,要综合发挥援建各部门的作用,共同致力于脱贫工作。在医药领域,健康扶贫中应充分吸纳少数民族传统医药知识和文化要素。

(3)依托医疗发达地区优势,筑建医疗联合体。充分利用援建医生派出地区的优质医疗资源,快速提高基层医疗技术水平,发展富有特色的学科和专病化的新型医联体,让贫困落后地区的患儿就近享受优质医疗服务。同时积极搭建一些疾病诊治的平台,帮助当地医生全面的业务能力提高,"授人以鱼不如授人以渔",要留下一支带不走的医疗队,真正地造福当地百姓。

(4)加强医联体内的智慧医疗平台建设。在贫困地区的援建医生需要运用好智慧医疗平台,搭建远程的实时会诊系统,高效进行多地的沟通互动。以当地援助的区域中心为支撑点,建立起全地区的临床医疗应用系统网络,使医联体内部的信息互联互通具备良好的保障。同时,有效整合医联体内各成员单位的远程会诊系统,充分发挥远程会诊平台的作用,并将居民健康管理的信息化网络延伸到各乡镇村卫生院,从而完善优化从国家级医疗中心和省自治区的三甲医院、再到所属各县人民医院、并延伸到乡镇村卫生院的四级联动的远程医疗、远程教育培训及居民健康管理网络。

三、案例点评

1. 同质医疗

患儿小玉米的复杂心脏病在帮扶医疗模式下得到最佳、有效的诊治,看到小玉米露出的久违的天真无邪的笑容,妈妈无比激动和高兴。相距万里之远儿科专家团队下沉帮扶到边远贫困地区的患儿,使祖国同一蓝天下的儿童享受同样优质的医疗服务,让他们拥有同样灿烂的微笑。

2. 倾力帮扶

实施健康扶贫过程中,充分利用医联体资源整合、上下贯通等优势,发挥优化医疗资源、提升贫困地区疾病诊治能力以及加快健康预防宣传等作用,同时援建医生用心用情,从点滴做起,用医术和医德滋润每一位贫困地区的患儿!

(张　磊　郭薇薇)

党建联建，传递医学人文的新方式

一、案例背景

2020年6月，上海某儿童专科医院与宁德市某医院共同签署《党建联建共建协议》，正式结为党建联建共建单位，以促进宁德地区儿（外）科专业的学科建设和发展。双方以"健康帮扶"为党建联建工作的切入点，以"上海—福建宁德地区儿科医疗共建平台"为基础，结合双方外科—小儿外科医疗专业优势特点，共同开展和探索新的基层党建共建有效机制。2年来，借助该儿童专科医院在全国儿科领域的影响力，通过"传帮带"的方式，启动"凝德扶外"合作项目、建立支部间的"小儿外科工作室"和党委层面的"党建联建工作站"。每季度对宁德市某医院开展帮扶活动，在小儿外科疾病的现场技术帮扶、来沪就医绿色通道、学习进修保障机制三个方面，提高宁德市某医院儿科诊疗服务水平和临床科研能力。为宁德地区儿科疾病儿童及其家庭提供精准的医疗救助和健康促进服务。同时，结合双方医疗专业优势特点和两地红色教育资源，共同探索长期化、有效化、精准化的基层党建共建新机制。

二、案例分析

1. 医学人文建设中的"小"与"大"

人文就是人类文化中的先进部分和核心部分，集中体现是：重视人，尊重人，关心人，爱护人。医学人文就是强调医疗活动以患者，而不是以疾病为中心，把患者视为一个整体的人而不是损伤的机器，在诊断和治疗过程中坚持尊重患者、关怀患者的理念。新时期下的医学人文有小与大之分，所谓小，就是关注于每一个个体,对他们进行个性化的人文关怀。所谓大,就是站在健康 2030 的大背景下,跳出具体患者,把人民群众健康放在优先发展的战略位置,努力推动我国卫生健康事业"以治病为中心"向"以人民健康为中心"转变,在推动优质医疗资源下沉的同时把医学人文的理念传递到基层。大型公立医院作为一个区域医疗资源集中的地方,在健康中国战略建设中要承担着更大的责任与义务。这是新时代,党和国家赋予大型公立医院的使命,也是大型公立医院在区域医疗服务体系中的功能定位。

2. 健康与医疗辐射

作为国家医学中心,上海某儿童专科医院在推进大健康和发挥辐射带动作用上,无论是福建省、海南省等国家区域、还是本市医联体,亦是类似于宁德市、普洱市等县级合作机构,都坚持三步走:

(1) 优质资源下沉,提高基层卫生机构诊疗水平,走出去——专家下沉一线开展医疗工作,请进来——为基层培养青年医生。

(2) 开通转诊绿色通道,针对本市的医联体进一步理顺双向转诊流程,实现急慢分治。面向省外的单位,积极开通便捷的转运服务和转诊通道。

(3) 利用"互联网+"综合信息平台,实现定期查房和病例讨论,促进优质医疗资源的共享和医疗服务的同质化。

以"凝德扶外"为例,2021 年度,该医院每季度组织小儿外科专家赴宁德市开展包括义诊、联合手术、学术讲课等公益诊疗和交流活动;通过点对点,点带面的形式,将上海先进治疗理念和医院"一切为了孩子的"服务宗旨带给宁德市某医院的同仁。此外,借助现代网络医疗的技术优势,采取远程会诊,线上咨询等灵活机动的形式为宁德市儿童卫生健康提供保障;为有需要到上海诊治的孩子开通绿色通道。2021 年共完成专题讲座及学术讨论 6 项,短期培训专科医生 1 名,专家义诊(包括普外科、泌尿外科、神经外科及骨科)4 次,人数超过 800 人次;完成远程会诊 10 例;完成低体重新生儿膈疝、小儿先天性隐睾、小儿腹股沟斜疝、隐匿性阴茎等义诊手术 11 例;新生儿重症监护转运 1 例。有效解决了宁德地区儿童看病难,看病远的问题,让闽东儿童在家门口就能享受上海优质诊疗服务,受到了当地老百姓及市政府的热烈欢迎及高度赞扬。初步实现党建引领学科发展的目标规划。

3. 医生人文素养实践中的志愿者精神

在生物—心理—社会医学模式下,要求医学人文教育应该是由理论教学与实践教学两个不可分割的部分有机组成的。医学人文素质教育课堂的实践性要求我们应该把它更多地摆到临床第一线,这样才能够促进医学生认识和了解医学人文的真实内涵。人文实践课不仅能够锻炼学生更好地与患者沟通、更精准地掌握患者的内心需求。成为一名志愿者就是一种非常有效的社会实践,医学生在掌握医学专业知识之余,通过参加志愿服务等人文社会实践,更深刻感受医学知识与人文知识紧密结合才能更好地服务他人、服务社会和服务自然,从而引起医学生发自内心地爱生命、爱全人类和爱自然的博爱精神。医学生在接触社会中,发现社会问题、了解群众疾苦,从而学会尊重和关爱患者、坚持以人为本的人道主义精神,不断提升自身人文精神。医学人文教育的宗旨是为了和谐医患关系、化解医患矛盾,打破传统的医学人文课堂内外、理论实践界限,才能培养出具有深厚人文基础底蕴、崇高职业道德品格的卓越医学人才。

4. 爱的凝聚与拓展

医院长期以来以"一切为了孩子"为理念,努力打造"最有品质的儿科、最有温度的医院、最富贡献的国家儿童医学中心",医护人员长期致力于志愿服务工作,开展的"魔法书屋"患儿伴读、"护佑童心"心理关怀、"童趣科普"公益推广、"心肺复苏"科普宣教、"重症患儿"特色关怀、"权威专家"医疗援助等多元志愿服务项目,守护万千中国儿童健康,受到了广大患者及社会大众的好评。先后获评"健康中国总评榜年度健康人文医院"、中国医师协会"中国人文爱心医院"、中国生命关怀协会"人文管理创新医院"等荣誉。

以"心肺复苏"科普宣教服务为例,为保护孩子健康成长,避免伤害的威胁,医院内科党总支的医务人员和医学生们一起走进校园、走进社区、走进地铁站,开展"托起生命的希望"心肺复苏科普宣教志愿服务。志愿者小组的组长均都具有5年以上的相关专业临床医疗经验,每位讲课老师都是拥有美国心脏学会颁发的BLS导师资格证,与医学生组员一起,通过固定课程、固定学校、固定讲师的创新理念,基于体验式教学、实用性培训、系统化的科普新模式进行儿童意外伤害防护的科普宣教。联合浦东新区卫健委、教委、社区学校,累计为浦东新区60余所幼儿园、小学的师生提供近百场儿童健康培训。此外,在地铁6号线、社区为社区居民开展了儿童意外伤害的公益培训,2017年10月开始,在地铁6号线启动的"拯救生命,你也可以——5分钟学习心肺复苏"项目。通过5分钟科普视频,普及心肺复苏技能,传播健康理念,视频点击率近100万。此外,还有"魔法书屋"项目,每年有1000余人次志愿者来到童书岛,累计服务患儿超过

5 000人次;近700人次参与患者伴读志愿服务,时长总数逾3 500小时。

三、案例点评

1. 基层党组织成为传递医学人文的新阵地

在持续全面加强公立医院党的建设,切实发挥党建引领作用的新形势下,不断丰富党建工作的载体,将党建工作与行风建设、医德医风、医疗业务、优质服务、医院文化等有机结合、深度融合,致力打造有温度的医院,推动医患和谐成为新的要求。在当下新时代全民健康的大背景下,有组织、系统性地传递医学人文精神,成为医院和医学院校的党组织丰富党建工作内涵、打造党建工作品牌的新阵地。在诊疗技术的提升和环境设备的改善的同时,提供思想的引领和人文精神的支撑,持续推动医院高质量发展。

2. 志愿服务成为实践人文教育的新方式

志愿服务是一种新的医学人文教育实践模式,为提升人文素养提供了实践支撑。志愿服务与医学人文素养融合有其理论合理性,"关爱人"是两者共有的文化基础,"主体性"是两者共有的思想基础,"群体性"是两者共有的实践基础。在价值共性作用下医学生可以在志愿服务的实践中不断地提升自身的同理心、主动意识、社会责任感和协作精神,实现医学生志愿服务与人文教育的融合。

（张　瀛）

参考文献

［1］中共中央宣传部.习近平新时代中国特色社会主义思想学习纲要［M］.北京：学习出版社、人民出版社，2019.

［2］季庆英.医务社会工作手册［M］.北京：人民卫生出版社，2020.

［3］刘婷，余静洁.某院儿科门诊超说明书用药调查与分析［J］.儿科药学杂志，2022，28（05）：25‐28.

［4］方思晓，王一博.药品说明书在儿科临床用药中的应用分析［J］.中国药物滥用防治杂志，2021，27(06)：944‐947.

［5］游苏宁.人生之旅的雪泥鸿爪 医学人文的深刻洞见［J］.中华医学信息导报，2021，36（3）：23‐23.

［6］张兴儒，石晓兰.医学人文与临床实践［M］.科学出版社，2020.

［7］王晓波.医学人文教育概论［M］.1版.北京：科学出版社，2018.

［8］Deepthiman G，Tayla C，Apurva K，et al. Implementing an interpmfessional narrative medicine program in academic clinics：Feasibility and program evaluation［J］. Perspect Med Educ，2019，8：52‐59.

［9］郑毅，刘靖. 中国注意缺陷多动障碍防治指南［M］.2版.北京：中华医学电子音像出版社，2015.

［10］周文浩，李秋. 儿科人文与医患沟通［M］. 人民卫生出版社，2016.

［11］程静娟，赵薇，邓岩军.基于 eCASH 理念最大化人文关怀集束化策略在 ICU 机械通气病人中的应用［J］.全科护理，2022，20(16)：2234‐2236.

［12］刘义兰，胡德英，杨春. 护理人文关怀理论与实践［M］.北京：北京大学医学出版

社，2019.

[13] 廖绮霞，赖永洪，刘俊荣.临床研究项目伦理审查中的知情同意问题[J].医学与哲学，2021，42(19)：34－37＋44.

[14] 李惠玲，周晓俊.医学人文关怀[M].北京：北京大学医学出版社，2021.

[15] 中华医学会小儿外科学分会胸心外科学组.小儿先天性心脏病相关性肺高压诊断和治疗(专家共识)[J].中华小儿外科杂志，2011，32(4)：306－318.

[16] 吴菁.医学伦理学[M].科学出版社，2018.

[17] 郭莉萍.以叙事医学实践促教学医院医学人文教育[J].医学与哲学，2022，43(6)：36－39＋51.

[18] 陈竺.医学遗传学[M].3版.北京：人民卫生出版社，2015.

[19] 中华医学会儿科学分会免疫学组.中国儿童系统性红斑狼疮诊断与治疗指南[J].中华儿科杂志，2021，59(12)：1009－1024.

[20] Aita M，De Clifford Faugère G，Lavallée A，et al. Effectiveness of interventions on early neurodevelopment of preterm infants：a systematic review and meta-analysis[J]. BMC Pediatr，2021，21(1)：1－17.

[21] 高一鸣，陈珏.进食障碍发病危险因素和研究进展[J].上海交通大学学报(医学版)，2019，39(04)：432－435.

[22] Goto Y，Miura H，Son D，et al. Association between physicians' and patients' perspectives of shared decision making in primary care settings in Japan：The impact of environmental factors[J]. PLoS One，2021，16(2)：e0246518.

[23] 金星明.发育行为儿科学中的医教结合趋势[J].中国儿童保健杂志，2008，10(16)：497－498.

[24] Seiffer B，Hautzinger M，Ulrich R，et al. The Efficacyof Physical Activity for Children with Attention Deficit Hyperactivity Disorder：A Meta-Analysis of Randomized Controlled Trials[J]. J Atten Disord，2021，26(5)：656－673.

[25] Worden J W. Grief Counseling and Grief Therapy：A Handbook for the Mental Health Practitioner[M]. New York：Springer Publishing，2018：41－53.

[26] Vega-Hurtado C. Importance of doctor-patient communication strategies[J]. Rev Med Inst Mex Seguro Soc，2020，58(2)：197－201.

[27] 李惠君，郭媛.医患沟通技能训练[M].2版，人民卫生出版社，2016：6－14.

[29] Diaz A，Lipman Diaz EG. Disorders of Sex Development[J]. Pediatr Rev，2021，42(8)：414－426.

[28] 游苏宁.病患意义的截然不同：换位思考的经典案例[J].中华医学信息导报，2020，35

（15）：22.

[29] 杨晓雪，傅凯丽，张洁，等.护士人文关怀品质与儿童重症监护室患儿家属信任度的相关性[J].全科护理，2022，20（01）：128-131.

[30] 王卫平，孙锟，常立文. 儿科学[M]. 9版. 北京：人民卫生出版社，2019.

[31] Salmon CT，Poorisat T. The Rise and Development of Public Health Communication [J]. Health Commun，2020，35(13)：1666-1677.

[32] Brouwer MA，Maeckelberghe ELM，van der Heide A，et al. Breaking bad news：what parents would like you to know[J]. Arch Dis Child，2021，106(3)：276-281.

[33] 钮骏，李艳红，余婷.全人健康视角下患儿成长支持体系探索——以上海市儿童医院社会工作实践为例[J]. 中国社会工作，2019，36：14-20.

[34] 王淑红，李玉兰，王鹤. SHARE模式在安宁疗护中的应用[J]. 国际护理学杂志，2020，39(12)：2201-2203.

[35] Massironi S，Cavalcoli F，Rausa E，et al. Understanding short bowel syndrome：Current status and future perspectives[J]. Dig Liver Dis，2020，52(3)：253-261.

[36] 谢静，李姝，朱玲，等.尊重患者自主性原则及其实践方式知情同意的临床伦理分析 [J]. 协和医学杂志，2022，13(1)：147-151.

[37] 周文浩，李秋，王天有.儿科人文与医患沟通[M].北京：人民卫生出版社，2020.

[38] 肖雨潼. 基于医患关系现状对医患沟通技巧运用的浅析[J].中国医药指南，2022，20 (19)：186-189.

[39] 刘锦纷，孙彦隽. 先天性心脏病临床治疗——从婴儿期到成年期[M].上海：世界图书出版公司，2018.

[40] 中华医学会小儿外科学分会泌尿外科学组. 性别发育异常中国专家诊疗共识[J].中华小儿外科杂志，2019，40(4)：289-297.

[41] Mccann M E，Soriano S G. Does general anesthesia affect neurodevelopment in infants and children[J]. BMJ，2019，367：l6459.

[42] 孙霏雯，沈南平，李祎涵，等. 患者报告结局在医疗大数据中的临床应用价值[J].护士进修杂志，2022，37(3)：207-210.

[43] 田园，陈津津，于广军. NICU出院高危儿0～3岁生长发育随访管理技术的专家共识[J].中国儿童保健杂志，2021，29(08)：809-814.

[44] Aykanat Girgin B，Göl İ. Reducing Pain and Fear in Children During Venipuncture：A Randomized Controlled Study[J]. Pain Manag Nurs，2020，21(3)：276-282.

[45] 徐祥贵，张振海，郝瑜，等. "组团式"医疗援疆推动健康扶贫探索与实践[J].中国医院，2020，24(6)：3.